NCS 피부미용 특수관리 실무지침서
웰니스 뷰티케어 뱀부 테라피

저자약력

- **노순선**
  글로벌 뷰티산업경영연구소 소장
  재능대학교 약손명가스킨케어학과 겸임교수
  전)재능대학교 건강관리학과 겸임교수
  성결대학교 교육대학원 석사졸업
  국가기술자격시험(검정) 감독위원
  (사)한국피부미용사 경기도지회 기술강사

  뱀부교육 및 구입문의 | 010.9094.0336
  sunbamboo@gmail.com

- **배상현**
  경북 권역 재활병원 물리치료사
  심장호흡물리치료
  로봇물리치료
  림프도수치료
  수중물리치료
  근막이완 도수치료

NCS 피부미용 특수관리 실무지침서
웰니스 뷰티케어 뱀부 테라피

초판 인쇄 | 2025년 9월 01일
초판 발행 | 2025년 9월 10일

저자 | 노순선, 배상현
사진, 일러스트 | Rose Bae
모델 | 배소현, 황혜신, 황하빈

발행인 | 조규백
발행처 | 도서출판 구민사
주소 | (07293) 서울특별시 영등포구 문래북로 116, 604호(문래동3가 46, 트리플렉스)
전화 | (02)701-7421
팩스 | (02)3273-9642
홈페이지 | www.kuhminsa.co.kr

신고번호 | 제 2012-000055호(1980년 2월 4일)
ISBN | 979-11-6875-592-5 (93590)

정가 | 28,000원

이 책은 구민사가 저작권자와 계약하여 발행했습니다.
본사의 서면 허락 없이는 어떠한 형태나 수단으로도 이 책의 내용을 이용할 수 없음을 알려드립니다.

머리말

"인간은 태어날 때부터 아름다움과 건강을 추구하는 본능적인 욕구를 지니고 있으며, 최근 뷰티 산업의 발달과 생활 수준의 향상으로 그 욕구는 더욱 다양하고 세분화되고 있습니다. 외적인 아름다움뿐 아니라 내적인 건강과 웰빙을 함께 중시하는 흐름 속에서, 테라피와 대체의학, 한방 요법 등을 활용한 통합적인 뷰티 케어가 각광받고 있으며, 이는 뷰티 산업이 건강과의 융합을 통해 더욱 전문화되고 성장해 가는 현실을 보여줍니다."

현대의학과는 상반된 치유적 접근으로 여겨지는 보완·대체 요법은, 오늘날 건강과 웰빙을 추구하는 다양한 사람들에게 널리 활용되고 있습니다. 이러한 요법은 적용 방식과 방법이 다양하며, 인간의 몸과 마음을 보다 깊이 이해하고 다루는 데 중점을 둡니다.

모든 인간은 건강하고 아름다워지고자 하는 본능적인 욕구를 지니고 있으며, 삶의 질을 높이기 위한 노력은 시대를 막론하고 꾸준히 이어져 왔습니다. 특히 고령화 시대와 평균 수명의 증가로 인해, 장기적인 건강관리와 자연친화적인 미용에 대한 관심이 더욱 높아지고 있습니다.

이에 저자는 자연과 인간의 근원적 소통을 통해 에너지와 활력을 전달하는 '뱀부(대나무) 마사지'를 소개하고자 합니다. 대나무는 자연이 주는 순수한 재료로, 그 파동은 몸과 마음을 정화시키고 생기 있는 에너지를 불어넣어 줍니다. 이는 단순한 미용이나 피로 해소를 넘어서, 삶의 가치를 고양하고, 깊은 활력과 행복을 되찾는 진정한 치유와 웰빙의 예술로서 중요한 의미를 지닙니다.

대나무 요법은 건강과 미용을 동시에 충족시킬 수 있는 자연 치유 기반의 통합요법입니다.

근육의 경직으로 인한 통증 관리까지 가능하다는 점에서, 현대 대체의학이 지향하는 욕구에 효과적으로 부응할 수 있습니다.

특히 대나무를 활용한 자연 요법은 머리부터 발끝까지, 신체 각 부위에 적용이 가능하며,

- ✔ **탄력 유지**
- ✔ **아름다운 실루엣 형성**
- ✔ **통증 완화**
- ✔ **전신 순환 활성화**

등 다양한 효과를 통해 건강과 미용을 함께 관리할 수 있는 자연 재활 요법으로 자리매김하고 있습니다.

이는 단순한 마사지의 차원을 넘어, 몸과 마음의 치유를 동시에 추구하는 힐빙 테라피로 평가할 수 있습니다.

많은 에스테틱 원장님들이 손가락, 손목 등 관절통에 시달리고 있다는 사실을 알고 있습니다.

피부 관리와 마사지를 지속적으로 하다 보면 반복적인 동작으로 인해 손목과 손가락에 과도한 부담을 주게 됩니다. 이로 인해 관절통이나 피로감을 호소하는 분들이 많습니다.

2009년 5월, 어느 영업사원으로부터 작은 대나무 막대기 하나를 받았습니다.

처음에는 그저 다른 마사지 도구와 같은 단순한 대나무 막대기라고 생각했지만, 이 도구는 곧 새로운 해결책이 되었습니다.

"손쉽고 효율적인 관리로 원장님의 건강과 피부 관리를 동시에!"

시간이 지나자 손님들의 좋은 반응이 나오기 시작했고, 저자는 대나무 마사지에 대한 관심을 가지게 되었습니다.

처음에는 작은 힘으로도 관리가 가능하다는 점에서 손목과 손가락에 부담이 적다는 느낌을 받았고, 이에 대해 좀 더 알아보기 위해 인터넷 자료를 찾아보았지만, 대나무 요법에 대한 정보는 많지 않았습니다.

그래서 저자는 대나무 요법에 대해 직접 연구하기로 결심하고, 담양을 방문했습니다. 담양 대나무박물관, 청죽시장, 죽녹원 등지에서 대나무의 효능과 용도에 대해 조사하고, 양만지 사장님의 도움을 받아 대나무 마사지 도구의 사이즈와 특성을 연구하기 시작했습니다.

대나무 요법은 아직 많은 에스테틱션들이 접하지 못한 분야로, 대나무를 이용한 마사지는 주로 호텔 스파에서만 적용되고 있습니다. 이를 널리 전파하기 위해, 저자는 대나무 요법 교육안을 수차례 수정하고 보완하여, 마침내 출판하게 되었습니다.

현대에 활용되는 보완대체요법에는 동종 요법, 침술, 비타민 요법, 식물 요법, 식단 개선 치료, 아유르베딕, 중국 전통 의학, 스톤 테라피, 대나무 테라피, 아로마 테라피 등 다양한 방법이 포함됩니다. 이들 요법은 손, 오일, 도구 등을 활용한 매뉴얼 테라피를 적용하여 효과를 보고 있습니다. 또한, 미국 의과대학과 미국 통증 연구회는 임상 실험을 통해, 현대 의학으로 효과를 보지 못한 만성 허리 통증 환자에게 침술, 카이로프락틱, 점진적 이완 요법, 요가, 매뉴얼 테라피 등의 대체 요법을 추천하고 있습니다.

하지만, 보완 대체 요법의 과학적 근거는 인도, 중국, 한국과 같은 전통 의학이 발달한 국가에서조차 부족하며, 현대 사회의 일반적인 통념과 상반되는 부분도 존재합니다.

보완대체요법은 과학적 검증과 이론적인 체계가 발전해야 하며, 잘못된 정보 대신 효능에 대한 확실한 근거가 필요합니다.

대나무 테라피는 스트레스 해소와 근육 이완, 심신 안정을 돕고, 고객에게 건강과 활력을 선사하는 자연의 선물입니다.

저자는 에스테틱 테라피스트들이 신념을 가지고 차별화된 실무 교육을 통해 창의적인 트렌드를 선도하고, 체계적이고 전문화된 관리 시스템으로 고객에게 편안한 휴식 공간을 제공한다면, 그것이 진정한 경쟁력과 차별화된 에스테틱 테라피스트임을 강조하고자 합니다.

이 책이 출간될 수 있도록 아낌없는 지원과 격려를 주신 모든 분들께 깊은 감사의 말씀을 전합니다. 특히, 제품 연구개발에 헌신해 주시고, 제품 테스트와 임상에 적극적으로 협조해 주신 유명호님, 이상신님께 진심으로 감사드립니다.

또한, 담양 대나무총판 양만지 사장님께서는 연구 과정에 큰 도움을 주셨으며, 대나무에 관한 깊이 있는 지식과 자료를 제공해 주신 담양 세계대나무 박람회 조직위원 최운선 선생님께도 깊은 감사를 드립니다.

이 책이 세상에 나올 수 있도록 많은 도움을 주신 박경희 교수님, 일러스트 작업에 수고해 준 배소현님, 모델로 함께 해 주신 왕하빈님께 감사의 마음을 전합니다.

그리고, 담양 청죽시장과 대나무 박물관을 함께 방문하며, 끝까지 포기하지 않고 용기와 배려로 지켜봐 주신 남편 배수득님께 진심으로 감사하며, 사랑의 마음을 전합니다.
 마지막으로, 이 책의 출간을 위해 도서출판 구민사 조규백 대표님과 모든 직원분들께도 깊은 감사의 뜻을 전합니다.

저자 일동

CONTENTS

이론편

PART 1 매뉴얼 테라피

Chapter 1 보완대체의학　　　　　　　　　3
Chapter 2 매뉴얼 테라피　　　　　　　　　7

PART 2 기초이론

Chapter 1 피부학　　　　　　　　　　　19
Chapter 2 해부생리학　　　　　　　　　　34
Chapter 3 아로마 테라피　　　　　　　　　88
Chapter 4 스톤 테라피　　　　　　　　　113

PART 3 뱀부 테라피

Chapter 1 대나무 도구의 이해　　　　　　119
Chapter 2 뱀부 테라피의 정의　　　　　　133
Chapter 3 뱀부 테라피 역사와 기원　　　　135

PART 4 뱀부 테라피 실전

Chapter 1 대나무 스틱　　　　　　　　　153
Chapter 2 뱀부 테라피 매뉴얼 테크닉　　　165
Chapter 3 실전 주의사항　　　　　　　　180

실기편

PART 1 뱀부 테라피 실기

Chapter 1 뱀부 테라피 준비과정	185
Chapter 2 오일을 활용한 뱀부 테라피	188
Chapter 3 에너지 리바이브 힐링테라피	265
Chapter 4 뱀부 테라피&스톤 테라피	300
Chapter 5 뱀부 테라피 응용 기법	310

부록   **327**
참고문헌   **341**

뱀부테라피

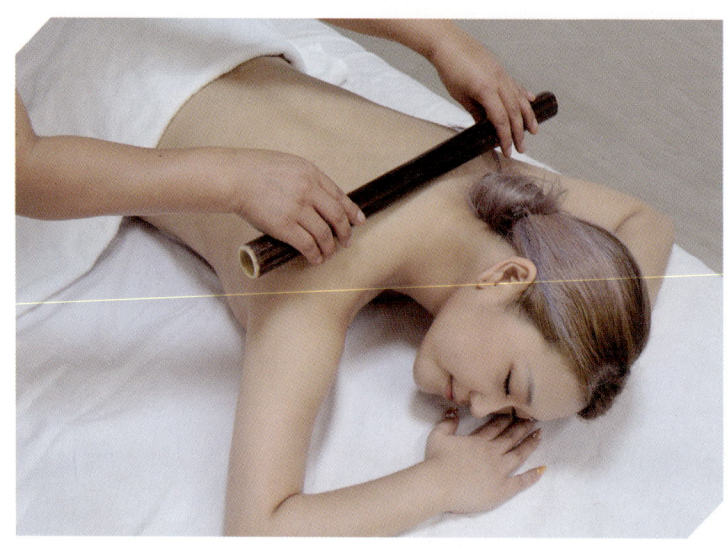

　현대인은 휴대폰, 컴퓨터, 과도한 정보, 패스트푸드 등 빠르고 자극적인 환경 속에서 일상적으로 스트레스를 경험하고 있다.
　이러한 자극에서 벗어나기 위해, 사람들은 유기농 식단, 전통차, 요가, 명상, 삼림 요법 등과 같이 자연 친화적이고 편안한 자극을 추구하며 심신의 균형을 되찾고자 한다.
　이와 같은 흐름에 따라, 매뉴얼 테라피(Manual therapy)도 점차 친환경적이고 웰빙 중심의 방식으로 발전하고 있다는것을 알 수 있다.
　그 대표적인 예가 뱀부 테라피(Bamboo therapy, 대나무 테라피)라 할 수 있다.
　뱀부 테라피는 단순히 손으로만 시행하는 기존의 테라피에서 나아가, 재생 가능한 자연 소재인 대나무 스틱을 활용하여 몸에 무리없이 깊은 자극을 전달하는 새로운 형태의 매뉴얼 테라피 이다. 이 방법은 테라피스트에게는 손의 피로를 줄이면서도 효과적인 관리가 가능하고, 고객에게는 자연적이고 부드러운 치유 경험을 제공해 현대인의 라이프스타일과 잘 어울리는 테라피 방식이라고 할 수 있다.

대나무는 재생력과 친환경성이 뛰어난 식물이라고 할 수 있다. 풀에 속하는 대나무는 거친 환경에서도 잘 자라며, 뿌리가 남아있다면 하루에 최대 30cm까지 성장할 정도로 회복력이 우수하다.

줄기(대)는 강하면서도 유연하여 용도가 다양하며, 고대에는 악기, 장식품, 농기구로 폭넓게 활용된다. 종이가 발명되기 전, 한국, 중국, 인도네시아, 일본 등 동아시아 문화권에서는 대나무에 역사를 기록하기도 했다. 이처럼 대나무는 장수, 번영, 절개, 자손 번성 등을 상징하며, 불운을 막는 상징적 의미로도 사용되었다.

또한 대나무 숲에서 들려오는 바람 소리는 마음을 안정시키고 평온을 주는 자연의 소리로 여겨져 치유의 공간으로도 활용되고 있다.

이러한 전통적이고 자연친화적인 대나무를 이용해 몸을 누르고, 문지르고, 반죽하는 매뉴얼 테라피로 발전된 뱀부 테라피(Bamboo Therapy)는 전통적인 테라피 기법을 현대적으로 재해석한 자연 친화적인 테라피로 각광받고 있다.

뱀부 테라피는 대나무 스틱, 에센셜 오일, 그리고 아시아 허브를 활용하여, 일반적인 딥티슈 테크닉보다 더 깊은 근육층과 조직에 효과적으로 자극을 줄 수 있는 테라피이다.

이로 인해 얼굴과 전신 모두에 적용이 가능하다.

뱀부 테라피를 적용하면,

신진대사와 순환계를 활성화시켜 활력을 잃은 인체에 생기를 불어넣고 몸 전체를 따뜻하게 해주는 효과가 있다.

특히,

얼굴 부위에 적용할 경우 → 안색 개선(브라이트닝)
피부 탄력 증가(리프팅) 효과가 탁월하며,
전신에 적용할 경우 → 체내 독소 배출을 촉진해 전반적인 건강 개선에 도움을 줄 수 있다.

이 책은 전 세계적으로 주목받고 있는 뱀부 테라피(Bamboo Therapy)를 최신 NCS(National Competency Standards, 국가직무능력표준) 방식에 따라 소개하고 있다.

　새로운 테라피 기법을 찾는 테라피스트들의 관심을 유도하고, 뱀부 테라피를 효과적으로 실천하기 위한 기초 이론과 실기 방법을 함께 다루고자 한다.

　뱀부 테라피를 효과적으로 수행하기 위해 필요한 피부학, 해부생리학 등 기초 이론과 실기 방법도 함께 다루고 있다.

　먼저, 뱀부 테라피의 이해도를 높이기 위해 이론 파트에서는 뱀부 테라피의 역사와 기원, 핵심 도구인 대나무 스틱에 대한 지식부터 소개한다.

　기초 내용을 충분히 익힌 후에는 실전에 활용 가능한 뱀부 테크닉(Bamboo manual skill)을 단계적으로 구성하여 실제 활용도를 높였다.

　또한, 각 실습 단계마다 사진과 그림을 활용해 독자가 내용을 보다 직관적으로 이해하고 쉽게 따라 할 수 있도록 구성하였다.

　이 책은 실용성과 교육적 가치를 동시에 갖춘 테라피스트 전용 실무 지침서로 활용될 수 있다.

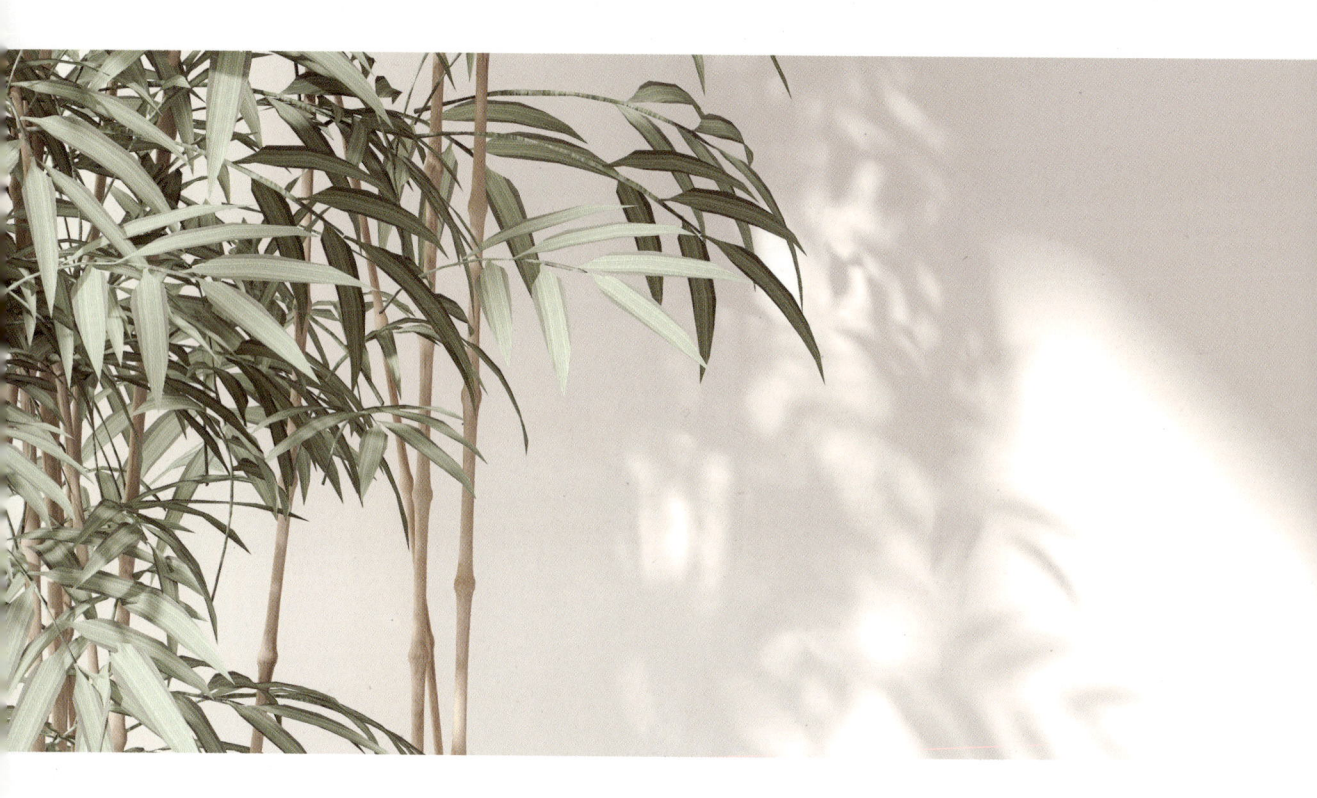

이론편

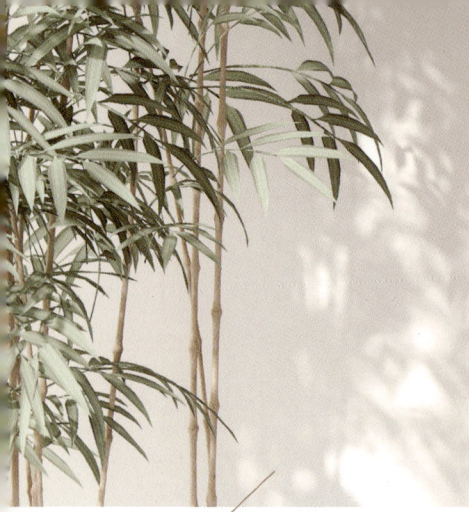

Part 01

매뉴얼 테라피
(Manual therapy)

Part 01에서는 보완대체의학과 매뉴얼 테라피의 개념과 흐름을 살펴본다.

Chapter 01. 보완대체의학에서는 미국과 유럽 등에서 매뉴얼 테라피가 보완대체의학의 한 영역으로 주목받고 있는 현황과 그 의미를 조명한다.

Chapter 02. 매뉴얼 테라피에서는 매뉴얼 테크닉의 정의와 역사, 그리고 다양한 테라피 기법을 소개하며, 뱀부 테라피에 대한 이해와 관심을 높이는 이론적 기반을 제공한다.

Chapter 01

보완대체의학

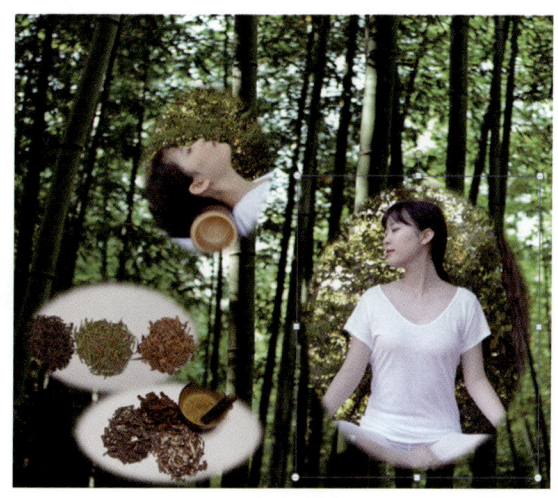

[그림 1] 보완대체요법

사람들은 건강관리를 위해 다양한 형태의 매뉴얼 테라피(Manual therapy)를 받고 있으며, 미국에서는 이를 종종 대체·보완의학의 한 분야로 간주한다. 이러한 보완대체요법의 정확한 정의와 범위, 그리고 효과적인 활용 방안을 제시함으로써, 보다 안전하고 신뢰할 수 있는 매뉴얼 테라피의 적용 영역을 구축하고자 한다.

따라서 본 장에서는 보완대체의학의 개념과 목적, 주요 방법 및 적용 범위, 그리고 매뉴얼 테라피와의 연관성에 대해 체계적으로 고찰하고자 한다.

1. 보완대체요법(CAM)의 개념과 특성

보완대체요법(Complementary and Alternative Medicine, CAM)은 현대의학 (Conventional Medicine)에 포함되지 않는 전통 요법 및 민간요법을 포괄하는 용어로, 과학적 근거와 표준화된 훈련 체계가 상대적으로 부족한 치료 방식을 의미한다. 최근에는 기존의 주류 의학을 보완하거나 대체할 수 있는 영역으로 주목받고 있다.

2. CAM과 현대의학의 차이점

CAM은 인체의 전체적인 균형과 조화를 중시하며, 질병의 근본 원인을 개선하는 데 초점을 둔다. 반면, 현대의학은 질병을 특정 장기나 증상의 문제로 보고, 이를 직접적으로 치료하는 데 집중한다.

예를 들어, 눈병의 경우 현대의학은 증상에 따른 약물 처방을 통해 빠른 치료를 시도하지만, CAM은 눈과 관련된 전신 상태를 평가하고 내부 불균형을 바로잡는 치료를 추구한다.

CAM은 전통적이고 통합적인 접근을 통해 장기적인 건강 개선을 목표로 하며, 현대의학과는 치료 철학과 접근 방식에서 차이를 보인다. 오늘날에는 치료적 보완 수단으로서 활용 가능성이 점차 확대되고 있다.

이처럼 보완대체의학은 질병을 개인의 체질, 생활방식, 스트레스 등으로 인한 신체 균형의 붕괴로 인식하며, 증상 치료보다는 전신의 조화 회복에 중점을 둔다.

따라서 현대의학으로는 효과를 보지 못한 환자에게 대안적 해결책을 제시할 수 있다고 본다.

비록 현대의학과 CAM은 치료 방법에는 차이가 있으나, 환자의 고통을 줄이는 공통된 목적을 갖고 있으므로, 서로 배타적인 개념이 아니라 상호보완적인 접근으로 이해해야 한다.

다만, CAM은 어디까지나 현대의학을 보완하는 수단이므로, 이를 단독으로 진단이나 치료의 주요 수단으로 삼아서는 안 된다는 점을 명확히 인식해야 한다.

미국은 현대의학의 중심지임에도 불구하고, 보완대체요법(CAM)이 널리 활용되고 있다.

1993년 『New England Journal of Medicine』에 발표된 데이비드 아이젠버그 (David Eisenberg)의 연구에 따르면, 1990년 기준 미국인 3명 중 1명이 CAM 전문

가에게 치료를 받았고, 연간 지출액은 약 100억 달러 이상에 달하는 것으로 나타났다.

또한 많은 사람들이 주치의의 반대나 무관심을 우려해 CAM 이용 사실을 알리지 않는 경우도 있었다. 후속 연구에서는 미국인들도 유럽이나 오스트레일리아인들처럼 CAM을 광범위하게 사용하며, 현대의학 치료비에 준하는 비용을 CAM에 지출하고 있음이 밝혀졌다.

한국에서도 류마티스 관절염 환자의 3분의 2 이상이 한약, 보조제, 침술, 매뉴얼 테라피 등 보완대체요법을 이용한 경험이 있는 것으로 조사되었다.

환자들이 보완대체요법을 찾는 이유는 전통 현대의학으로 효과를 보지 못하였거나, 약품이나 수술을 하는 치료 방법의 부작용 때문으로 나타났다. 그 외에도 약이나 수술적인 방법보다는 스트레스 관리, 정신적인 평온, 식단, 운동, 금연 등 생활방식의 변화를 통해 개인의 자생력이나 면역력 등을 높여줘서 질병을 이겨낼 수 있고, 체질에 따라 자신에게 맞는 생활방식을 지킨다면 건강을 유지할 수 있는 보완대체요법의 사상과 철학에 매료되기 때문으로 나타났다.

이처럼 보완대체요법에 대한 관심이 높아지면서 1992년도에 미국 연방의회(United States congress)에서 미국국립보건원(National Institutes of Health)에 200만 달러의 연구 비로 보완대체의학과 설립을 허락하였다. 지금까지는 70여 개 이상의 의과대학에서 교 육과목으로 대체보완요법을 가르치고 있으며, 학교는 더 늘어날 전망이다. 이는 보완대체요법을 찾는 사람들이 늘어나고 있고, 앞으로도 보완대체요법이 발전 가능성이 크다는 것을 의미한다.

현대에 활용되는 보완대체요법은 다양하다. 예를 들어, 동종요법(Homeopathy)은 질병과 유사한 증상을 일으켜 치료하며, 침술(Acupuncture)은 침을 사용해 인체의 특정 부위를 자극하여 치료한다. 비타민 요법(Vitamin and nutritional supplements)은 부족한 영양소를 보충해 질병을 치료하고, 식물 요법(Botanical products)은 인삼 등 식용 약재를 사용한다. 또한 식단 개선(Diet therapies), 아유르베딕(Ayurveda), 중국 전통의학(Traditional chinese medicine), 스톤 테라피, 뱀부 테라피, 아로마 테라피 등이 있다. 매뉴얼 테라피(Manual therapy)는 손, 오일, 도구 등을 활용한 치료 방법이다.

미국 의과대학과 통증연구회는 침술, 카이로프락틱(Chiropractic), 요가(Yoga), 점진적 이완 요법(Progressive relaxation) 등 대체요법을 만성 허리 통증 환자에게 추천하기도 한다.

그러나 보완대체요법의 과학적 근거는 전통의학이 발달한 나라들에서도 부족하며, 현대 사회의 일반적인 통념과 상반되는 부분이 있다. 아유르베딕이나 한의학과 같은 전통적인 방법은 수백 년 또는 수천 년 동안 이어져 오고 있다.

한의학은 조선 시대 허준이 백성들이 쉽게 질병을 치료할 수 있도록 집대성한 『동의보감』(2009년 7월 31일 유네스코 세계기록유산 등재)을 바탕으로 발전하였다. 『동의보감』의 내경편, 외형편, 잡병편, 탕액편, 침구편에 담긴 주요 사상은 현대적으로 재해석되고 있으나, 이론의 근간이나 체계는 크게 변화되지 않았다.

이처럼 한의학을 포함한 보완대체요법은 전체론적(Holistic) 관점에 기반하기 때문에, 과학적인 방법으로 효능을 명확히 검증하기 어려운 측면이 있다. 이로 인해 보완대체요법 전문가들도 객관적 자료를 제시하는 데 한계를 겪고 있다.

따라서 앞으로는, 보완대체요법이 절망적인 질병으로 고통받는 환자들에게 불확실한 정보를 제공하기보다는, 과학적으로 검증된 효능과 이를 뒷받침할 이론적 체계의 정립이 필수적이다.

Chapter 02

매뉴얼 테라피

이 장에서는 매뉴얼 테라피에서 사용되는 용어의 정의와 주요 효능, 역사적 배경, 그리고 다양한 매뉴얼 테라피의 종류에 대해 정리하였다.

1. 정의 및 효능

매뉴얼 테라피(Manual therapy)는 다양한 언어에서 유래된 용어로, 그리스어 Masso(문지르다), 힌디어 Champ(누르다), 프랑스어 Masser(마사지), 아랍어 Massa(두드리다), 라틴어 Manus(손) 등에서 기원한다.

이러한 어원들을 바탕으로 볼 때, 매뉴얼 테라피는 손을 이용해 신체의 통증과 긴장을 완화하고, 삶의 활력과 건강을 증진시키는 치료적 기법의 총칭이라 할 수 있다.

또한, 매뉴얼 테크닉(Manual technique)은 이러한 손기술 자체를 의미하는 용어로 사용된다. 매뉴얼 테라피에서의 접촉은 촉감을 통해 인식된다. 촉감은 후각, 청각, 시각, 미각과는 달리 신체 전체에 분포된 유일한 감각으로, 인간에게 있어 가장 원초적이며 본질적인 감각 중 하나이며, 실제로 촉감은 임신 6주경부터 형성되는 첫 번째 감각으로, 태아가 어머니와의 유대감을 형성하고, 이후 사회적 발달의 기반이 되는 중요한 역할을 한다.

따라서 매뉴얼 테라피의 다양한 손동작은 피부 아래에 위치한 근육, 근막, 신경, 내장기 관 등에 자극을 주며, 이러한 자극은 중추신경계(뇌)로 전달되거나 각 기관(장기)의 기능에 직접적인 영향을 미치게 된다.

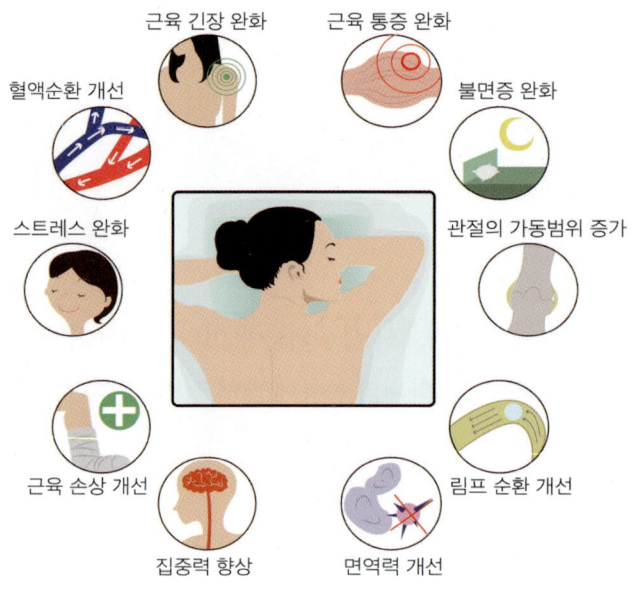

[그림 2] 매뉴얼 테크닉의 10가지 효과

따라서 매뉴얼 테크닉(Manual technique)은 근육, 신경, 순환계를 자극하여 신체의 대사 균형과 항상성 유지를 돕는다. 여기서 항상성이란, 외부 환경 변화에도 불구하고 인체 내부가 정상적인 상태를 유지하려는 생리적 기능을 의미한다.

즉, 매뉴얼 테라피는 혈액순환부터 대사작용까지 인체 전반에 영향을 미치는 치료법이다.

매뉴얼 테라피스트(Manual therapists)는 이 기법이 다음과 같은 효능을 가진다고 본다.

피부 탄력 및 톤 개선
관절과 근육의 통증 및 긴장 완화
림프 및 혈액순환 촉진

또한, 스트레스와 긴장으로 인해 발생하는 수면장애, 면역력 저하, 만성 질환, 정신적 불안 등에 대해 매뉴얼 테라피를 적용하면, 기분 개선과 통증 완화를 통해 이러한 건강 문제들이 완화될 수 있다고 여긴다.

최근 매뉴얼 테라피는 신체의 활력을 회복하고, 스트레스 관련 질환을 완화하는 데 초점을 맞추어 개발되고 있다.

하지만 중요한 점은, 매뉴얼 테라피는 질병을 진단하거나 치료하는 의학적 행위가 아니라는 사실을 명확히 인식해야 한다. 일반적으로 고객은 의료 전문가로부터 진단을 받은 후, 신체적 긴장을 풀고 기분을 개선하기 위한 보완적 관리 방법으로 매뉴얼 테라피를 선택한다.

이러한 맥락에서 '예비 뷰티 테라피스트(Beauty therapist)'들은 단순히 얼굴이나 체형을 아름답게 가꾸는 데 그치지 않고, 고객의 편안함과 만족감을 높이는 기술과 이론을 배우고, 이를 통해 전문적인 지식을 깊이 있게 쌓고자 한다.

임상연구에 따르면, 매뉴얼 테크닉은 다양한 건강 문제에 긍정적인 영향을 미치는 것으로 보고되고 있다.

예를 들어, 당뇨로 인한 순환 장애 환자에게 매뉴얼 테크닉을 적용한 결과 혈액순환이 개선되었으며, 뱀부 테라피는 하지 부종 완화에 효과가 있었다. 또한, 암 전이로 통증을 호소하는 300명의 호스피스 환자에게 매뉴얼 테라피를 적용한 결과, 통증이 감소하고 정서적 안정감이 향상되었다.

또한, 만성 목 통증 환자 64명을 대상으로 한 연구에서는 매뉴얼 테크닉이 자가 관리용 안내 책자보다 더 나은 증상 개선 효과를 보였고, 목의 가동 범위도 향상된 것으로 나타났다.

이러한 효능을 설명하는 주요 이론 중 하나는 수문통제 이론(Gate control theory)이다.

멜자크(Melzack)와 월(Wall)에 따르면, 신체에 가해지는 자극은 큰 신경섬유를 통해 뇌로 가는 통증 신호를 차단할 수 있으며, 이는 매뉴얼 테라피가 통증 완화에 효과적인 이유가 된다.

또한, 매뉴얼 테라피가 세로토닌(Serotonin)이나 엔도르핀(Endorphins)과 같은 신경전달물질 분비를 촉진시켜 통증을 줄이는 작용을 한다는 이론도 있다.

매뉴얼 테라피가 근육을 이완시키고 신경을 안정시키는 효과는, 신체 접촉을 통해 옥시토신(Oxytocin)이라는 호르몬이 분비되기 때문이라고 알려져 있다.

옥시토신은 뇌의 시상하부 후엽에서 분비되며, 흔히 '엄마 호르몬' 또는 '아빠 호르몬'으로 불린다. 이 호르몬은 근육 이완을 유도하고, 정서적 안정감과 유대감을 형성하는 데 중요한 역할을 한다.

이 외에도 매뉴얼 테라피의 효능을 설명하는 여러 가설들이 존재하지만, 대부분은 추가적인 연구가 필요한 단계에 있다.

현재까지 매뉴얼 테라피가 인체에 작용하는 정확한 생리적 메커니즘이나, 건강 개선에 미치는 영향은 과학적으로 완전히 규명되지 않았다.

따라서, 그 효과를 명확히 입증하기 위해서는 과학적 근거에 기반한 지속적이고 체계적인 연구가 필요하다.

2. 역사

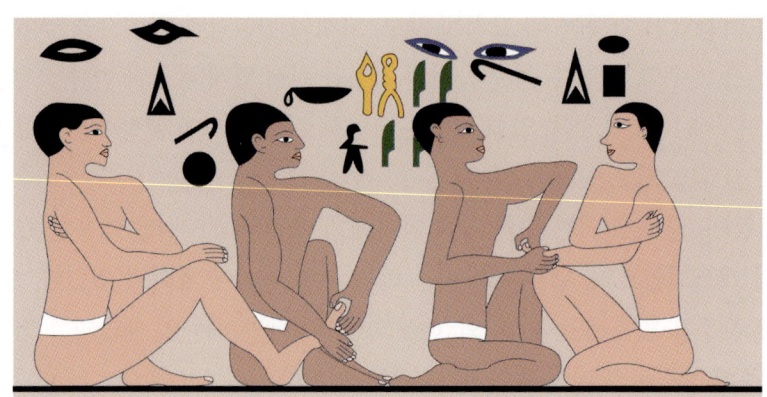

[그림 3] 이집트 벽화 그림

어린 시절, 배가 아프다고 하면 할머니나 엄마가 부드럽게 배를 쓰다듬거나 문질러주면 아픔이 사라지곤 했다. 또한, 아기들이 울 때 엄마가 안아주면 울음을 멈추는 현상에서처럼, 손의 접촉을 통해 통증을 완화시키고 마음을 안정시키는 것이 매뉴얼 테크닉(Manual technique)으로 이루어진 매뉴얼 테라피라고 할 수 있다.

많은 이들에게 매뉴얼 테라피는 물리치료, 카이로프랙틱(Chiropractic), 정형외과(Orthopedics) 등을 포함한 손을 이용한 치료적 관리 방법의 선구자적 역할을 한다고 여겨진다.

매뉴얼 테라피의 기원은 문헌 기록 이전의 수천 년 전으로 거슬러 올라가며, 고대 중국, 일본, 인도, 이집트, 아랍, 그리스, 로마 등 다양한 문화권에서 그 흔적이 발견된다.

'매뉴얼 테크닉'이라는 개념은 성경(Bible)과 베다(Vedas)와 같은 고대 경전에도 언급되어 있을 만큼 오래된 치료법이다.

매뉴얼 테라피(Manual therapy)는 문명이 발생한 이후 전 세계 다양한 문화권에서 지속적으로 실천되어 온 긴 역사를 가지고 있다. 신체적 접촉을 통한 편안함과 힐링, 육체적 또는 정서적 고통 완화는 각 문화권에서 독특한 특성들을 접목시켜 발전해왔다.

　매뉴얼 테라피(Manual therapy)는 문명의 발생 이후, 전 세계 다양한 문화권에서 지속적으로 실행되어 온 치료법으로, 오랜 역사를 가지고 있다. 신체적 접촉을 통해 편안함을 느끼거나 힐링을 추구, 또는 육체적 및 정서적 고통을 완화하는 과정은 여러 문명과 문화권에서 각기 다른 특성들을 반영하여 발전해 왔다.

　최초의 매뉴얼 테크닉에 대한 기록은 약 4,000년 전으로 고대 중국 의학의 대표적인 고전인 『황제내경(Huangdi Neijing)』에는 매뉴얼 테크닉이 치료 목적으로 활용되었다는 내용이 담겨 있다. 또한, 매뉴얼 테크닉이 치유의 도구로 사용되었다는 구체적인 증거는 고대 이집트 피라미드의 벽화에서도 확인할 수 있다. 고대 이집트 상형문자 그림(Hieroglyphic images)에는 발과 신체 부위에 테라피를 받고 있는 장면이 묘사되어 있다.

　더불어 고대 인도의 전통 의학인 아유르베다(Ayurveda)에 포함된 매뉴얼 테크닉 역시 오랜 역사 속에서 발전해왔으며, 오늘날에도 다양한 전통 테라피 기법으로 널리 활용되고 있다.

　서양 문화권에서 테라피는 본래 치료적 목적에서 시작하였다. 고대 로마의 황제 줄리어스 시저(Julius Caesar, BC 100~44)는 만성 두통을 완화하기 위해 매일 매뉴얼 테라피를 받았던 것으로 알려져 있으며, 또한, 현대 의학의 아버지로 불리는 고대 그리스의 의사 히포크라테스(Hippocrates, BC 460~377) 역시 매뉴얼 테라피의 적극적인 지지자였다. 그는 건강을 유지하기 위한 방법으로 목욕, 균형 잡힌 식단, 그리고 매일의 매뉴얼 테크닉 적용을 권장하며, 손을 이용한 치료가 신체의 균형과 회복에 중요하다고 강조했다.

　히포크라테스는 그의 저서 『히포크라테스 선서(Hippocratic Oath)』에서, 의사는 다양한 지식과 기술을 습득해야 하며, 무엇보다도 손으로 문지르고 주무르는 동작에도 능숙해야 한다고 강조했다. 그는 부드러운 손동작이 긴장된 관절을 이완시키고, 편안한 강도의 자극은 근육 상태를 개선시킨다고 설명했으며, 강한 손동작은 근육에 적절한 긴장감을 부여하여 관절과 근육의 움직임을 원활하게 하고, 체내 노폐물의 배출을 촉진하는 데 도움을 준다고 기술하였다.

　이처럼 히포크라테스는 매뉴얼 테크닉을 단순한 접촉 이상의, '힐링(Healing)의 도구'로 인식하며 의학적 치료의 한 방법으로 활용하였다.

　매뉴얼 테크닉(Manual technique)은 통증이 있는 부위를 손으로 문지르거나 마찰하여 자극을 주는 동작을 기본으로 하는 다양한 관리 방법을 포함하고 있으며,

이는 인체의 회복과 밸런스를 촉진하는 중요한 수기요법으로 자리잡아 왔다.

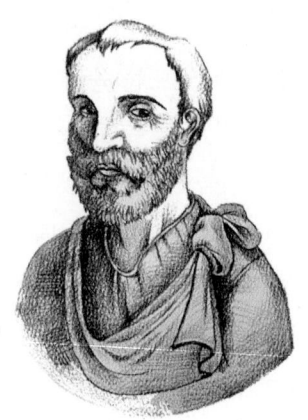

[그림 4] 갈렌

로마인들(Romans)은 갈렌(Galen, AD 130~201)의 영향 아래 그리스(Greek) 문화와 의학 전통을 계승했다. 갈렌은 고대의 저명한 의사이자 철학자, 학자로서 수많은 의학서와 철학서를 집필하였으며, 당시 가장 영향력 있는 인물 중 한 명으로 평가받고 있다.

그는 1세기경 왕족의 주치의로 명성을 얻기 전, 로마의 콜로세움(Colosseum)에서 검투사들의 의무병으로 수련하며 다양한 외상과 신체적 고통을 직접 접하는 경험을 했다.

이러한 현장 경험은 훗날 의사로서의 그의 임상적 관찰력과 치료 기법 발전에 큰 영향을 주었으며, 그는 물리적 통증과 질병에 효과적으로 적용할 수 있는 매뉴얼 테크닉을 체계화하여 발전시켰다.

유럽의 중세 시대는 종종 '암흑기(Dark Ages)'로 평가되며, 종교적인 억압으로 인해 히포크라테스와 갈렌의 매뉴얼 테크닉이 외면받았고, 치료 목적으로 타인의 몸을 손으로 주무르거나 반죽하는 행위를 부도덕하고 위험한 행위로 간주하였으며, 신체 접촉을 수반하는 매뉴얼 테크닉은 마녀나 악마 숭배자들이 사용하는 이단적 치료법으로 낙인찍혔 실시하거나 받는 사람은 죄인으로 다스렸다. 이로 인해 매뉴얼 테크닉은 중세 유럽에서 퇴보하게 되었다.

하지만 르네상스 시대에 접어들며 매뉴얼 테크닉은 다시 유럽에 퍼졌고, 16세기 프랑스의 매뉴얼 테라피는 왕궁의 전속 의사인 외과 의사 앙브루아즈 파레(Ambroise Pare)에 의해 널리 전파되었다. 17세기에는 중국의 도교 사상에 기인한 매뉴얼 테라피가 번역되어 프랑스에 전파되었다. 지금까지도 많은 매뉴얼 테크닉 동작들이 교육되고 실전에 활용되고 있다.

오늘날까지도 이러한 기법들은 교육되고 실전에서 활용되고 있다.

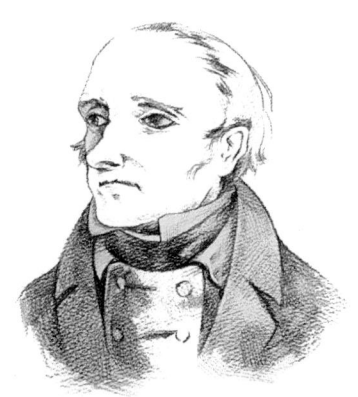

[그림 5] 페르 헨리크 링

19세기 초, 스웨덴의 "페르 헨리크 링(Pehr Henrik Ling, 1776-1839)"은 매뉴얼 테크닉의 세계적 인지도를 높인 인물이다.

그는 스웨디시 매뉴얼 테크닉(Swedish manual technique)으로 알려진 소프트 티슈 테크닉(Soft tissue techniques)인 근육, 인대, 건, 근막 등의 결합조직을 손으로 주무르고 문지르는 방식에 대한 연구는 치료적 마사지 기술을 과학적으로 접근하여 인체의 신체적 회복을 돕는 방법을 체계화하였으며, 이는 현대 마사지의 기초가 되었다.

1813년에는 스웨덴 왕립 체조학교(Royal Central Institute of Gymnastics)를 설립했고, 이 공로로 그는 '현대 마사지의 아버지'(Father of Modern Massage)로 불린다.

그가 정립한 다섯 가지 기본 테크닉

Effleurage (쓰다듬기)
Friction (문지르기)
Petrissage (반죽하기)
Tapotement (두드리기)
Vibration (떨기/진동주기)

는 오늘날 대부분의 매뉴얼 테라피에서 기본 원칙으로 활용되고 있다.

그는 주로 운동선수의 재활 치료 목적으로 이 기술을 적용했으며, 1856년에 그의 제자 찰스 페이엣 테일러(Charles Fayette Taylor)와 조지 헨리 테일러(George Henry Taylor) 형제 의사가 미국 뉴욕에 최초의 매뉴얼 테라피 클리닉을 개설하며 매뉴얼 테라피를 미국에 소개했고, 이는 큰 인기를 얻어 오늘날까지도 건강 증진과 회복을 위한 치료 방법으로 널리 활용되고 있다.

1930~1940년대에는 과학적이고 기술적인 의료의 발전과 함께, 미국에서 매뉴얼 테라피는 점차 사람들의 관심과 인기를 잃게 되었다.

그러나 1970년대 들어 운동선수들 사이에서 다시 주목받기 시작하며 관심이 되살아났으며, 현대에 이르러 매뉴얼 테크닉은 힐링 개념과 과학적 근거를 바탕으로 다양한 치료(Therapy) 형태로 발전하고 있다.

3. 종류

테라피스트는 문지르기나 반죽하기 등의 동작을 통해 긴장되거나 피로한 피부, 근육, 근막 등 연조직을 능숙하게 이완시킨다. 주로 손과 손가락을 사용하지만, 필요에 따라 팔뚝, 팔꿈치, 발 등 다양한 신체 부위를 도구처럼 활용하기도 한다.

이처럼 매뉴얼 테라피는 사용되는 도구, 오일, 기법에 따라 매우 다양하다. 테라피를 정확하게 이해하기 위해 주요 매뉴얼 테라피 기법을 다음과 같이 정리하였다.

1) 스웨디시 매뉴얼 테라피(이하 스웨디시 테라피)는 테라피스트가 반복적으로 두드리기, 누르기, 주무르기, 강하게 문지르기, 흔들기, 손가락으로 두드리기 등의 다양한 테크닉을 사용하는 테라피이다. 이 테라피는 신체의 혈액 순환을 촉진하고, 근육의 긴장을 완화시켜 몸의 균형과 아름다움을 유지하는 데 도움을 준다.

2) 스포츠 매뉴얼 테라피(Sport Manual Therapy, 이하 스포츠 테라피)는 스웨디시 테라피와 유사한 방법을 사용하지만, 보다 근육의 기능 회복과 운동 능력 향상에 중점을 둔다. 근육의 움직임을 활성화하고, 운동 중 발생할 수 있는 근육 손상이나 긴장을 예방하며, 주로 운동선수나 활동량이 많은 사람들에게 적용된다.

3) 딥 티슈 매뉴얼 테라피(Deep Tissue Manual Therapy, 이하 딥티슈 테라피)는 통증 유발점(Trigger Point)을 집중적으로 자극하여 근육 깊숙한 심층의 긴장을 풀고, 만성 통증을 완화하는 테라피로서, 특히 근막통증 증후군과 같은 문제에 효과적이다.

4) 아로마 테라피(Aroma Therapy)는 식물에서 추출한 에센셜 오일의 향과 성분을 활용해 심신의 건강을 증진하는 자연 치유요법으로, 주로 스웨디시 테라피와 함께 사용되며, 스트레스 완화, 이완, 면역력 강화, 피부 개선 등에 도움을 준다. 마사지 외에도 목욕, 방향제, 흡입 요법 등 다양한 방식으로 활용된다.

5) 아유르베딕 매뉴얼 테라피(Ayurvedic Manual Therapy, 이하 아유르베딕 테라피)는 인도 전통 의학에 기반한 수기요법으로 인체의 생명 에너지 흐름(프라나, Prana) 조절하고 강화하기 위한 치료요법이다. 인체에는 생명 에너지가 흐른다고 여겨지는 107개의 마르마 포인트가 존재하며, 이 부위를 부드럽게 자극함으로써 에너지 흐름의 균형을 회복하고 신체 기능을 활성화하는 데 도움을 준다.

6) **홀리스틱 매뉴얼 테라피**((Holistic Manual Therapy)는 '전체(whole)'를 뜻하는 Holism에서 유래된 개념으로, 인간을 신체, 정신, 감정, 환경이 연결된 하나의 존재로 보고 접근하는 테라피로서 단순히 근육이나 통증만을 다루는 것이 아니라, 개인의 전반적인 상태를 고려한 맞춤형 수기요법으로 심신의학(mind-body medicine)이나 대체요법의 하나로 자리잡고 있다.

7) **인디안 헤드 매뉴얼 테라피**(이하 인디안 헤드테라피)는 아메리카 원주민의 전통에서 유래한 테라피로, 두피와 모발 건강을 위한 방법에서 발전해 두피, 목, 어깨의 긴장을 완화하고 스트레스 해소와 혈액순환 촉진에 효과적인 수기요법 이다.

8) **림프드레나쥐**(Manual Lymphatic Drainage)는 1930년대 "프랑스의 생리학자 에밀 보더(Émile Vodder)"에 의해 개발된 테라피로, 림프 순환을 촉진하여 부종을 줄이고 해독을 돕는 수기요법이다. 림프드레나쥐 마사지는 부드럽고 가벼운 압으로 림프 흐름을 따라 진행되며, 피부 아래 림프계를 자극해 노폐물 배출과 부종 완화를 돕는 테라피로서. 얼굴, 다리 등 전신 또는 국소 부위에 적용할 수 있다.

9) **반사 테라피**(Reflexology)는 손, 발, 귀 등 특정 부위의 반사점을 자극하여 체내의 기능을 개선하는 자연 치유 방법이다. 이 방법은 몸의 각 부위와 관련된 반사점이 손, 발, 귀에 존재한다고 믿으며, 이러한 반사점을 자극함으로써 신체의 균형을 맞추고 건강을 증진하는 효과가 있다고 한다.

10) **시아추 매뉴얼 테라피**(Shiatsu)는 일본의 전통적인 압박 요법으로, 기(氣)의 흐름을 원활하게 하고 신체의 균형을 맞추는 것을 목표로 하는 테라피로서. "손가락(指)"을 의미하는 "Shi"와 "압박"을 뜻하는 "Atsu"의 합성어로, 주로 손과 손가락을 이용해 압박점(acupressure points)을 자극하여 기의 흐름을 돕고 신체와 마음의 건강을 증진시킨다.

11) 스톤 테라피(Stone Therapy)는 현무암과 같은 돌을 사용하여 따뜻한 열과 차가운 압력을 통해 인체의 피로와 긴장을 풀어주는 테라피로, 따뜻한 돌과 차가운 돌을 적절히 교차 사용하여 다양한 효과를 극대화시켜 준다.

12) 뱀부 테라피(Bamboo Therapy)는 스웨디쉬 및 딥티슈 테크닉에 대나무를 접목한 뱀부 테라피는 대나무를 사용해 신체의 피로를 풀고, 자연 친화적인 에너지로 정신적 긴장까지 완화하는 혁신적인 치료 방법이라고 할 수 있다. 뱀부 테라피는 심신의 안정을 돕고, 근육 이완과 에너지 흐름을 촉진시켜 준다. 매뉴얼 테라피는 다양한 방법과 동작으로 개인에 맞는 치료를 제공하며, 전문 훈련을 받은 테라피스트, 간호사, 운동치료 전문가 등이 수행한다. 이 테라피는 호텔(hotels), 스파(spas), 에스테틱샵(athletic clubs), 두피살롱(hair salons) 등 차분한 환경에서 경험할 수 있으며, 외국에서는 병원, 전문 요양시설, 스포츠 센터 등에서도 약식으로 실시된다. 또한 회사 내 복지 프로그램의 일환으로 사원 전용 에스테틱샵에서도 제공될 수 있다.

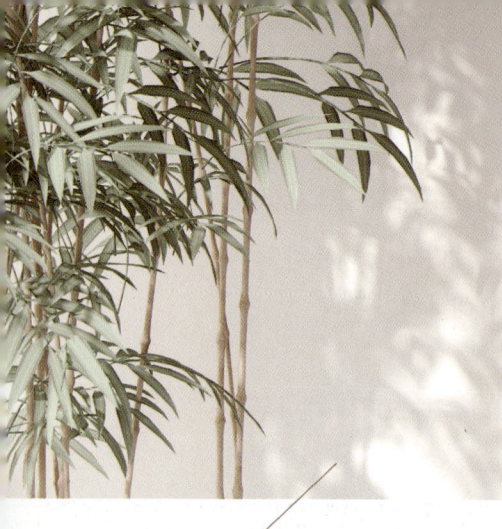

Part 02

기초이론

Part 02에서는 뱀부 테라피를 보다 효과적으로 이해하고 실전에 활용하기 위한 피부학, 해부생리학적 지식과 다양한 매뉴얼 테라피에 대해 다룬다.

Chapter 01, 피부학에서는 인체를 보호하는 가장 큰 기관인 피부의 구조와 생리적 특성을 정리하였다.

Chapter 02, 해부생리학에서는 뱀부 테라피가 인체에 미치는 영향을 이해하기 위해 세포, 조직, 골격계, 근육계, 신경계, 순환계에 대해 정리하였다.

Chapter 03, 아로마 테라피에서는 에센셜 오일과 캐리어 오일의 정의, 추출 방법, 종류, 적용 및 주의사항을 정리하였다.

Chapter 04, 스톤 테라피에서는 스톤 테라피의 정의, 활용 방법, 적용 시 유의사항 등을 정리하였다.

Chapter 01

피부학

　피부는 인체의 최외곽을 덮고 있는 기관으로, 다양한 기능을 수행하는 가장 큰 보호 기관이다.

　그중 가장 핵심적인 역할은 자외선, 열, 유해 미생물 등 외부의 물리적·화학적 자극으로부터 인체를 보호하는 것이다. 피부의 주요 방어 구조에는 피지막(Sebum barrier), 각질(Keratin), 감각세포, 지방조직 등이 포함된다.

　피지막은 피지(Sebum)와 땀(Sweat)이 적절히 혼합되어 형성되며, 피부에 윤기를 더하고 수분 증발을 막아 체내 수분을 유지하며, 외부 유해 미생물의 침입을 방어하는 면역 기능을 한다.

　각질은 피부의 가장 바깥층을 구성하는 단백질로, 외부 자극으로부터 피부를 보호하는 강력한 방어막이다.

　감각세포는 외부 자극을 감지해 온각, 냉각, 촉각, 압각, 통각 등 다양한 감각으로 인식하고, 이에 따른 반사작용을 유도해 인체를 방어한다. 감각세포의 분포는 **통각 > 촉각 > 냉각 > 온각** 순으로, 통각이 가장 많이 분포되어 있다.

　지방조직은 피부의 가장 아래층에 존재하며, 외부 충격을 흡수하고 체온을 일정하게 유지하는 데 기여한다.

　이 외에도 피부는 산소를 흡수하고 이산화탄소를 배출하는 호흡 기능, 비타민 D 합성, 물질 저장 등 다양한 역할을 수행한다. 이러한 기능은 표피, 진피, 피하지방층에서 각각 이루어진다.

　따라서 Chapter 01에서는 피부의 구조와 역할을 이해하기 위해, 인체의 외부와 가장 밀접한 표피부터 차례대로 설명하고자 한다.

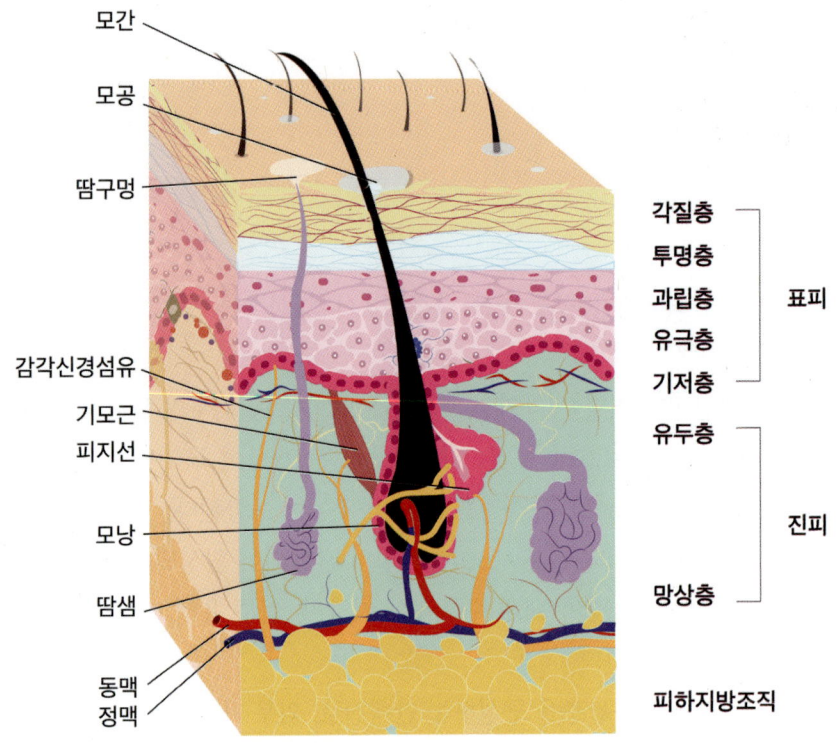

[그림 6] 피부구조

1. 표피(Epidermis)

'표피(Epidermis)'는 [그림 7]에서 보듯이 인체에서 외부 환경과 가장 가까이 위치한 층으로, 대부분 세포로 구성되어 있다. 이 층에는 신경이나 혈관이 존재하지 않기 때문에, 표피가 손상되어도 출혈이 발생하지 않는다.

표피는 주로 각질형성세포(Keratinocyte)로 구성되어 있으며, 이 세포의 형태와 성질에 따라 표피는 5개의 하위층으로 구분된다.

각질형성세포는 표피의 가장 아래층에서 주기적인 세포 분열을 통해 새로운 세포를 생성하며, 표피 구조를 일정하게 유지하는 역할을 한다. 이러한 세포 분화 및 이동 과정을 각화 주기(Keratinization cycle)라고 하며, 이는 후속 내용에서 보다 자세히 설명된다.

본 장에서는 표피의 이해를 돕기 위해, 구성 세포와 구조를 하위층부터 차례대로 설명하였다.

1) 표피 구성세포

(1) 각질형성세포(Keratinocyte)

각질형성세포(Keratinocyte)는 표피의 약 80~90%를 차지하는 주요 세포로, 표피 구조의 기본을 이루는 핵심 세포이다. 이 세포는 표피의 최하층인 기저층, 즉 진피와 가장 가까운 부위인 기저층에서 생성된다.

기저층에서 세포 분열을 통해 생성된 각질형성세포는 피부 표면 방향으로 이동하면서 형태와 성질이 점차 변화한다. 이 변화 과정에 따라 표피는 다섯 개 층으로 구분된다.

기저층: 기저세포
유극층: 유극세포
과립층: 과립세포
투명층: 주로 손바닥, 발바닥에 존재
각질층: 각질세포

이처럼 각질형성세포는 각 층에서 고유한 명칭과 기능을 가지며, 피부의 보호 및 재생에 중요한 역할을 한다.

(2) 색소형성세포(Melanocyte)

색소형성세포(Melanocyte)는 표피의 기저층에 위치하며, 전체 표피세포 중 약 10~15%를 차지한다. 이 세포는 피부와 머리카락의 색을 결정하는 멜라닌(Melanin) 색소를 생성하며 멜라닌의 양이나 종류에 따라 피부색이 결정고, 인종 간 피부색의 차이는 색소형성세포의 수가 아니라 이 세포가 생성하는 멜라닌의 종류, 크기, 질 등에 의해 발생한다.

즉, 모든 인종은 비슷한 수의 색소형성세포를 가지고 있지만, 생성하는 색소의 특성이 다르게 나타나게 된다.

형성되는 대표적인 색소는 유멜라닌(Eumelanin)과 페오멜라닌(Pheomelanin)이다.

유멜라닌은 흑색 또는 갈색을 띠며, 크고 질이 우수한 색소이며 페오멜라닌은 적색 또는 황색을 띠며, 크기가 작고 질이 상대적으로 낮은 색소이다.

피부색의 차이는 이 두 색소의 비율과 특성에 따라 결정된다.

흑인종은 유멜라닌이 풍부하여 피부가 짙고, 백인종은 페오멜라닌의 비율이 더 높아 피부가 밝은 것이라고 할수 있다.

(3) 랑게르한스세포(Langerhans cell)

표피에 존재하는 랑게르한스세포는 '최전방 파수꾼'이라 불리는 면역세포로, 표피 세포의 약 '2~4%'를 차지한다.

이 세포는 유극층에서 주로 활동하는 수지상 세포(dendritic cells)이며, 형태는 방추형모양을 가지고 있다. 랑게르한스세포는 외부 유해 물질을 감지하고 면역 반응을 유도하는 역할을 한다.

(4) 머켈세포(Merkel cell)

촉감을 감지하는 감각세포인 머켈세포(Merkel cell)는 독일의 해부학자 프리드리히 지그문트 머켈(F. S. Merkel, 1845~1919)이 1875년에 처음 발견하였다.

이 세포는 표피의 가장 아래층인 기저층에 주로 위치하며, 신경 말단과 연결되어 있어 촉각을 감지하는 역할을 한다.

또한, 인지세포(Sensory cells)로도 불리며, 특히 입술, 손끝, 발바닥 등 털이 없는 민감한 부위에 집중적으로 분포되어 세밀한 촉감 자극을 감지하는 데 중요한 기능을 한다.

2) 표피의 구조

표피는 아래에서부터 순서대로 기저층, 유극층(가시층), 과립층, 투명층, 각질층의 5개 층으로 구성되어 있다.

이 중 가장 하위층인 기저층부터 각 층을 살펴보면 다음과 같다.

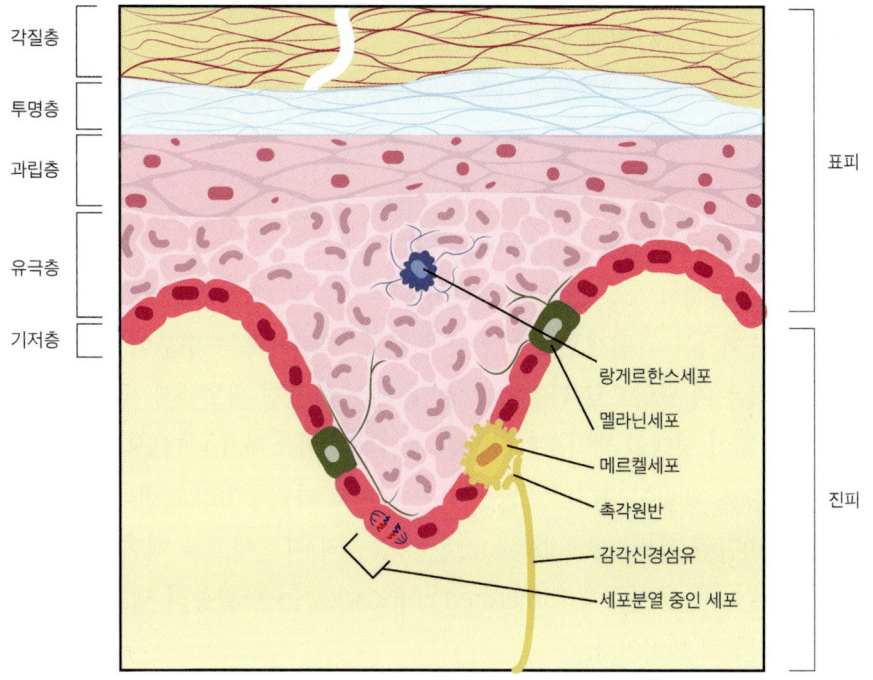

[그림 7] 표피

(1) 기저층(Basal layer, Stratum germinativum)

기저층은 진피와 가장 인접해 있으며 기저막에 붙어 있는 표피의 가장 아래층에 있다. 기저층은 진피에 있는 모세혈관을 통해 필요한 영양소를 흡수하고, 노폐물과 이산화탄소를 배출하는 역할을 한다. 이 층에는 각질형성세포, 색소형성세포, 그리고 머켈세포 등이 주로 위치해 있으며, 피부에서 각질형성세포와 색소형성세포는 대체로 10 : 1 비율로 배치되어 있다.

기저층의 각질형성세포는 '기저세포'라고도 불리며, 세포핵과 세포소기관이 살아 있는 세포로, 세포분열을 통해 딸세포(Daughter cell)를 생성하고 이들이 위로 한다.

(2) 유극층 또는 가시층(Spinous layer, Stratum spinosum)

유극층은 기저층에서 올라온 딸세포가 변형된 유극세포가 존재한다. 유극세포에서 만들어지는 가시돌기 형태의 교소체(Desmosome)는 가시처럼 보여 이 층을 유극층 또는 가시층이라고 명명한다. 유극층은 표피 중에서 가장 두꺼운 층으로, 유극세포 사이로 림프액이 흐르며 랑게르한스세포가 주로 존재한다. 이 층은 나이가 들면서 노화로 인해 부피가 줄어드는 특징이 있다.

유극층의 유극세포는 세포핵과 세포소기관을 가진 살아 있는 세포로, 이 세포들은 위로 올라갈수록 형태가 줄어들고 납작해진다.

(3) 과립층(Granular layer, Stratum granulosum)

과립층은 표피에서 가장 큰 변화가 일어나는 층으로, 세포핵과 세포소기관이 사라지면서 죽어가는 과립세포로 이루어져 있다. 과립세포는 수분이 줄어들어 평평해지고 짙은 띠 모양으로 관찰된다. 이 층에서 사라진 세포핵과 세포소기관 대신, 작은 알갱이 형태의 케라토하이알린 과립과 층판소체가 나타난다. 이러한 특성으로 이 층을 '과립이 나타나는 층'이라는 의미로 과립층이라고 한다.

케라토하이알린 과립(keratohyaline)은 각질층의 각질세포를 채워주는 각질의 전구체 물질이며, 층판소체(Lamellated corpuscles)는 각질층의 세포 간 지질을 형성하는 전구체 물질이다.

과립층은 수분저지막(Barrier zone)이라는 특수막을 형성하여, 수분 손실을 막고 외부 물질의 흡수를 저지하는 중요한 역할을 한다. 또한, 이 층은 자외선 B(U-VB)에 의해 프로비타민 D를 비타민 D로 전환시켜 체내 흡수하는 데 중요한 기능을 한다.

(4) 투명층(Lucid layer, Stratum lucidum)

투명층은 과립층에서 올라온 과립세포가 각질세포로 변하는 과도기의 층이다. 이 층은 손바닥과 발바닥처럼 각질층이 두꺼운 부위에서 쉽게 관찰되며, 무핵의 세포들로 구성되어 있다. 투명층에는 반유동성 물질인 엘라이딘(Elaidin)이 존재하여 수분 침투를 막고, 비추어진 빛을 다양한 방향으로 반사하는 역할(난반사 역할)을 한다.

(5) 각질층(Horny layer, Stratum corneum)

각질층은 기저층에서부터 올라온 각질형성세포가 최종적으로 각질로 채워진 각질세포로 이루어진 층이다. 이 층은 주로 각질로 구성되어 있어 각질층이라고 불린다. 피부에서 손으로 만져지는 최외각층으로, 매일 클렌징, 마사지, 접촉 등을 통해 약 0.5~2g씩 떨어져 나가고 새로운 부위가 형성된다.

각질층은 대부분 납작한 비늘 형태의 핵이 없는 각질세포(Corneous cell)와 세포 간 지질(Intercellular lipid)로 구성되어 있으며, 이를 벽돌과 회반죽 구조(Brick and mortar)로 비유한다. 벽돌은 각질세포, 회반죽은 세포 간 지질을 의미한다. 이 구조는 수분, 미세먼지 및 외부 물질의 침투를 막아주고, 외부 자극으로부터 피부를 보호하는 강력한 장벽 역할을 한다.

각질세포는 인체를 보호하는 장벽 역할을 하는 케라틴 단백질(Keratin)으로 주로 채워져 있으며, 피부의 보습을 담당하는 천연보습인자(Natural Moisturizing Factor, NMF)도 함유되어 있다.

세포 간 지질은 벽돌을 단단하게 고정해 주는 회반죽처럼 각질세포를 고정시키는 역할을 하며, 인지질(Phospholipid)로 이루어진 층상 구조(Lamella structure)를 형성한다. 주요 성분으로는 세라마이드(Ceramide), 인지질(Phosphatide), 당지질(Glycolipid), 콜레스테롤(Cholesterol) 등이 있다.

각질층은 모공(Hair follicle)을 통해 분비된 피지와 땀구멍(Sweat pore)을 통해 분비된 땀이 적절하게 조합된 pH 5.5-6.5의 약산성 피지막(Acid mantle)으로 덮여 있다. 이는 피부 내부 조직을 보호하고, 미생물의 번식과 침입을 억제하는 역할을 한다. 약산성 피지막은 유중수형(w/o)으로 수용성 물질의 흡수를 어렵게 만들어 피부 장벽 기능을 강화한다.

이처럼 각질층의 단단한 구조와 피지막으로 이루어진 피부 장벽은 인체의 1차 보호막 역할을 한다.

2. 진피(Dermis)

피부의 약 90%를 차지하는 진피는 표피보다 약 10~40배 두꺼운 층으로, 피부의 주된 구조적 기반을 형성한다. 표피가 주로 세포로 이루어진 것과 달리, 진피는 섬유성 단백질과 '무정형의 점성 기질물질(Ground substance)'로 구성되어 있다.

또한, 진피에는 다양한 피부 부속기관들이 포함되어 있으며, 대표적으로는 한선(Sweat gland, 땀샘), 모발(Hair), 피지선(Sebaceous gland, 피지샘), 기모근(Arrector pili muscle), 혈관 및 신경 등이 존재한다.

이 장에서는 진피를 구성하는 세포, 구성 물질, 조직 구조, 그리고 피부 부속기관들을 중심으로 상세히 설명하였다.

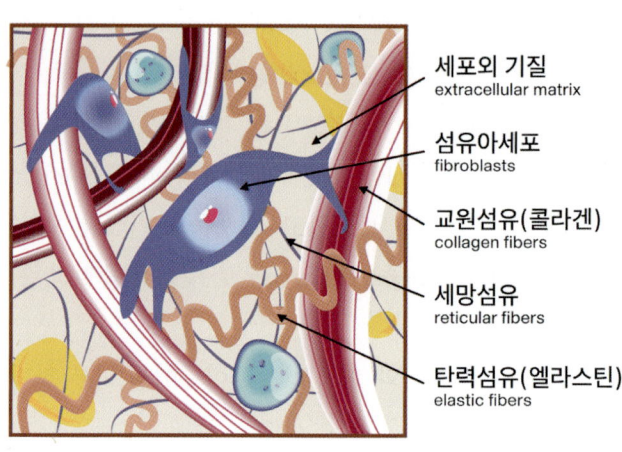

[그림 8] 진피 구성물질과 섬유아세포

1) 진피 구성세포

(1) 섬유아세포(Fibroblast)

섬유아세포(Fibroblast)는 길쭉하고 납작한 형태에 불규칙한 돌기를 가진 세포로, 노화나 자외선(UV)의 영향을 받으면 짧고 둥글게 변형되어 정상적인 기능을 수행하지 못하게 된다. 섬유아세포는 이름 그대로 섬유(Fiber)를 생성하는 주요 세포로, 교원섬유(Collagenous fiber), 탄력섬유(Elastic fiber), 기질물질(Ground substance) 등을 생성한다.

이처럼 교원섬유, 탄력섬유, 기질물질 등이 함께 피부의 표피와 피하지방 사이를 채우며 수분을 머금는 특성을 가지는 조직을 결합조직(Connective tissue)이라고 한다.

(2) 대식세포(Macrophage)

진피에서 면역 기능을 수행하는 중요한 세포로, 피부에 침입한 미생물이나 외부 이물질을 포식하는 식균작용을 통해 제거한다. 이 세포는 백혈구의 일종이며, 인체 방어 시스템의 핵심적인 역할을 한다. 또한 손상된 조직의 치유를 돕고 면역 반응을 유도하는 데에도 관여한다.

(3) 비만세포(Mastocyte)

비만세포는 중심이 두껍고 양끝이 가늘어진 형태를 가진 세포로, 작은 원형의 세포핵을 가지고 있다. 주로 진피의 모세혈관 주변에 분포하며, 체내에 맞지 않는 물질이 침입했을 때 이를 감지하여 히스타민(Histamine), 헤파린(Heparin) 등의 화학물질을 분비한다. 이로 인해 알레르기나 염증 반응이 유발되며, 비만세포는 이러한 과정을 통해 면역 기능을 수행한다.

2) 진피 구성물질

(1) 교원섬유(Collagen fibers)

교원섬유(Collagenous Fiber)는 섬유아세포에 의해 생성되는 미세한 섬유 다발로, 피부의 탄력과 형태를 유지하는 데 핵심적인 역할을 한다.

굵고 백색을 띠는 이 섬유는 피부를 팽팽하게 유지시켜 늘어남을 방지하며, 강한 장력(Tension and strain)을 가지고 있어 피부의 구조적 지지대를 형성한다.

교원섬유는 진피의 약 90%를 구성하며, 진피 건조 중량의 70~80%를 차지할 정도로 주요한 성분이다. 상온에서는 반고체 상태의 젤리 형태로 존재하며, 피부의 형태 유지에 필수적이기 때문에, 노화나 자외선 등으로 양이 줄거나 기능에 이상이 생기면 주름이 생기고 피부 탄력이 감소하게 된다.

또한, 임신이나 급격한 체중 증가로 인해 피부가 빠르게 늘어나면 교원섬유가 파괴되어 튼살(Striae distensae)이 발생할 수 있다.

(2) 탄력섬유(Elastic fibers)

 탄력섬유, 또는 엘라스틴(Elastin)은 피부의 진피층에서 발견되는 황백색의 가는 섬유 단백질로, 상온에서도 젤리처럼 변하지 않는 특성을 가진다. 주로 교원섬유(콜라겐 섬유) 주변에 분포하며, 섬유 단백질 사이에 가교결합(Cross-links)을 형성하여 섬유 구조를 안정시킨다.

 이러한 구조 덕분에 탄력섬유는 피부에 스프링과 같은 신축성과 복원력을 제공하며, 피부가 당겨졌다가 다시 원래 상태로 돌아오는 데 중요한 역할을 한다. 탄력섬유는 피부 진피층의 약 2~3% 정도를 차지하지만, 피부 탄력을 유지하는 데 핵심적인 역할을 하며 '젊음의 단백질'이라고도 불린다.

 탄력섬유 역시 섬유아세포(Fibroblast)에 의해 생성되며, 나이가 들수록 그 생산이 감소하거나 손상되어 주름이나 피부 탄력 저하의 원인이 되기도 한다.

(3) 기질물질(Ground substance)

 섬유아세포가 생성하는 세포외 기질(ECM, Extra Cellular Matrix) 물질은 형태가 없는 무정형의 겔(gel) 상태로 존재하며, 자신의 무게보다 60~100배 이상의 수분을 함유할 수 있는 능력을 가진 점다당질(Mucopolysaccharide)이다.

 점다당질은 중심 단백질에 이당류(Disaccharide) 단위가 반복적으로 결합하여 이루어진다. 다당류 사슬(Polysaccharide chains)로 구성되어 있으며, 우수한 보습력을 지니고 있다.

 진피 내 대표적인 세포외 기질 성분으로는 히알루론산(Hyaluronic acid), 프로테오글리칸(Proteoglycan), 콘드로이틴 황산(Chondroitin sulfate) 등이 있다. 이들 물질은 피부의 수분 유지, 탄력성, 구조적 지지에 중요한 역할을 한다.

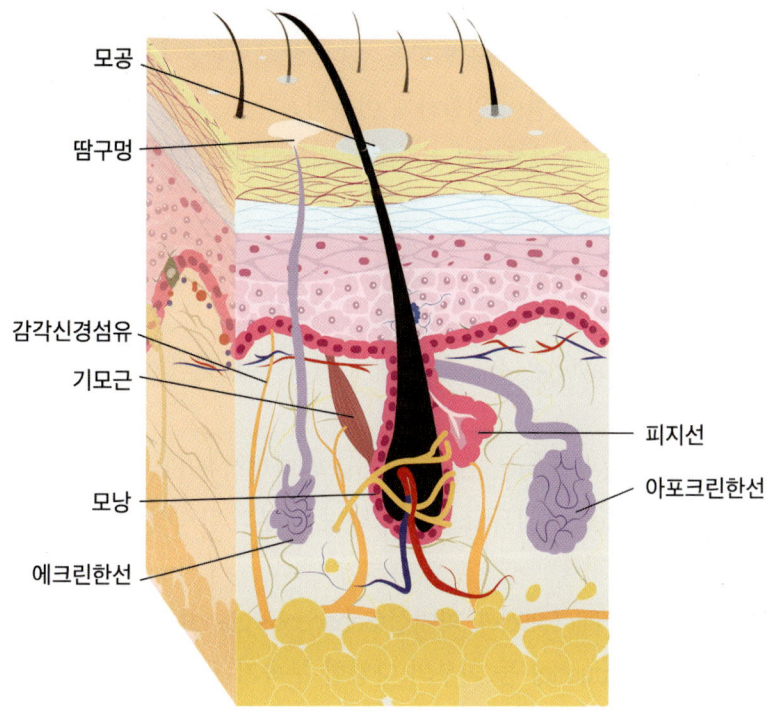

[그림 9] 진피의 구조 및 부속기관

3) 진피의 구조

유두층은 표피의 기저층 아래에 위치한 진피의 상부층이다.

이 층은 작은 돌기(유두) 구조로 되어 있으며, 그 사이사이는 탄력섬유로 이루어진 결합조직으로 채워져 있으며 표재성 모세혈관이 풍부하게 분포되어 있어, 유두층은 기저층에 영양분을 공급하고 노폐물을 제거하는 역할을 한다.

모세혈관은 단일층의 내피세포로 구성되어 있어, 기저층과의 물질 교환이 원활하게 이루어져 있다.

이외에도 유두층은 유기성분의 저장고 역할을 하며, 표피의 구조와 형태를 유지하는 지지대 역할도 담당한다.

(1) 유두층(Papillary layer)

유두층은 표피의 기저층과 기저막을 사이에 두고 맞닿아 있는 진피의 상위층이다. 이 층은 주로 탄력섬유로 구성된 결합조직으로 이루어져 있으며, 표재성 모세혈관이 풍부하게 분포되어 있다. 이러한 구조 덕분에 유두층은 기저층에 영양분을 공급하고 노폐물을 제거하는 역할을 한다. 모세혈관은 단층 내피세포로 덮여 있어 기저층과의 물질 교환이 원활하게 이루어진다.

이 외에도 유두층은 유기성분의 저장고로 기능하며, 표피의 형태를 유지시키는 지지대 역할도 수행한다.

(2) 망상층(Reticular Layer)

망상층(Reticular Layer)은 유두층 아래에 위치하며, 진피의 대부분을 차지하는 하위층이다.

이 층은 수많은 교원섬유(Collagen fibers)와 탄력섬유(Elastic fibers)가 불규칙하게 얽혀 그물망(Reticular) 구조를 형성하며, 피부의 탄력성과 형태 유지에 중요한 역할을 한다.

망상층에는 모낭(Hair follicle), 피지선(Sebaceous gland), 한선(Sweat gland), 기모근(Arrector pili muscle) 등 피부의 다양한 부속기관들이 포함되어 있어, 피부 구조와 기능 유지에 기능을 담당한다.

4) 피부부속기관

(1) 모낭(Hair follicle)

모낭(Hair follicle), 또는 털주머니는 모발을 감싸고 있는 주머니 형태의 구조를 말한다.

모낭은 모발을 형성하는 피부 부속기관으로, 진피 내에서 모발을 보호하고 필요한 영양분을 공급하는 역할을 담당한다. 모낭에는 피지선(Sebaceous gland), 아포크린 한선(Apocrine gland), 그리고 기모근(Arrector pili muscle)이 부착되어 있다. 이러한 구조를 통해 피지가 모공을 따라 피부 표면으로 분비되며, 피부를 보호하고 수분을 유지하는 데 기여한다.

(2) 피지선(Sebaceous gland)

피지선(Sebaceous gland)은 피지를 생성하는 분비샘으로, 주로 모낭에 부착되어 있는 형태로 존재한다.

얼굴, 앞가슴, 등의 승모근 부위에 많이 분포하며, 손바닥과 발바닥에는 존재하지 않다. 특히 얼굴에서는 코와 이마를 잇는 T존 부위에 피지선이 밀집되어 있다.
  피지선은 일반적으로 모낭과 연결되어 있지만, 입술이나 눈꺼풀처럼 털이 없는 부위에도 존재할 수 있다. 이처럼 모낭과 연결되지 않고 독립적으로 존재하는 피지선을 독립피지선이라고 하며, 피지선은 모공을 통해 피지를 피부 표면으로 분비하여, 피부에 윤기를 부여하고 수분 증발을 방지하며, 외부 미생물의 침입을 막는 방어 역할도 수행한다.

(3) 한선(Sweat gland)

  한선은 땀을 형성해서 분비하는 샘으로 에크린 한선(Eccrine gland)과 아포크린 한선(Apocrine gland)이 있다. 에크린 한선은 아포크린 한선보다 크기가 작아서 소한선, 아포크린 한선은 대한선이라고 한다.
  에크린 한선은 주변에는 모세혈관이 많이 분포되어 있으며 피부 표면에 한공이라는 구멍을 통해서 땀을 배출하여 체온 조절을 하거나 피부 표면의 약산성막 형성에 주요 구성성분이 된다. 에크린 한선은 전신에 분포되어 있고 손바닥과 발바닥에 많이 존재하며, 자율신경계에 의해 지배를 받는다. 에크린 한선은 나이가 들수록 기능이 퇴화한다.
  아포크린 한선은 모낭에 부착되어 있어 모공을 통해서 땀을 분비하기 때문에 체취가 발생하는 체취선이라고 부른다. 아포크린 한선은 체온 조절을 위한 기관이 아니며 인간에게는 퇴화된 기능이지만 동물에게는 이성을 유혹하는 분비선이다.
  아포크린 한선은 사춘기부터 활성화되기 시작하여 나이가 들수록 왕성하게 활동하는 특성을 가진다. 이 한선은 유두, 생식기 주변 및 겨드랑이 등 특정한 부위에만 존재한다.

(4) 기모근(Arrector pili muscle)

  입모근(Arrector pili muscle)은 모발을 세우는 근육으로, 모발 세움근이라고도 한다. 이 근육은 피부에 존재하며, 공포나 추위와 같은 자극을 받으면 수축하여 털을 세우는 기능을 한다. 그러나 기모근은 눈썹, 속눈썹, 겨드랑이 등에는 존재하지 않는다.

3. 피하지방조직(Subcutaneous fatty tissue)

피하지방조직은 진피 아래에 위치한 층으로, 근육을 덮고 있는 근막과 가까운 위치에 있는 지방세포(Fat cells)로 주로 이루어진다.

지방세포는 작은 핵과 거대한 지방 덩어리를 내포한 세포로, 흰색 지방세포(White fat cell)와 갈색 지방세포(Brown fat cell)로 구분된다.

흰색 지방세포는 전신에 고루 분포하며, 과잉된 영양소나 소비된 에너지를 중성지방 형태로 저장하는 에너지 저장창고 역할을 한다. 흰색 지방세포는 세포 무게의 5배 이상의 지방을 저장할 수 있다.

갈색 지방세포는 에너지를 소비하여 열을 발생시키는 역할을 하며, 체중 증가를 방지하는 데 도움을 준다. 갈색 지방은 신생아 시기에 많다가 성장하면서 대부분 사라지는 특징을 가진다.

지방조직은 에너지 저장 외에도 체온을 일정하게 유지하기 위해 열 손실을 최소화하는 단열체 역할을 한다. 또한, 지방조직은 근육, 주요 장기, 뼈 등에 가해지는 충격을 완화하여 보호 기능을 수행한다.

지방조직은 남성보다는 여성, 성인보다는 아동에게 더 발달하며, 여성의 경우 피하조직이 발달하면서 체형의 곡선미를 형성한다.

Chapter 02

해부생리학

해부생리학은 인체를 구성하는 세포(Cell), 조직(Tissues), 기관(Organ), 기관계(System) 등의 구조와 기능을 다루는 부분이다. 인체는 생명의 최소 단위인 세포, 같은 기능을 세포들의 모임인 조직, 같은 기능을 하는 조직들의 모임인 기관과 같은 기능을 하는 기관들의 모임인 기관계들의 조합이다.

이런 조합들을 제대로 이해해야 뱀부 테라피를 인체에 유용하게 적용할 수 있기 때문에 매우 중요한 부분이다.

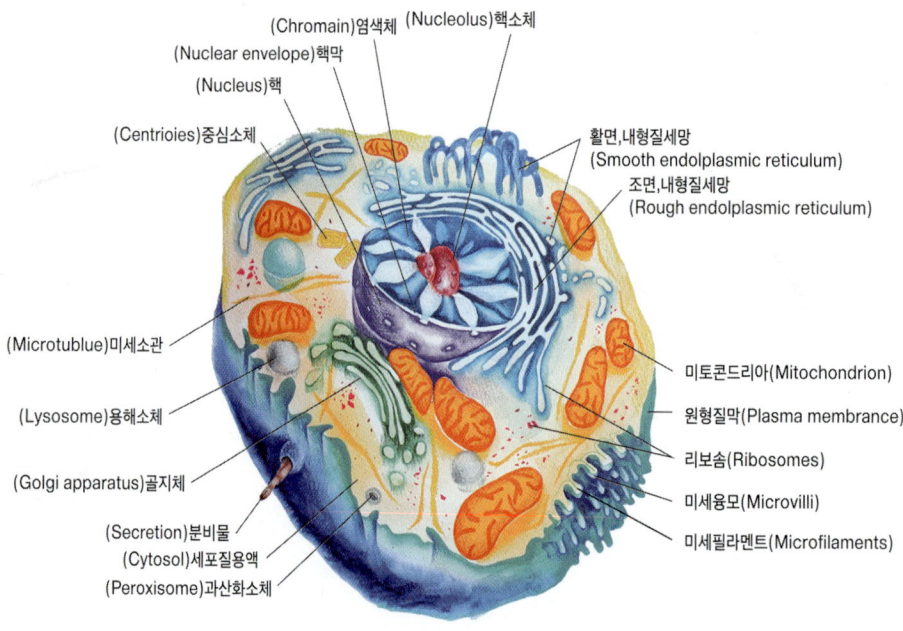

[그림 10] 세포 구조

1. 세포(Cell)

자연계에 존재하는 모든 생명체의 구조와 기능을 담당하는 최소 단위이자, 생장, 분열, 생식을 수행할 수 있는 기본 단위는 세포이다. 세포는 종류와 기능에 따라 형태가 다양하다. 따라서, 세포의 구조에 대해서는 일반적인 세포의 구성부터 살펴볼 것이다.

1) 세포의 구조

세포는 세포막, 핵, 세포질로 구성되어 있다.

(1) 세포막(Cell membrane)

세포막(또는 원형질막)은 세포를 둘러싸고 있는 막으로, 세포 안과 밖의 경계 역할을 한다. 세포막은 인지질(Phospholipid)을 포함하는 지질 2중층으로 구성되어 있으며, 이 두 층 사이에는 여러 단백질들이 군데군데 배치되어 있다.

세포막의 구성 성분은 약 60%가 단백질, 나머지 40%가 인지질로 이루어져 있으며, 소량의 탄수화물과 수분도 포함되어 있다.

인지질은 친수성(Hydrophilic)인 머리 부분과, 소수성(Hydrophobic)인 두 개의 지방산 꼬리 부분으로 구성되어 있다. 인지질처럼 수분과 지질 성분에 모두 친화성을 가진 분자를 양친매성 분자(Amphipathic molecule)라고 한다.

세포막의 주요 역할은 세포의 모양을 유지하고, 세포 내외로 물질의 선택적 투과를 조절하여 물질 이동을 관리하는 것이다. 또한, 세포막에는 수용체(Receptor)가 존재하여, 자기(Self)와 이물질(Non-self)을 구별하고, 외부의 물리적·화학적 신호를 세포 내부의 자극으로 변환하는 역할도 한다.

(2) 핵(Nucleus)

핵은 핵막(Nuclear membrane)이 핵질(Nucleoplasm)을 둘러싸면서 형태를 유지하고 있다. 핵의 가운데에는 핵소체(Nucleolus)가 위치하며, 핵막 내부에는 염색질(Chromatin)이 배열되어 있다. 즉, 세포의 핵은 핵막, 핵질, 핵소체, 염색질, 그리고 염색체(Chromosome)로 구성된 핵심 기관이다.

핵은 주로 둥근 모양으로 세포의 중심에 위치하지만, 세포의 종류에 따라 위치와 개수가 다양하다. 대부분의 세포는 하나의 핵을 가지고 있지만, 일부 세포는 두 개 이상의 핵을 가질 수도 있고, 핵이 없는 세포도 존재한다. 인체에서는 적혈구, 각질세포, 그리고 손톱과 발톱 등 각질화된 세포에는 핵이 없다.

① 핵막과 핵질(Nuclear Membrane and Nucleoplasm)

핵막은 핵을 둘러싸고 있는 지질로 구성된 막으로, 핵과 세포질을 구분한다. 핵막에는 작은 구멍인 '핵공(Nuclear pore)'이 있어, 세포질과 핵 사이의 통로 역할을 한다. 핵공은 RNA(Ribo Nucleic Acid)와 같은 유전 정보의 전령이 이동하는 통로가 되며, 세포질에 있는 아미노산, 퓨린(Purine), '피리미딘(Pyrimidine)'과 같은 분자들이 핵 속으로 들어오게 한다. 핵막의 안쪽에는 유전정보를 담고 있는 DNA(Deoxyribo Nucleic Acid)가 결합되어 있다. 핵공을 통해 DNA의 유전 정보를 전사한 RNA 분자가 세포질로 나가며, 이 과정을 통해 물질의 이동이 이루어지므로, 핵공은 핵 내부와 외부를 연결하는 상호작용의 다리 역할을 한다. 핵질은 핵 내부의 원형질 부분으로, 핵소체와 염색질 등이 존재한다.

② 핵소체(Nucleolus)

핵소체(또는 핵인)는 리보솜 RNA(Ribosomal RNA, r-RNA)와 단백질을 합성하는 핵 내의 세포 소기관이다. 리보솜 RNA 합성에 관여하는 염색질은 핵소체의 가장 중심에 위치한다. 핵소체를 감싸는 별도의 막은 없지만, 다른 단백질 합성에 관여하는 요소들도 핵소체 내에 포함되어 있다.

리보솜 RNA가 합성된 후, 그것은 핵공을 통해 세포질로 이동하여 리보솜의 일부로 사용된다. 따라서, 핵소체의 수, 모양, 크기 등은 세포의 종류와 단백질 합성과 밀접한 관계가 있다.

③ 염색질과 염색체(Chromatin and Chromosome)

색질은 세포분열의 간기(Interphase) 동안 핵질 내에서 유전물질인 DNA가 덜 응축된 상태로 관찰되는 구조체이다. 염색질은 DNA와 히스톤(Histone)이라는 단백질로 구성된 구조물로, 염기성 색소에 염색되는 특성을 가진다. 염색질은 이중 나선구조(Double helix)의 DNA에 히스톤 입자들이 염주처럼 연결된 형태로, 이를 염색질 섬유(Chromatin fiber)라고도 한다.

염색질은 DNA에 존재하는 유전 정보를 RNA로 전환하는 과정인 전사(Transcription)가 활발한 진정 염색질(Euchromatin)과 활동이 억제된 이질 염색질

(Heterochromatin)로 구분된다.

진정 염색질은 핵질에서 흩어져 있으며, 염기성 염료에 옅게 염색되는 부분이고, 이질 염색질은 핵질 내 일정한 부위에 뭉쳐 있어 염기성 염료에 짙게 염색된다. 따라서, 세포 분열이 활발한 세포에서는 진정 염색질이 풍부하여 염기성 염료에 옅게 염색되는 부분이 넓다. 세포가 유사분열 또는 감수분열을 시작하면, 염색질 섬유는 조밀하게 압축되어 염색체를 형성한다. 이때, 광학현미경으로 염색체를 볼 수 있다. 특히, 유사분열 중기(Metaphase)에는 염색체의 수와 모양이 가장 잘 관찰된다.

(3) 세포질 또는 원형질(Cytoplasm)

세포질(또는 원형질)은 세포막과 핵 사이의 공간을 채우는 부분으로, 이곳에는 세포소기관들이 존재한다. 아래는 세포소기관에 대한 설명이다.

① 리보솜(Ribosome)

리보솜은 리보솜 RNA에 의해 형성된 세포소기관으로, 핵 내의 유전 정보인 DNA에서 전달된 단백질 합성 정보를 메신저 RNA(mRNA)로 받아들이고, 운반 RNA(tRNA)가 해당 아미노산을 운반하여 유전 정보에 맞는 단백질을 합성한다. 리보솜은 과립 형태로 존재한다.

리보솜은 세포질에 퍼져 있는 유리 리보솜(Free ribosome)과, 내형질세망(Endoplasmic reticulum)에 부착된 부착 리보솜(Attached ribosome)으로 나뉜다.

유리 리보솜에서 합성된 단백질은 대부분 세포 내에서 자체적으로 이용되며, 세포 외부로 분비되지 않는다. 반면, 부착 리보솜에서 합성된 단백질은 세포 외부로 분비되거나 골지체(Golgi apparatus)에 저장된다.

리보솜은 리보솜 RNA 성분인 인산기(Phosphate group)를 다량 함유한 호염기성(Basophilic) 기관으로, 리보솜이 발달된 췌장의 효소 분비 세포, 형질세포(Plasma cell), 그리고 섬유아세포 세포들이 호염기성을 나타낸다.

② 내형질세망(Endoplasmic reticulum, 소포체)

내형질세망(또는 소포체막)은 주머니(Lumen, 내강)가 서로 연결된 층판 구조의 관(Tubular) 모양으로 되어 있으며, 이 주머니 모양의 내강을 수조(Cisternae)라고 한다. 내형질세망의 수조는 연결된 복잡한 망을 형성하며, 세포의 종류와 기능에 따라 형태가 다양하다.

내형질세망은 과립내형질세망(Rough endoplasmic reticulum, RER)과 무과립내형질세망(Smooth endoplasmic reticulum, SER)으로 나눠진다.

과립내형질세망은 내형질세망 표면에 과립 형태의 리보솜이 부착되어 있어 층판 구조를 이루고, 거친 표면을 가짐으로써 조면소포체라고도 불린다. 과립내형질세망은 단백질을 활발히 생성하고 분비하는 섬유아세포와 형질세포 등에 잘 발달되어 있다. 이 세포소기관은 리보솜에서 만들어진 단백질을 골지체로 이동시키는 운반 통로 역할을 한다.

무과립내형질세망은 리보솜이 부착되지 않은 세포소기관으로, 관 형태의 구조를 가지며 매끄러운 표면을 가지고 있어 활면소포체라고도 한다. 무과립내형질세망은 스테로이드 호르몬을 합성하는 부신 피질세포와 독성 물질을 중화시키는 간세포 등에 발달되어 있다. 그 외에도 세포 내 칼슘 농도를 조절하는 역할도 한다.

③ 골지체(Golgi apparatus)

골지체(또는 골지복합체)는 세포의 분비 활동에 중요한 역할을 하는 세포소기관이다. 골지체의 구조는 원형 모양의 골지 공포(Golgi vacuole), 납작한 주머니 모양이 여러 겹을 이루는 골지 층판(Golgi lamella), 그리고 작은 과립으로 이루어진 골지 소포(Golgi vesicle)가 모여 있는 복합체(Golgi complex)로 구성된다. 이러한 구조들은 끊임없이 결합하고 분리되며 기능을 수행한다.

골지체의 주요 역할은 과립내형질세망에서 전달된 단백질을 모아서 분류하고 농축시켜 분비 과립을 형성, 이를 통해 세포 외부로 배출하는 것이다. 그 외에도 당원(Glycogen synthesis)을 합성하여 분비물에 당원을 결합시키거나, 정자(Sperm)의 두부를 감싸는 첨체(Acrosome)와 용해소체(Lysosome)의 형성에도 관여한다.

④ 미토콘드리아(Mitochondria)

미토콘드리아는 외막과 내막으로 이루어진 두 개의 막에 둘러싸여 있다. 내막은 기질 부에 직각으로 함몰되어 있으며, 외막은 매끈하게 연속적으로 연결되어 있다. 내막에서 손가락 모양이나 관상으로 함몰된 부분을 능(Cristae, 크리스테)이라고 하며, 이는 미토콘드리아의 구조적 특징이다. 미토콘드리아는 구형 또는 막대 모양으로, 세포에 따라 포함된 수가 달라진다. 예를 들어, 에너지를 많이 소비하는 간세포는 약 1,000개 이상의 미토콘드리아를 포함하고 있다.

미토콘드리아는 산소를 소비하여 ATP(아데노신 3인산)라는 에너지원을 생성하는 에너지 공장이다. 즉, 미토콘드리아는 세포 호흡을 통해 에너지를 생산하는 세포소기관이다.

⑤ 색상 용해소체(Lysosome, 리소좀)

용해소체 및 리소좀은 다양한 모양의 과립으로 약 40여 종의 산성 가수분해효소(Acidhydrolase)뿐만 아니라 단백질 분해효소(Protease), 핵산 분해효소(Nuclease) 및 지방 분해효소(Lipase) 함유하고 있는 세포소기관이다.

용해소체는 세포 내로 침입물질과 세포 내의 불필요하게 된 것들을 분해하는 역할을 하므로, 식세포작용(Phagocytosis)이 왕성한 대식세포(Macrophage)에서 발달되어 있다

2) 세포의 종류

세포는 핵의 존재 여부에 따라 원핵세포(Prokaryotic cell)와 진핵세포(Eukaryotic cell)로 구분된다.

(1) 원핵세포(Prokaryotic cell)

원핵세포는 세포 내에 핵(Nucleus)이나 미토콘드리아(Mitochondria) 등의 막으로 둘러싸인 세포소기관이 존재하지 않는 세포이다. 핵이 없기 때문에 유전정보물질(DNA)은 핵막에 의해 구분되지 않고 세포질(Cytoplasm) 내에 흩어져 있다. 이러한 원핵세포로 이루어진 세균, 조류식물, 포도상구균 등은 원핵생물(Prokaryote)이라고 한다.

(2) 진핵세포(Eukaryotic cell)

진핵세포의 핵은 핵막으로 둘러싸여 세포질과 분리되어 있고, 미토콘드리아는 분화된 세포 기관들로 존재한다. 세포 내에 진정한 의미의 핵을 가지는 세포라는 의미의 진핵세포는 DNA를 내포한 핵과 원핵세포보다 더 많은 세포소기관(Cellular organelle)을 세포질에 가지고 있다.

이런 진핵세포로 이뤄진 포유류, 조류 및 다세포 생물 등은 진핵생물(Eukaryote)이라고 한다. 진핵세포의 구조는 다음에서 상세히 정리하였다.

2. 조직(Tissue)

조직은 형태적·기능적 특징이 유사한 세포들이 모여 동일한 기능을 수행하는 구조로, 상피조직(Epithelial tissue), 결합조직(Connective tissue), 근육조직(Muscular tissue), 신경조직(Nervous tissue) 등으로 구성된다. 각 조직들은 서로 다른 비율로 결합하여 몸의 여러 기관을 구성하며, 이러한 조직들이 모여 계통을 형성한다.

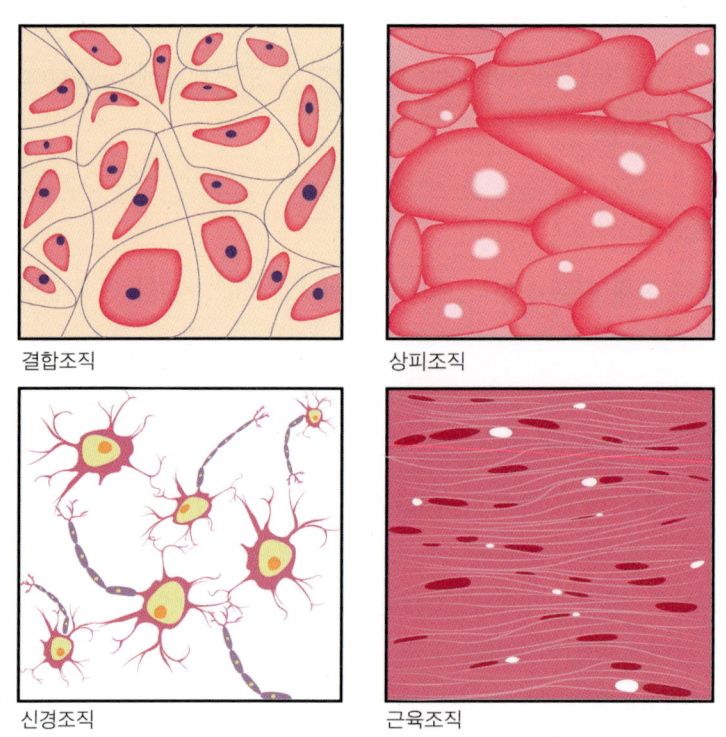

[그림 11] 조직들

1) 상피조직(Epithelial tissue)

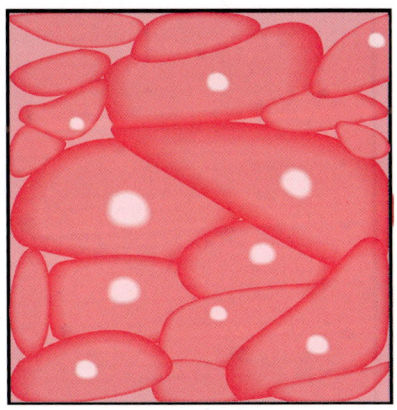

[그림 12] 상피조직

상피조직은 신체 표면이나 각종 소화관, 호흡기계의 표면을 덮거나 둘러싸며, 분비, 보호, 분열, 방어, 흡수, 감각 및 생산 등의 다양한 기능을 수행하는 조직이다. 또한 상피세포들은 샘세포(Glandular cell)로 변형되어 피지나 점액(Mucous) 등을 분비하거나, 호르몬과 효소 같은 특수한 단백질을 합성하여 세포 외부로 배출하기도 한다.

상피조직은 세포의 모양과 층수에 따라 다양한 종류로 나뉜다. 세포의 모양에 따라 편평상피(Squamous epithelium), 입방상피(Cuboidal epithelium), 원주상피(Columnar epithelium), 이행상피(Transitional epithelium) 등으로 구분할 수 있다. 또한, 세포층의 수에 따라 단층상피(Simple epithelium)와 중층상피(Stratified epithelium)로 나뉜다.

예를 들어, 피부의 표피는 세포 분열을 통해 각질세포로 변형되어 편평해지며, 보호와 방어 기능을 수행하고 감각세포도 포함되어 있어 상피조직에 속한다.

2) 결합조직(Connective tissue)

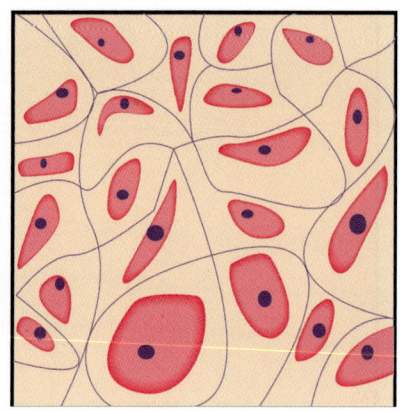

[그림 13] 결합조직

　결합조직은 조직과 조직 사이, 조직과 기관 사이를 채워주고 연결하며 지지하는 역할을 할 뿐만 아니라, 운반과 저장 기능도 수행하는 인체에서 가장 풍부한 조직이다. 진피, 지방세포, 림프액, 뼈(Bone), 연골(Cartilage), 인대(Ligament), 건(Tendon), 혈액 등이 결합조직에 속한다. 상피조직인 표피와 달리, 결합조직인 진피는 세포 수가 적지만 세포 사이의 빈 공간을 섬유 단백질과 기질물질(Matrix)로 채우고 있다. 결합조직에서 섬유 단백질은 세 가지 형태로 존재하며, 그 중 가장 많이 차지하는 섬유는 교원섬유로, 백색을 띠고 있다. 지방조직은 결합조직의 일종으로, 에너지를 지방 형태로 저장하며 대사에서 중요한 역할을 한다.
　결합조직은 진피와 같은 방식으로 신체의 다른 조직을 구조적으로 지지하고, 혈관을 통해 조직과 순환계 사이에서 물질을 운반하고 교환하는 역할을 한다. 또한, 결합조직은 조직 회복 과정에도 중요한 역할을 한다.

3) 근육조직(Muscular tissue)

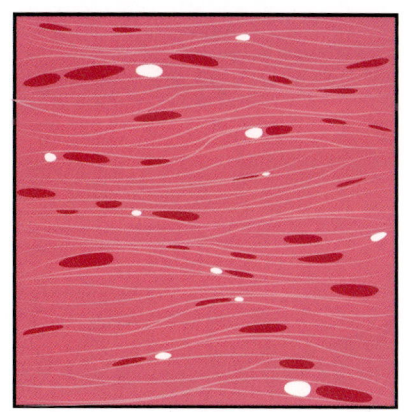

[그림 14] 근육조직

근육조직은 수축과 이완을 통해 인체의 여러 부위를 움직일 수 있는 능력을 가진 운동조직이다. 또한, 근육은 섬세한 내부 기관을 보호하는 역할도 한다. 근육은 대부분의 동물에서 볼 수 있는 가장 흔한 조직으로, 수축할 수 있는 길고 가느다란 세포들로 이루어져 있다.

근육의 종류는 근섬유에 가로무늬가 없는 민무늬근(Smooth muscle)과 가로무늬가 있는 무늬근(Striated muscle)으로 구분된다. 민무늬근에 속하는 평활근 또는 내장근은 인체 내부의 장기인 소장, 대장, 위장뿐만 아니라 혈관의 내관 등을 이루며, 의지대로 움직일 수 없는 불수의근(Involuntary muscle)이다.

무늬근에는 골격근(Skeletal muscle)과 심근(Cardiac muscle)이 있다. 골격근은 골격에 부착되어 있으며, 골격을 의지대로 움직일 수 있는 수의근(Voluntary muscle)이다. 심근은 심장을 둘러싸는 근육으로, 심근세포 사이에서 활동전압이 통과하기 쉬운 특수한 연접구조인 개재판(Intercalated disks)을 가진 불수의근이다.

4) 신경조직(Nervous tissue)

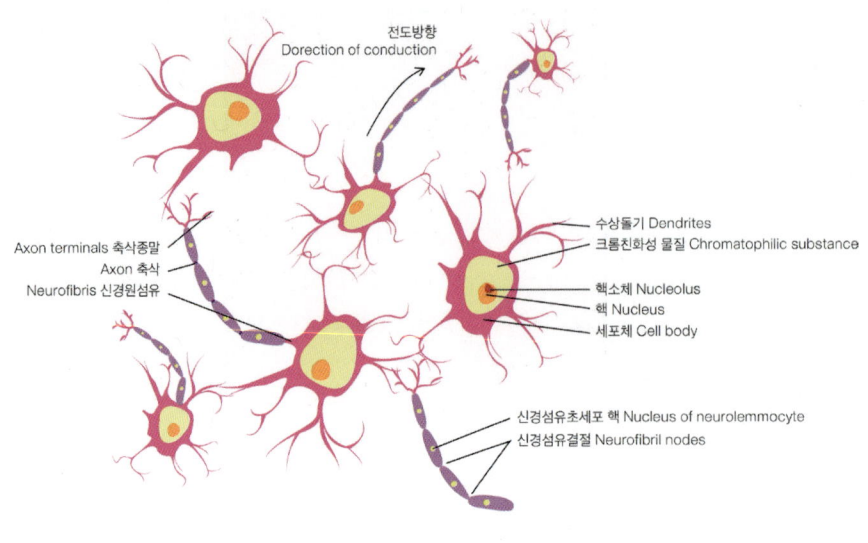

[그림 15] 신경조직

 신경조직은 자극(Stimulation)을 받아들이고 반응을 전도하는 특수한 조직이다. 신경계의 최솟값 단위는 뉴런(Neuron)으로, 이를 신경세포라고 한다. 신경계는 뉴런과 뉴런 사이의 간극인 시냅스(Synapse)를 통해 연결된 구조를 형성한다.
 뉴런의 구조는 다음과 같다.

수상돌기(Dendrites): 가시돌기 모양으로, 정보를 세포체로 전달
세포체(Cell body): 핵을 포함하고 있으며, 정보를 판단
축삭돌기(Axon): 세포체에서 내보낸 정보를 다른 뉴런으로 전달

 축삭돌기의 신경다발들은 전기가 전도되지 않는 절연성 껍질로 싸인 유수 신경다발과, 절연성 껍질이 없는 무수 신경다발로 나뉜다.
 신경조직은 기능에 따라 감각뉴런(Sensory neuron), 운동뉴런(Motor neuron), 연합뉴런(Associate neuron)으로 나뉘며 감각뉴런은 피부나 감각기관에 퍼져 있는 감각수용기로부터 들어오는 자극을 뇌나 척수와 같은 중추신경계에 전달한다. 운동뉴런은 중추신경계에서 피부나 근육으로 자극을 전달하여, 들어온 자극에 대응할 수 있게 한다. 연합뉴런은 다양한 뉴런들 사이에 이루어진 연결이다.

신경조직은 중추신경계와 말초신경계로 나뉘며, 말초신경계와 다르게 중추신경계에 있는 신경세포는 한 번 손상되면 재생되지 않는다.

3. 골격계(Skeletal system)

인체의 뼈 또는 뼈대는 신생아일 때 약 450여 개 정도로 시작되며, 척추뼈는 33개가 있다. 그러나 성장하면서 총 206여 개의 뼈로 합쳐지고, 척추뼈는 26개로 줄어든다. 이런 뼈대들은 관절이나 연골로 서로 연결되어 있으며, 성인보다 아동들이 몸의 움직임이 유연한 이유는 뼈의 수가 더 많기 때문이다. 뼈대계는 인체의 움직임을 보조하는 기능을 수행하는 뼈대(Skeleton), 연골(Cartilage), 관절(Joint) 등으로 이루어진 하나의 계통을 의미한다. 골격계의 기능을 살펴본 후 골격, 관절, 연골에 대해서도 살펴보았다.

1) 골격계의 기능

골격계는 우리 몸의 여러 기관 중 가장 단단한 조직으로, 칼슘과 인과 같은 무기질이 단단한 성질을 부여하여 견고함을 유지한다. 골격계의 주요 기능은 다음과 같다.

> **형태 유지**: 인체를 지지하여 몸의 형태를 유지하는 역할을 한다.
> **장기 보호**: 뇌와 척수, 내장기관 등 중요한 장기를 보호한다.
> **정확한 운동 지원**: 골격근 수축 시 지렛대 역할을 하여 정확한 운동을 가능하게 한다.
> **조혈작용**: 골격 내부의 적골수에서 적혈구, 백혈구, 혈청 등을 생성하는 조혈작용을 한다.
> **무기질 저장**: 칼슘(Ca^{++})과 인(P)을 저장하여 필요한 시기에 공급하는 창고 역할을 한다.

이와 같이 골격계는 신체의 다양한 중요한 역할을 수행한다.

2) 골격(Skeleton)

골격은 구조와 형태에 따른 분류, 그리고 인체를 구성하는 뼈들에 대해 다룬다. 먼저 골격의 구조를 살펴보자.

(1) 골격의 구조

골격계는 여러 구조적 요소로 구성되어 있으며, 주요 구성은 다음과 같다.

뼈의 표면을 덮고 있는 얇은 결합조직인 골막(Periosteum), 전형적인 긴 뼈의 중심 축을 이루는 골간(Diaphysis), 골간 내부에 존재하는 골수강(Bone marrow cavity), 뼈의 양 끝 부분인 골단(Epiphysis), 뼈의 위쪽에 위치하며 성장과 관련된 해면골(Spongy bone), 그리고 뼈의 단단한 부분을 구성하며 실질적인 조직을 이루는 치밀골(Compact bone) 등으로 이루어져 있다.

① 골막(Periosteum)

골막(또는 골외막)은 뼈의 표면을 감싸고 있는 얇은 결합조직막으로, 뼈를 보호하는 역할을 한다. 또한 근육이나 건(힘줄)의 기시점(시작점) 또는 정지점(끝나는 점)이 되는 부위로 기능한다. 이외에도 혈관과 신경이 통과할 수 있도록 공간을 제공하는 역할을 한다.

단, 연골이나 관절 부위에는 골막이 존재하지 않는다.

② 골간과 골단(Diaphysis and Epiphysis)

전형적인 뼈의 중앙 부위를 골간(Diaphysis)이라고 하며, 이 부위의 표면은 치밀골(Compact bone)로 이루어져 있고, 내부에는 골수강(Bone marrow cavity)이 존재한다.

뼈의 양 끝에 위치한 확장된 부위를 골단(Epiphysis)이라고 한다. 뼈의 성장(길이 성장은)은 골간과 골단 사이에 위치한 골단연골 또는 성장판(Epiphyseal plate)에 의해 이루어진다.

키가 자라는 이유는 이 성장판 내 세포들의 분열과 성장 때문이며, 나이가 들수록 이 성장판의 기능이 퇴화하여 얇은 띠 형태만 남게 되는데, 이를 골단판(Epiphyseal line)이라고 한다.

뼈는 끊임없이 재형성되며, 이 과정은 뼈를 생성하는 조골세포(Osteoblast)와 뼈를 파괴하고 흡수하는 파골세포(Osteoclast)의 작용에 의해 이루어진다.

골간(Diaphysis): 뼈의 중심 길쭉한 부분
치밀골(Compact bone): 단단하고 밀도가 높은 뼈조직
골수강(Bone marrow cavity): 뼈 속의 빈 공간, 골수 존재
골단(Epiphysis): 뼈 양쪽 끝의 팽창된 부분
성장판/골단연골(Epiphyseal plate): 성장 중인 뼈의 길이 성장을 담당하는 연골
골단판(Epiphyseal line): 성장판이 성숙 후 남은 얇은 띠 형태
조골세포(Osteoblast): 새로운 뼈를 생성하는 세포
파골세포(Osteoclast): 오래된 뼈를 파괴하고 흡수하는 세포

③ 치밀골과 해면골(Compact bone and Spongy bone)

골간의 표면은 원통형 구조로 되어 있으며, 치밀하고 견고한 두꺼운 기질로 구성된 치밀골(Compact bone)로 이루어져 있다.

반면, 골단의 내부는 구멍이 많은 구조로, 딱딱한 뼈 기둥들이 거미줄처럼 얽혀 있는 사이 공간에 부드러운 조직이 채워져 있는 해면골(Spongy bone)로 구성된다. 해면골은 단순히 구조적 역할 외에도 칼슘의 항상성 유지에 관여한다.

뼈가 처음 생성될 때는 해면골처럼 단단하지 않은 조직이 먼저 형성되며, 시간이 지남에 따라 점차 단단한 형태로 변화하는 과정을 거치는데, 이를 골화 과정(Ossification)이라고 한다.

④ 골수강(Bone-marrow cavity)

치밀골 내부의 공간인 골수강(Bone marrow cavity)은 대부분의 뼈에서 볼 수 있으며, 단 공기를 함유하는 함기골(Pneumatic bone) 등 일부 뼈에서는 예외일 수 있다.

골수강을 채우는 골수는 기능과 구성에 따라 두 가지로 나뉜다.

적색골수(Red marrow)혈구세포(적혈구, 백혈구 등)를 생성하는 조혈 기능을 수행한다. 황색골수(Yellow marrow)지방세포로 구성되어 있으며, 주로 에너지 저장 역할을 한다.

사람은 성장하면서 적색골수의 대부분이 황색골수로 점차 변화하며, 노화에 따라 황색골수가 증가한다. 그러나 필요할 경우, 예를 들어 심한 출혈이나 질병

시에는 황색골수가 다시 적색골수로 전환될 수 있다.

> 골수강(Bone marrow cavity): 치밀골 내부에 있는 공간
> 적색골수(Red marrow): 혈액 세포를 만들어내는 조혈 조직
> 황색골수(Yellow marrow): 지방조직 중심, 에너지 저장 역할
> 함기골(Pneumatic bone): 내부에 공기 공간을 갖는 뼈 (예: 두개골의 부비동 부위 등)

(2) 형태에 따른 골격 분류

뼈는 모양과 길이에 따라 다음과 같이 여섯 가지로 분류된다.

① 긴뼈(장골)Long bone: 길이가 길고 양 끝이 확장된 형태의 뼈
   예시: 넙다리뼈(대퇴골), 위팔뼈(상완골), 노뼈(요골), 자뼈(척골), 정강이뼈(경골), 종아리뼈(비골)
② 짧은뼈(단골)Short bone: 길이가 짧고 크기가 작은 뼈
   예시: 수근골(손목뼈), 수지골(손가락뼈), 족근골(발목뼈)
③ 납작뼈(편평골)Flat bone: 납작하고 얇은 판 형태의 뼈로, 보호와 넓은 부위의 근육 부착에 적합
   예시: 머리뼈(두개골), 복장뼈(흉골), 갈비뼈(늑골), 엉덩뼈(골반뼈)
④ 불규칙뼈Irregular bone: 일정한 모양이 없는 복잡한 형태의 뼈
   예시: 척추뼈, 이소골(귀 속의 작은 뼈)
⑤ 공기뼈(함기골)Pneumatic bone: 내부에 공기 공간이 있어 가벼운 구조를 가진 뼈
   예시: 위턱뼈(상악골), 이마뼈(전두골), 나비뼈(접형골), 벌집뼈(사골), 관자뼈(측두골)
⑥ 씨앗뼈(종자골)Sesamoid bone): 힘줄 안에 위치한 작은 뼈로, 관절의 마찰을 줄이고 운동을 원활하게 도와줌
   예시: 슬개골(무릎뼈)

(3) 인체의 골격

인체의 골격은 뇌와 척수 등을 보호하는 중추골격(체간골격)과, 팔과 다리처럼 중심부에 붙어 있는 자유골격(체지골격)으로 나뉜다.

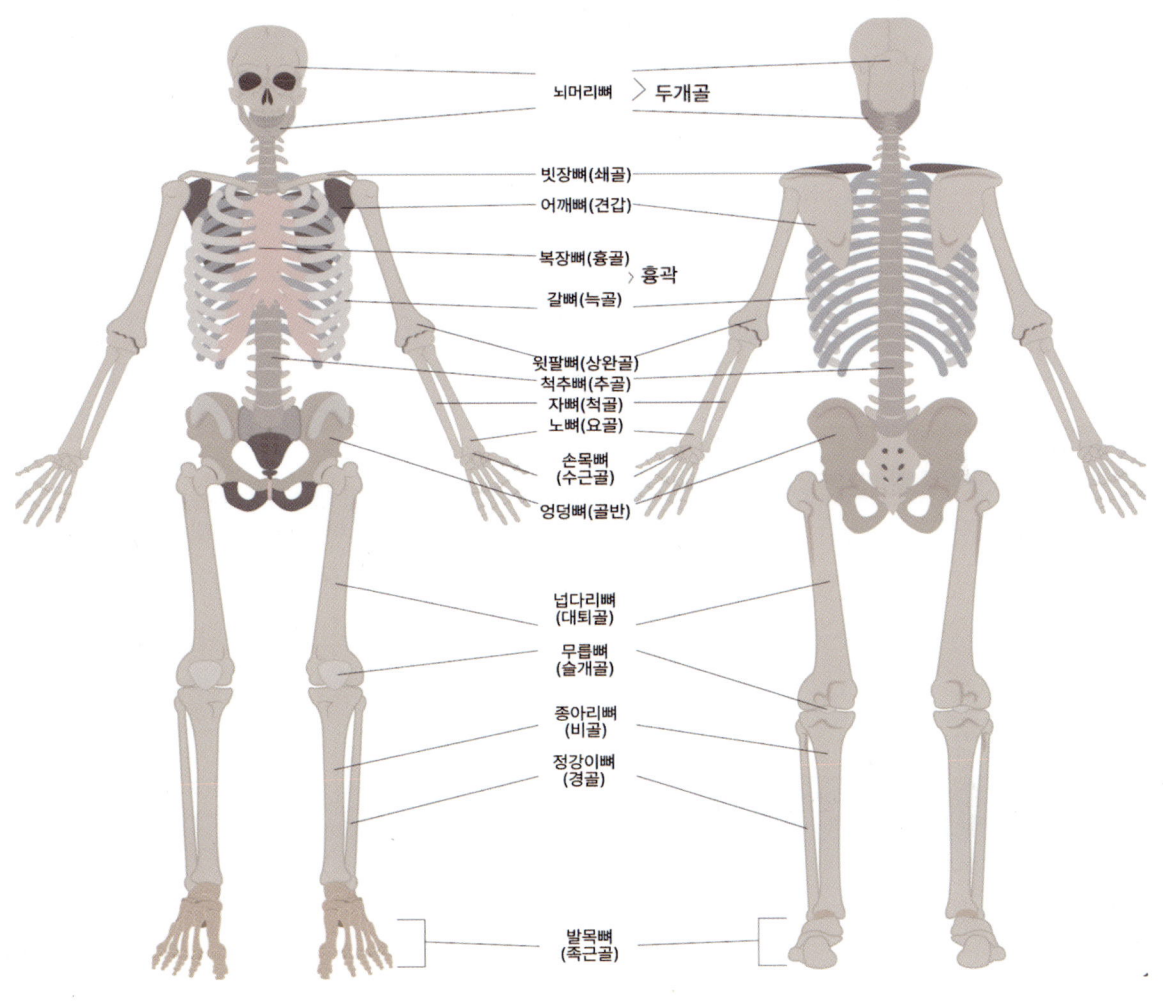

[그림 16] 골격계

① 중추골격(Axial Skeleton)

중추골격은 뇌머리뼈(뇌두개), 얼굴뼈(안면두개), 목뿔뼈(설골), 복장뼈(흉골), 척추뼈(척추골) 및 가슴뼈(늑골)로 이루어져 있으며, 뇌와 척수 같은 중추신경계와 심장 및 폐와 같은 중요한 기관을 보호하는 역할을 한다.

② 뇌두개

뇌두개는 뇌를 둘러싸서 보호해 주는 골격으로 6종 8개가 존재한다.

[표 1] 뇌두개뼈

뼈이름	수 (개)
이마뼈(전두골)	1
뒤통수뼈(후두골)	1
관자뼈(측두골)	1
벌집뼈(사골)	1
정수리뼈(두정골)	2
나비뼈(접형)	1

③ 얼굴뼈((안면골)과 목뿔뼈(설골))

얼굴을 형성하는 뼈는 8종 14개로 이루어져 있으며, 이는 얼굴 표정이나 저작 운동을 돕는다. 말발굽 모양의 작은 뼈인 설골은 1종 1개로, 설근과 연결되어 있다. 설골은 혀의 운동, 음식을 삼키는 것, 소리를 내는 데 모두 도움을 준다.

[표 2] 얼굴뼈(안면골)과 목뿔뼈(설골)

안면골		설골	
뼈이름	수 (개)	뼈이름	수 (개)
눈물뼈(누골)	2	목뿔뼈(설골)	1
코뼈(비골)	2		
광대뼈(관골)	2		
입천장뼈(구개골)	2		
위턱뼈(상악골)	2		
코선반뼈(하비갑개)	2		
아래턱뼈(하악골)	1		
보습뼈(서골)	1		

④ 복장뼈(흉골), 갈비뼈(늑골) 그리고 척추뼈

흉골은 가슴골에 존재하며 흉골병, 흉골체 및 검상돌기로 이루어진 1종 1개의 뼈이다. 척추골은 불규칙한 모양의 뼈 26개로 이뤄져 있고, 늑골은 편평골로 뒤에는 흉추 앞에는 흉골 관절과 연결되어 있다. 늑골, 척추골, 흉골 및 늑골이 모여 몸통을 이루며, 척추골 중에 흉추는 늑골과 더불어 흉곽을 형성하고 있다. 흉곽은 폐, 심장, 기관, 기관지 및 식도를 보호해 주고 호흡에도 관여한다.

[표 3] 복장뼈(흉골), 갈비뼈(늑골) 그리고 척추뼈

흉골		늑골 (24개, 12쌍)		척추골	
뼈이름	수 (개)	뼈이름	수 (개)	뼈이름	수 (개)
흉골	1	흉골과 연결(진성늑골)	1번~7번, 7	목뼈(경추)	7
		흉골과 관절로 연결 (가성늑골)	8번~12번, 5	가슴뼈(흉추)	12
		흉골과 관절로도 연결되지 않고 떠 있는 상태 (부유늑골)	11번과 12번, 2	허리뼈(요추)	5
				엉덩이뼈(천골)	1
				꼬리뼈(미골)	1

⑤ 부속골격(Appendicular Skeleton)

쇄골과 견갑골은 상지대(Shoulder girdle)를 이루며, 팔을 형성하는 자유상지골(Free upper limb bones)과 함께 상지(팔)의 뼈 구조를 형성한다. 하체는 하지대(Pelvic girdle)와 다리의 뼈를 이루는 자유하지골(Free lower limb bones)로 구성되어 있다.

⑥ 팔이음뼈(상지대)와 자유팔뼈(자유상지대)

상지대는 몸통과 팔을 연결해 주는 구조로, 약간 S자 형태로 구부러진 빗장뼈(쇄골)과 편평한 삼각형 모양의 날개뼈(견갑골)로 이루어져 있으며 자유상지골은 팔과 손을 구성하는 모든 뼈를 포함하며, 위팔뼈(상완골), 자뼈(척골), 노뼈(요골), 손목뼈(수근골), 손허리뼈(중수골), 손가락뼈(수지골) 등이 이에 해당한다.

팔이음뼈(상지대)와 자유팔뼈(자유상지골)을 합쳐 총 64개의 뼈로 구성되어 있다.

[표 4] 상지대와 자유상지골

상지대		자유상지대	
뼈이름	수 (개)	뼈이름	수 (개)
빗장뼈 (쇄골)	2	위팔뼈(상완골)	2
		자뼈(척골)	2
		노뼈(요골)	2
날개뼈 (견갑골)	2	손목뼈(수근골) / 큰마름뼈(대능형골)	2
		작은마름뼈(소능형골)	2
		알머리뼈(유두골)	2
		갈고리뼈(유구골)	2
		콩알뼈(두상골)	2
		세모뼈(삼각골)	2
		반달뼈(월상골)	2
		손배뼈(주상골)	2
		소계	16
		손바닥뼈, 손허리뼈(중수골)	10
		손가락뼈(수지골) / 첫마디뼈(기절골)	10
		중간마디뼈(중절골)	8
		끝마디뼈(말절골)	10
		소계	28

⑦ 다리이음뼈(하지대)와 자유다리뼈(자유하지대)

하지대는 몸통과 다리를 연결해 주는 부위로, 골반을 형성하는 구조이다.

골반은 관골(엉덩이뼈), 척추의 천골(엉치뼈)과 미골(꼬리뼈)로 이루어져 있으며, 비뇨기계와 생식기계를 보호하는 중요한 역할을 한다.

자유하지대는 다리와 발을 구성하는 모든 뼈를 포함하며, 대퇴골, 경골, 비골, 족근골, 중족골, 지골 등이 있다.

하지대와 자유하지골을 합쳐 총 62개의 뼈로 이루어져 있으며, 이는 상지대보다 발목뼈가 2개 적은 구성이다.

[표 5] 하지대와 자유하지골

하지대		자유하지골		
뼈이름	수 (개)	뼈이름		수 (개)
두덩뼈(치골), 엉덩이뼈(장골)와 궁둥뼈(좌골)가 하나로 뭉쳐진 볼기뼈(관골)	2	넙적다리뼈(대퇴골)		2
		무릎뼈(슬개골)		2
		정강이뼈(경골)		2
		종아리뼈(비골)		2
		발목뼈 (족근골)	목말뼈(거골)	2	14
			발꿈치뼈(종골)	2
			발배뼈(주상골)	2
			입방뼈(입방골)	2
			쐐기뼈 (설상골)	안(내측)	2
				가운데(중간)	2
				바깥(외측)	2
		발바닥뼈 또는 발허리뼈(중족골)		10
		발가락뼈 (종지골)	첫마디뼈(기절골)	10	28
			중간마디뼈(중절골)	8
			끝마디뼈(말절골)	10

3) 연골과 관절(Cartilage and Joint)

골격계를 형성하는 주요 기관에는 연골과 관절이 포함된다.

(1) 연골(Cartilage)

연골은 연골세포와 이를 둘러싼 다량의 결합조직인 기질로 구성된 조직이다. 연골 조직은 세포 사이에 단백질이 풍부하게 들어 있어 비교적 단단하면서도 탄력성이 높아, 외부 힘에 대한 완충 작용을 한다. 또한 칼슘 침착이 없어 일반적인 뼈보다 부드럽고 유연하여 '물렁뼈'라고도 불린다. 혈관과 신경이 존재하지 않는다는 점에서 뼈와는 다르며, 연골은 기능과 구조에 따라 유리연골, 섬유연골, 탄력연골의 세 가지로 나뉜다.

유리연골(초자연골): 맑고 투명한 청백색을 띠며, 기관지, 후두, 코, 뼈의 관절면, 늑골과 흉곽의 연결 부위 등에 존재한다.

섬유연골: 매우 질기고 압력에 강해, 척추 사이의 추간판이나 치골결합 등에 분포한다.

탄력연골: 탄력성이 가장 뛰어나며, 귓바퀴나 후두덮개 등에서 볼 수 있다.

(2) 관절(Joint)

관절은 두 개 이상의 뼈가 연결되는 부위로, 골격을 유지하면서 신체에 운동성을 부여하는 기능을 한다. 인체의 관절은 뼈 사이에 공간이 존재하는지 여부와 연결하는 조직의 종류에 따라 크게 세 가지로 분류된다. 섬유관절, 연골관절, 그리고 윤활관절이다.

① 섬유관절(Fibrous Joints)

섬유관절은 관절 사이에 섬유성 결합조직이 존재하며, 거의 움직이지 못한다. 대표적인 예로는

머리뼈의 봉합(Sutures)
정강뼈와 종아리뼈 사이의 인대결합(Syndesmosis)
치아를 턱뼈에 고정시키는 관절(Gomphosis)

등이 있다.

② 연골관절(Cartilaginous Joints)

연골관절은 약간의 움직임이 가능한 뼈 사이의 관절로, 척추뼈 사이의 추간원판이나 흉골과 늑골 사이의 연결 부위에서 볼 수 있다.

③ 윤활관절(Synovial Joints)

윤활관절은 인체에서 가장 넓은 움직임이 가능한 관절로, 절낭(관절주머니)과 그 안의 윤활액으로 구성된 특수한 구조를 가지고 있다.

이 관절은 기능과 형태에 따라 6가지 종류로 나뉜다.

구상관절(Ball-and-socket joint): 어깨관절, 엉덩관절
경첩관절(Hinge joint): 팔꿈치
안장관절(Saddle joint): 엄지손가락과 손바닥뼈 연결 부위
타원관절(Condyloid joint): 손목에서 자뼈와 노뼈 사이
자축관절(Pivot joint): 자뼈와 노뼈 사이 회전 부위
평면관절(Plane joint): 족근뼈(발목뼈) 사이

4. 근육계(Muscular system)

근육계는 인체가 환경에 적응하며 움직일 수 있도록 하는 역할을 담당한다.

골격계는 인체의 형태를 유지하고, 근육이 움직일 수 있도록 지렛대 역할을 하지만, 스스로 움직이지는 않는다. 반면, 근육은 수축과 이완을 통해 능동적으로 움직일 수 있는 조직이다.

근육은 체중의 약 45~50%를 차지하며, 30세 이후부터 근육량은 감소하고 지방량은 증가하게 된다. 이로 인해 기초대사량이 낮아지는 경향이 나타난다.

근육계는 다음과 같은 주제로 살펴볼 수 있다: 근육계의 기능, 근육의 기본 구조, 근육의 종류, 근육의 운동 방식, 신체 각 부위의 근육

1) 근육계의 기능

근육의 기능은 인체에서 매우 중요하며 다양한 역할을 한다. 주요 기능은 다음과 같다.

① 전신 운동: 근육의 가장 기본적인 역할은 수축과 이완을 통해 뼈를 당기거나 밀면서 몸을 움직이게 하여 인체의 전신 운동을 가능하게 한다.

② 체온 유지: 근육은 화학 에너지를 기계적 에너지와 열로 전환할 수 있는 에너지 변환기로, 근수축 시 발생하는 열은 정상 체온(36.5℃)을 유지하는 데 중요한 역할을 한다.

③ 체중 지지 및 자세 유지: 근육은 골격을 지지하고 자세를 유지하는 역할을 한다. 특히 척추 주위의 근육들은 체중을 지탱하고, 일상적인 활동 중에 올바른 자세를 유지하도록 한다.

④ 관절 보호: 근육은 뼈와 뼈 사이의 관절을 안정화시키고 보호하는 역할을 한다. 예를 들어, 관절 주위의 근육이 수축하면서 관절의 과도한 움직임을 제

한해 관절 부상을 방지할 수 있다.

⑤ 호르몬 및 대사 기능: 근육은 호르몬 분비 및 대사 기능에도 관여한다. 예를 들어, 근육은 인슐린의 민감도를 높여 혈당을 조절하고, 단백질 합성을 통해 근육을 키우거나 유지하는 데 중요한 역할을 한다.

⑥ 기타 운동: 근육은 호흡 운동, 심장의 박동, 내장의 연동 운동, 그리고 혈관 수축 운동 등 다양한 비자발적 운동을 조절한다.

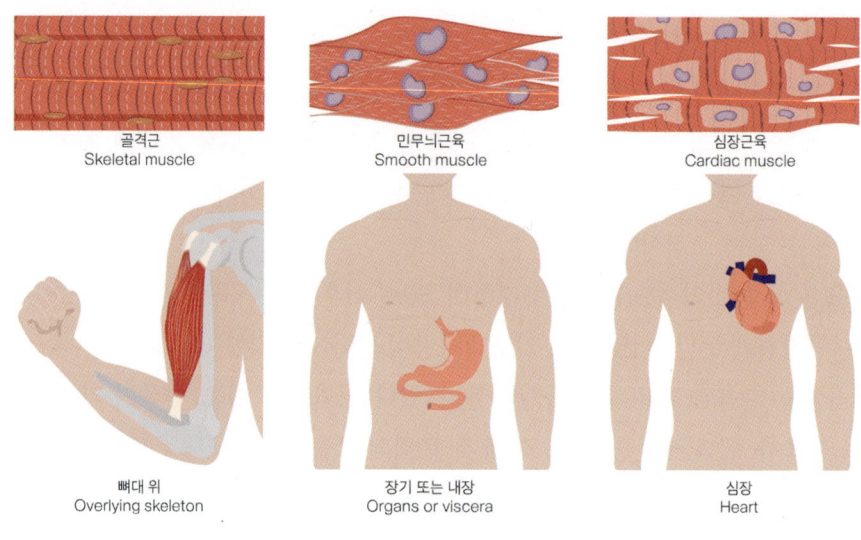

[그림 17] 근육조직

2) 근육의 기본구조

근육을 구성하는 근육세포는 긴 원주형의 다핵세포로, 이를 근섬유(Muscle fiber)라고 한다. 여러 개의 근섬유가 모여 근다발을 형성하고, 여러 개의 근다발이 모여 근육을 이룬다.

근육의 표면은 근막(Muscle fascia)으로 둘러싸여 있다. 근막은 근육을 덮고 있는 얇은 반투명한 결합조직으로, 피부와 근육의 경계면에 위치한다. 근막은 근육을 보호하고, 근육의 움직임과 각도를 결정하는 역할을 한다.

근육은 기본적으로 골격계(뼈)에 건(Tendon) 또는 힘줄로 부착되어 있으며, 건은 근육을 뼈에 연결하는 결합조직이다. 건의 굵기, 길이, 형태는 근육 종류에 따라 다르며, 건에는 많은 신경들이 분포해 있다. 근육의 가장 넓은 부위는 근복(Muskelbauch)이라고 한다.

근섬유의 구조는 액틴(Actin)과 미오신(Myosin)이라는 두 종류의 근육 미세섬유로 구성된다. 액틴이 미오신 사이로 미끄러져 들어가면 근수축이 일어난다. 이 과정은 근육이 수축할 때 발생하는 기본적인 메커니즘이다.

3) 근육의 종류(Types of muscle)

근육은 섬유 모양의 긴 세포로 구성된 조직이며, 약 650개의 근육은 크게 골격근, 심근, 평활근으로 나눠진다.

(1) 골격근(Skeletal muscle)

골격근은 대부분 뼈에 건으로 고정되어 있으며, 가로무늬가 뚜렷한 근육으로 전신 운동을 가능하게 한다. 골격근은 다른 근육들과 달리 의지에 따라 골격을 움직일 수 있는 강한 수축력을 가진 수의근으로, 자세를 유지하고 체열을 생산하며 장기의 위치를 고정시키는 역할을 한다.

(2) 심근(Cardiac muscle)

심장에만 유일하게 존재하는 근육인 심근은 박동을 조절하는 향도잡이(Pacemaker)와 자동성(Autorhythmicity)을 갖추고 있어, 의지와 관계없이 자율신경계의 지배를 받아 수축과 이완을 반복하는 불수의근이다. 또한, 세포들이 기둥 모양으로 배열되어 있으며, 세포 간 접착 부위에는 전기적 활성도가 높은 개재판이 존재하여, 심근은 무늬근이다.

(3) 평활근(Smooth muscle)

대장, 소장, 방광, 자궁, 요관 등과 같은 관으로 된 기관의 벽을 이루는 근육은 주로 내장 기관의 활동을 담당하며, 이를 내장근이라고도 한다. 이 근육은 의지대로 움직일 수 없으며, 자율신경의 지배를 받는 불수의근이다. 또한, 명대와 암대가 규칙적으로 배열되지 않아 무늬가 없는 민무늬근이다.

4) 근육운동 종류

다핵세포로 이루어진 근육세포는 외전, 내전, 굴곡, 신전, 회전 및 회선 등 다양한 운동을 수행한다.

① 벌림(외전, Abduction): 몸의 중심에서 멀어지는 운동
　예: 다리를 옆으로 벌리는 동작 등
② 모음(내음, Adduction): 외전과 반대되는 동작으로 몸의 중심으로 가까워지는 운동
　예: 다리를 중심으로 모으는 동작, 팔을 손을 몸통에서 가까이 모으는 동작 등
③ 굽힘(굴곡, Flexion): 뼈 사이의 각도가 감소하는 경첩 운동
　예: 머리를 숙이는 동작 등
④ 폄(신전, Extension): 굴곡과 반대되는 운동으로 뼈 사이의 각도 증가
　예: 머리를 다시 들어올리는 동작 등
⑤ 돌린(회전, Rotation:) 뼈의 축을 중심으로 도는 운동
⑥ 휘돌름(회선, Circumduction): 상완이나 대퇴의 중심을 축으로 하여 일정한 각도를 유지하면서 원뿔 모양으로 돌리는 운동
　예: 한쪽 다리를 크게 돌리는 현상 등

5) 인체의 근육들

얼굴, 목, 가슴, 복부, 등, 팔, 다리 등의 근육에 대한 명칭, 이는점(기시점, Origin), 닿는점(부착점, Insertion), 그리고 작용을 정리하였다.

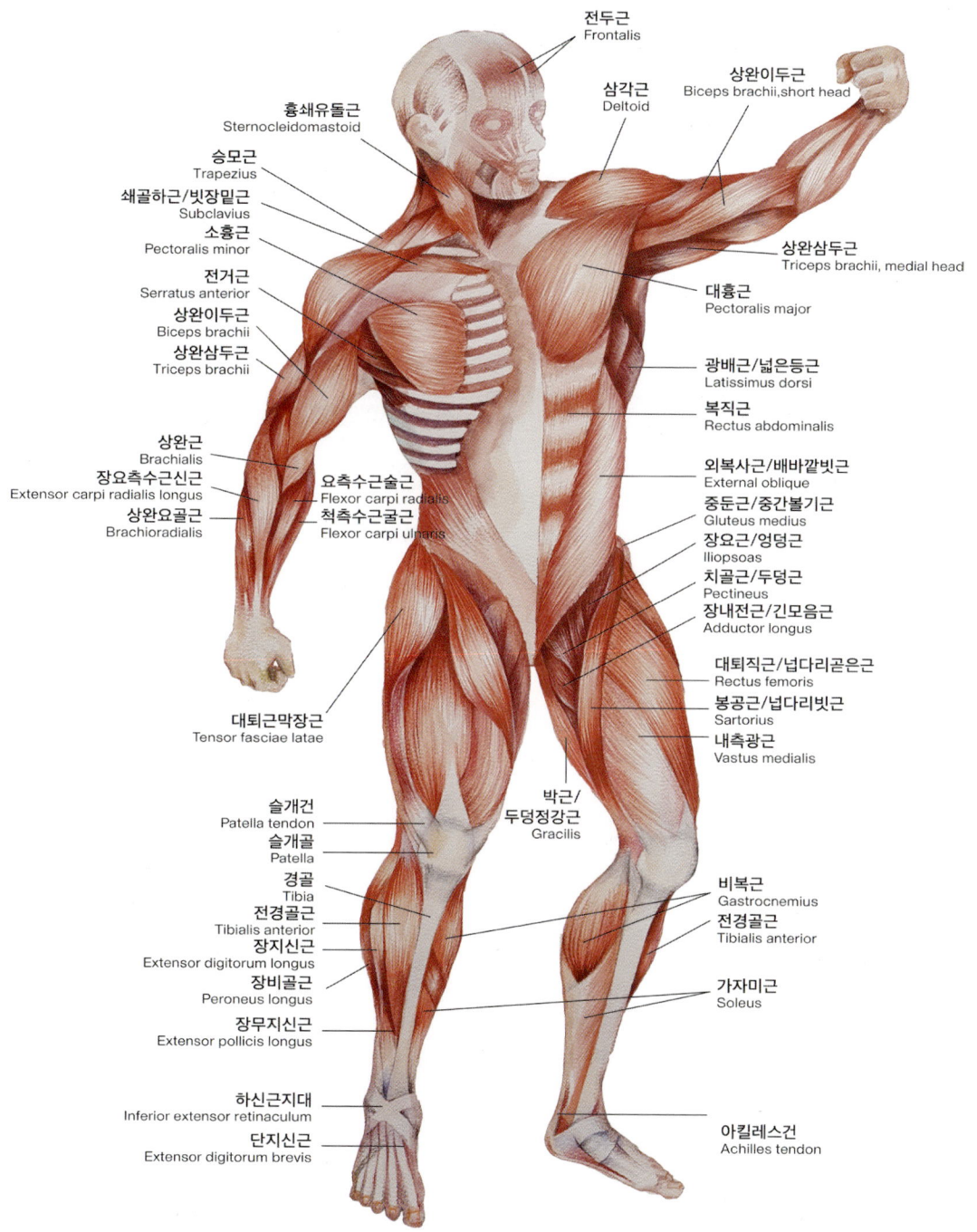

[그림 18] 근육계 전면

(1) 얼굴근육

얼굴 근육은 표정을 나타내는 표정근육(안면근육)과 말하거나 씹는 등의 저작 기능을 담당하는 씹기근육(저작근)으로 나눠진다. 씹기근육(저작근)에는 깨물근(교근), 관자근(측두근), 안쪽 날개근(내측익돌근), 바깥쪽 날개근(외측익돌근) 등이 포함되며, 나머지 근육들은 표정근육이라고 할 수 있다.

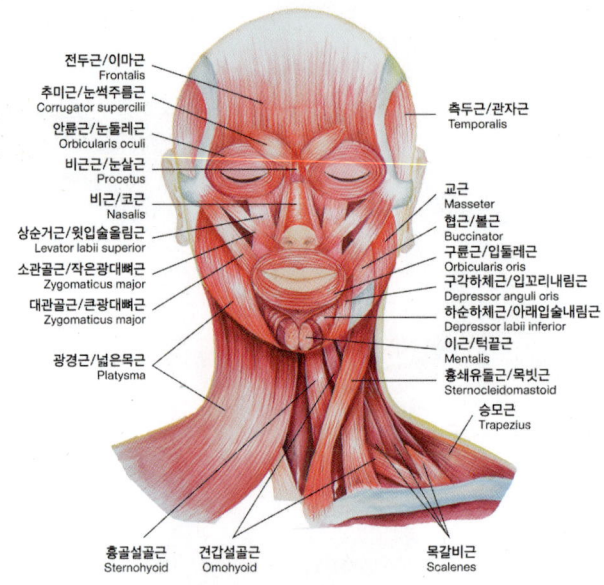

[그림 19] 얼굴 정면

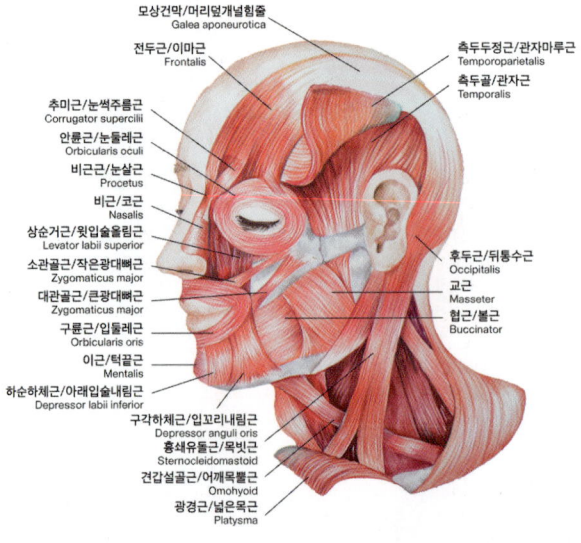

[그림 20] 얼굴 측면

[표 6] 얼굴근육의 표정근육

표정근육(Mimic muscles)			
근육명	이는점	닿는점	작용
머리덮개근 (두개표근) — 이마힘살 (전두근)	머리덮개널힘줄 (모상건막)	이마의 피부	눈썹을 올려줌
머리덮개근 (두개표근) — 뒤통수힘살 (후두근)	머리덮개널힘줄 (모상건막)	이마의 피부	두피 주름
눈둘레근(안륜근)	이마뼈(전두골) 위턱 뼈(상악골) 광대뼈(관골)의 안쪽 눈꺼풀건 (내측안검인대)	눈확(안와)의 피부	눈을 감겨줌
눈썹주름근(추미근)	이마뼈(전두골)의 눈확 위모서리 안쪽부분 (안와상연 내측부)	눈썹의 안쪽 1/2 피부	눈썹과 이마에 주름을 내림
코세움근(비근)	코뼈 아래부분	눈썹 사이의 피부	눈썹은 내리고, 코 주름 형성
입둘레근(구륜근)	입술의 피부	입 주위의 피부	뽀뽀하는 입술모양을 만드는 조임근
큰광대근(대관골근) · 작은광대근(소관골근)	광대뼈궁(관골궁)	입꼬리 윗입술의 바깥 부위	큰광대근: 입술을 위로 끌 어올리는 근육 작은광대근: 윗입술을 올림 ⇒ 미소, 웃는 표정
윗입술 올림근 (상순거근)	위턱뼈(상악골)의 상방으로 나와 있는 돌기 (전두돌기) 광대뼈(관골)	윗입술의 안쪽부위	부정적 표현으로 윗입술을 내림
아랫입술 내림근 (하순하체근)	아래턱뼈(하악골)의 턱끝 구멍(이공) 부근에 위치	아랫입술	아랫입술을 내림 (입 삐죽거림)
입꼬리 올림근 (구각거근)	위턱뼈(상악골)의 앞쪽 아래 부위	입꼬리	입꼬리를 올려줌
입꼬리 내림근 (구각하체근)	아래턱뼈(하악골)의 하연	입꼬리	입꼬리를 내림
입꼬리당김근(소근)	깨물근(교근) 넓은목근(광경근)의 힘줄	입꼬리	입꼬리를 양쪽으로 당겨줌 (보조개 형성)

표정근육(Mimic muscles)			
근육명	이는점	닿는점	작용
턱근(이근)	아래턱뼈(하악골)의 앞니부근에 오목한 부분	턱의 피부	아랫입술을 밀어올리거나 내밀어 줌(턱의 주름)
볼근(협근)	위턱뼈(상악골) 아래턱뼈(하악골)의 위로 돌출된 부분(치조돌기)	입둘레근(구륜근)	풍선을 부는 동작 (화난 표정)

[표 7] 얼굴표정의 씹기근육

씹기근육(Masticatory muscle)			
근육명	이는점	닿는점	작용
깨물근(교근)	광대활(광골궁)	아래턱뼈(하악골)의 귀밑각(하악각) 하악지	아래턱뼈(하악골)를 위로 당김(씹기 근육의 주요 근육)
관자근(측두근)	관자뼈(측두골)의 오목한 부위	아래턱뼈(하악골)의 근돌기와 끝부위 앞쪽	아래턱뼈(하악골)를 움직여 입을 다물 때 턱을 당기는 역할
안쪽 날개근 (내측 익돌근)	나비뼈(접형골)의 바깥쪽 안에 위치한 날개돌기(익상돌기)	아래턱뼈(하악골)의 하악지의 안쪽과 바깥쪽 부위	아래턱뼈(하악골)를 움직여 입을 다물 때 턱을 당기는 역할
바깥쪽 날개근 (외측 익돌근)	나비뼈(접형골)의 큰날개(대익) 날개돌기(익상돌기)의 바깥쪽 평편한 부위	아래턱뼈(하악골)의 관절돌기의 앞면 턱관절	아래턱뼈(하악골)를 당기거나 씹는 동작시 회전 운동 담당

(2) 목근육

넓은목근(광경근)과 목빗근(흉쇄유돌근)은 목을 덮고 있는 주요 근육으로, 넓은목근은 턱 아래에서 시작해 어깨까지 퍼져 얼굴 표정을 만들고 피부를 당기는 역할을 하며, 목빗근은 흉골과 쇄골에서 시작해 귀 뒤쪽 유돌돌기에 닿아 목을 굽히거나 좌우로 돌리는 기능을 한다.

[표 8] 목근육

근육명	이는점	닿는점	작용
넓은목근(광경근)	아래턱에서 빗장뼈(쇄골) 윗부분까지 폭넓게 펼쳐진 얇은 사각형의 피부에 붙어 있는 근육(피근)	아래턱뼈(하악골)의 아래부분 입꼬리의 피부	목에 주름을 잡고 입꼬리를 아래로 내려 슬픈 표정을 짓도록 해줌. 그리고 웃거나 울 때 움직임
목빗근(흉쇄유돌근)	갈비뼈 하단의 앞쪽 돌출 부위(흉골단)의 상면 빗장뼈(쇄골)의 앞쪽 돌출 부위(흉골단)	갈비뼈 하단의 앞쪽 돌출 부위(흉골단)의 상면 빗장뼈(쇄골)의 앞쪽 돌출 부위(흉골단)	양쪽에 위치한 목빗근이 동시에 작용하면 머리를 숙이는 동작 한쪽만 수축하면 머리를 반대쪽 돌리는 회전 동작

(3) 가슴근육

가슴 부위를 이루는 주요 근육으로 큰가슴근(대흉근), 빗장밑근(쇄골하근), 앞톱니근(전거근) 등이 있으며, 이들은 팔과 어깨의 움직임을 도와주고, 호흡과 상체 안정성에도 중요한 역할을 한다.

[표 9] 가슴근육

근육명		이는점	닿는점	작용
큰가슴근 (대흉근)	빗장뼈 부위 (쇄골부)	빗장뼈(쇄골)의 안쪽 끝 부위	위팔뼈(상완골)의 큰결절(대결절)과 결절사이고랑(결절간구)	위팔(상완)의 접고 벌리는 등의 동작 복장뼈(흉골)와 갈비뼈(늑골)를 위로 올림
	복장뼈 부위 (흉골부)	복장뼈(흉골)의 바깥쪽 옆면		
	갈비 부위 (늑골부)	제1~6번 갈비연골 (늑연골)		
	배(복부)	배바깥빗근(외복사근)의 근육을 덮고 있는 막 (근막)		
빗장밑근(쇄골하근)		제1번 갈비뼈(늑골)의 위쪽 가장자리 (상연, 흉골단)	빗장뼈(쇄골)의 아래면	빗장뼈(쇄골)를 앞 방향과 아래 방향으로 내림
앞톱니근(전거근)		제1~8 갈비뼈(늑골)의 바깥쪽 옆면	어깨뼈(견갑골)의 안쪽(척주연)	어깨뼈(견갑골)를 중심에서 벌리는 동작

(4) 복부근육

복부 부위를 이루는 주요 근육으로는 배곧은근(복직근), 배안빗근(내복사근), 배바깥빗근(외복사근), 배가로근(복횡근) 등이 있으며, 이들 근육은 몸통의 움직임과 자세 유지, 내장 보호, 호흡 보조 등에 중요한 역할을 한다.

[표 10] 배근육

근육명	이는점	닿는점	작용
배곧은근(복직근)	제 5~7번 갈비연골(늑연골)	두덩뼈결절(치골결절)	몸통 접는 동작(굴전과 골반이 기울어질 때 안정된 자세 유지(움직일 때 복압상승))
배안빗근(내복사근)	샅고랑인대(서혜인대) 엉덩뼈의 가장 높은 부분에 아래쪽(장골능저부)	제9~12번 갈비뼈(늑골)의 갈비연골(늑연골) 배널힘줄(복건막)	몸통 접는 동작(굴전)과 몸돌을 돌리는 동작(회전) 등(움직일 때 복압상승)
배바깥빗근(외복사근)	제6~12번 갈비뼈(늑골)	엉덩뼈의 가장 높은 부분(장골능) 배널힘줄(복건막)	몸통 접는 동작(굴전)과 가슴우리(흉곽)는 반대쪽으로 돌리는 동작 등 (움직일 때 복압상승)
배가로근(복횡근)	제 7~12번 갈비연골(늑연골)의 안쪽면 등허리근막(요배근막) 엉덩뼈의 가장 높은 부분(장골능) 샅고랑인대(서혜인대)의 바깥쪽 옆면	배곧은근집(복직근초) 바깥쪽의 반월상선에서 건막	배안빗근과 배바깥빗근(내·외복사근)과 함께 복부의 압력을 높여줌, 배안과 골반 안의 물질 배출을 도움

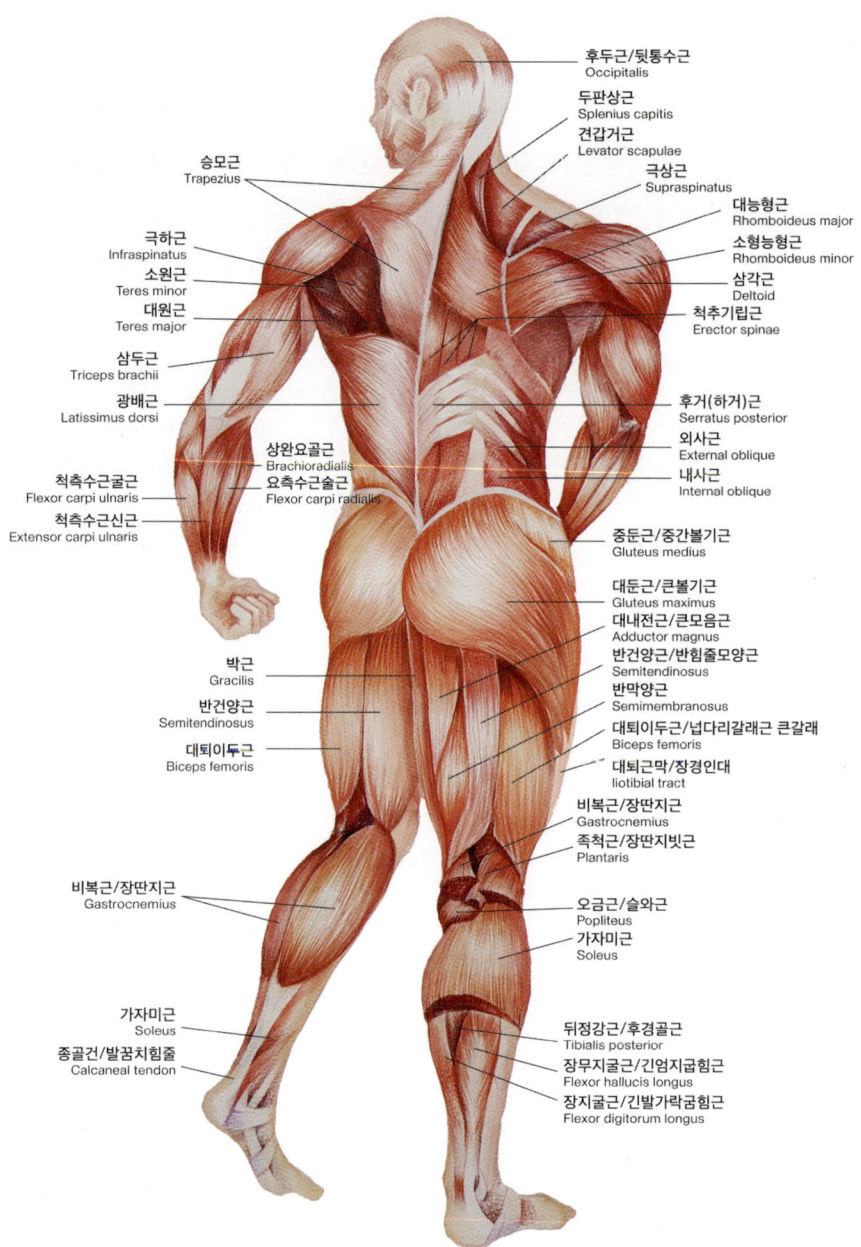

[그림 21] 근육계 후면

(5) 등근육

등 부위의 근육은 표면에 위치한 등세모근(승모근), 넓은등근(광배근), 어깨올림근(견갑거근), 작은마름근(소능형근), 큰마름근(대능형근) 등과, 이들 근육들은 상체의 움직임, 자세 유지, 척추 안정화에 중요한 역할을 한다.

[표 11] 등 근육

근육명		이는점	닿는점	작용
등세모근 (승모근)	위	뒤통수뼈(후두골)의 상항선 뒤통수뼈(후두골) 뒤쪽의 거의 중앙에 돌출되어 있는 부위 목덜미인대(항인대)	빗장뼈(쇄골)의 옆면 1/3 어깨뼈(견갑골) 뒤의 가시돌기(견갑극)	어깨뼈(견갑골)를 위로 당기며 머리를 뒤나 옆으로 굽히는 동작
	가운데	제7번 목뼈(경추)과 제1~12번 가슴뼈(흉추)의 극돌기	어깨뼈 봉우리(견봉)	어깨뼈(견갑골)를 안쪽으로 모으는 동작
	아래	제5~12번 가슴뼈(흉추)의 극돌기	어깨뼈(견갑골) 뒤의 가시돌기(견갑극)	어깨뼈(견갑골)를 아래로 당기면서 바깥쪽으로 회전하는 동작
넓은등근(광배근)		제7~12흉추와 허리뼈(요추)의 극돌기 등허리근막(요배근막) 엉덩뼈의 가장 높은 부분(장골능)	위팔뼈(상완골)의 결절사이고랑(결절간구)	위팔뼈(상완골)를 몸통에서 멀어지게 하는 동작(신전)과 모으는 동안(내전) 그리고 안쪽으로 돌리는 동작(내측회전)
어깨올림근(견갑거근)		제1~4번 목뼈(경추)의 측면으로 난 척추돌기(횡돌기)	어깨뼈(견갑골)의 윗부분과 어깨뼈 뒤의 가시돌기(견갑극) 사이의 안쪽 옆면	어깨뼈(견갑골)를 올리는 동작
큰 마름근(대능형근)		제2~5번 가슴뼈(흉추)의 극돌기	어깨뼈(견갑골) 뒤의 가시돌기(견갑극)의 안쪽	어깨뼈(견갑골)의 모으는 동작과 회전 동작
작은 마름근(소능형근)		목덜미인대(항인대) 제7번 목뼈(경추)의 극돌기 제1번 가슴뼈(흉추)의 극돌기	어깨뼈(견갑골) 뒤의 가시돌기(견갑극)의 시작점	어깨뼈(견갑골)의 모으는 동작과 회전 동작

[표 12] 척추를 세우는 근육들

근육명		이는점	닿는점	작용
척추세움근(척추기립근)	엉덩갈비근(장늑근)	가슴뼈(흉추)와 허리뼈(요추)의 힘줄(근막) 갈비뼈(늑골)의 뒷면	갈비뼈(늑골)의 뒷면 목뼈(경추)의 옆돌기(횡돌기)	척추를 늘려주는 작용과 바깥 방향으로 굽히는 작용 등
	가장긴근(최장근)	가슴뼈(흉추)와 허리뼈(요추)의 힘줄(근막) 허리뼈(요추)와 가슴뼈(흉추)의 횡돌기(옆돌기)	목뼈(경추)와 흉추(가슴뼈)의 옆돌기(횡돌기) 꼭지돌기(유양돌기)	
	가시근(극근)	목덜미인대(항인대) 목뼈(경추)와 흉추(가슴뼈)의 극돌기	목뼈(경추)와 흉추(가슴뼈)의 극돌기 뒷통수뼈(후두골)	

(6) 팔과 손 근육

팔은 위팔(상완), 아래팔(전완), 손으로 나뉘며, 각각의 근육은 팔과 손의 움직임을 담당한다. 위팔은 팔의 굽힘과 폄을, 아래팔은 손목과 손가락의 움직임을, 손은 섬세한 조작을 가능하게 하는 근육들로 구성되어 있다.

손의 섬세한 운동에 관여하는 근육들은 크게 세 부류로 나뉜다. 엄지손가락의 움직임을 담당하는 엄지 두덩근육(무지구근군), 새끼손가락 쪽의 움직임을 담당하는 새끼 두덩근육(소지구근군), 그리고 이들 사이에 위치해 손가락의 정교한 움직임을 돕는 가운데 근육들(중간근군)이다.

[표 13] 팔 근육(위팔 근육)

근육명	이는점	닿는점	작용
부리위팔근(오훼완근)	어깨뼈(견갑골)의 윗부분에 앞면 바깥쪽에 있는 작은 갈고리(오훼돌기) 첨단	위팔뼈(상완골)의 안쪽 가운데 부분	위팔을 벌리거나 굽히거나 안으로 돌리는 동작

근육명	이는점	닿는점	작용
위팔두갈래근 (상완이두근)	긴 갈래(장두): 어깨뼈(견갑골) 관절강의 윗부분 짧은 갈래(단두): 어깨뼈(견갑골)의 작은 갈고리(오훼돌기)	노뼈(요골)의 거친 부분	아래팔을 굽히거나 안으로 돌리거나 고정시키는 등의 동작에 관여
위팔근(상완근)	위팔뼈(상완골)의 안면 아랫부분 2/3 지점	자뼈(척골)의 머리 부위에 큰 새 부리와 같은 돌기 부분(구상돌기) 자뼈(척골)의 거친 부분	아래팔의 접는 동작
위팔세갈래근 (상완삼두근)	긴 갈래: 어깨뼈(견갑골)의 관절강 아랫부분 바깥 갈래: 위팔뼈(상완골)의 뒷면 바깥 부분 안쪽 갈래: 위팔뼈(상완골)의 뒷면 안쪽 부분	팔꿈치	아래팔을 늘리는 등 위팔두갈래근(상완이두근)과 반대 작용에 관여
팔꿈치근(주근)	위팔뼈(상완골)의 바깥부위에 관절이 돌출된 부분(외측상과)	팔꿈치의 바깥부분	아래팔을 늘리는 등 위팔세갈래근(상완삼두근)을 도움

[표 14] 팔 근육(아래팔 근육)

근육명	이는점	닿는점	작용
엎침근(원회내근)	위팔뼈 머리부분(상완골)에서 안쪽부위에 관절이 돌출된 부분(내측상과) 자뼈 머리부분(척두골두)에서 돌기 부분(구상돌기)	노뼈(요골)의 가운데 부위 바깥쪽	아래팔을 회전시키고 안으로 모으는 동작 및 접는 동작 보조
긴손바닥근(장장근)	위팔뼈 머리부분(상완골두)에서 안쪽부위에 관절이 돌출된 부분(내측상과)	손바닥널힘줄	아래팔을 안쪽으로 모으는 동작과 아래팔을 접는 동작 보조
노쪽손목굽힘근 (요측수근굴근)	위팔뼈(상완골)의 안쪽부위에 관절이 돌출된 부분(내측상과)	제 2, 3번째 손바닥의 아랫부분	아래팔을 접거나 회전시키거나 펴는 동작 보조

근육명	이는점	닿는점	작용
자쪽손목굽힘근 (척측수근굴근)	위팔뼈 머리부분(상완골두)에서 안쪽부위에 관절이 돌출된 부분(내측상과) 자뼈 머리부분(척골두)에서 팔꿈치(주두)의 뒷부분	콩알뼈(두상골) 갈고리뼈(유구골) 제 5번 손가락뼈	손목과 아래팔을 접거나 안으로 돌리는 운동 보조
얕은 손가락 굽힘근 (천지굴근)	위팔뼈(상완골)의 안쪽부위에 관절이 돌출된 부분(내측상과) 자뼈머리(척두골)에서 큰새부리 돌기 부분(구상돌기) 노뼈 머리부분(요골두)에서 전연(사선)	제 2~5번 손가락뼈의 중간관절 아랫부분	제 2~5번째 손가락을 굽히거나 손목과 아래팔을 접는 운동 보조

　손의 섬세한 운동에 관여하는 근육들은 크게 엄지쪽의 두께가 두꺼운 부위를 형성하고 엄지손가락의 움직임에 관여하는 엄지 두덩근육들(무지 구근군)과 새끼손가락 쪽의 두꺼운 부위를 형성하고, 새끼손가락의 움직임에 관여하는 새끼 두덩근들(소지구근군) 그리고 이 사이의 근육인 가운데 근육들(중간근군)로 이뤄져 있다.

[표 15] 손 근육

근육명	이는점	닿는점	작용
엄지 두덩근육들(무지 구근군)			
짧은엄지벌림근(단무지외전근)	굽힘근지지대(굴근지대) 손배뼈(주상골) 큰마름뼈(대능형근)	엄지의 첫 번째 마디뼈와 바닥부분	엄지를 벌리는 동작
짧은엄지굽힘근(단무지굴근)	표면 갈래: 굽힘근지지때(굴근지대)와 큰마름뼈(대능형근) 깊은면 갈래: 작은마름뼈(소능형근)과 알머리뼈(유두골)	엄지 첫 마디뼈의 바닥부분	엄지를 굽히는 동작
엄지 맞섬근(무지 대립근)	굽힘근지지대(굴근지대) 큰마름뼈(대능형근)의 바깥 부위	제 1번 손가락에서 엄지 방향 부분	엄지와 나머지 손가락으로 물건을 잡는 동작

근육명	이는점	닿는점	작용
엄지 모음근(무지 내전근)	가로 형태의 갈래: 세 번째 손목뼈(중수골)의 앞면 빗근 형태의 갈래: 제 1~3번 손목뼈(중수골) 바닥, 알머리뼈(유두골), 큰마름뼈(대능형근)과 작은마름뼈(소능형근)	엄지의 건 바닥에 안쪽 부분	엄지를 벌리고 모으는 동작과 대립 동작 보조
가운데 근육들(중간근군)			
벌레근(충양근, 4개의 근)	깊은 손가락 굽힘근(심지굴근)	제 2~5번 손가락 첫마디뼈 손가락폄근힘줄(총지신근의 힘줄)	손목과 손가락을 굽히고 펴는 동작
손바닥쪽뼈사이근(장측골간근, 3개의 근)	제 2번 손바닥뼈의 바깥면 제 4번 손바닥뼈의 안쪽면 제 5번 손바닥뼈의 안쪽면	제 2, 4와 5번 손가락 첫 번째 마디의 바닥 부분	벌레근 보조 등
손등쪽뼈사이근(배측골간근, 4개의 근)	손목뼈(중수골) 부분	제 2~4번 손가락 폄근 힘줄(신근건막)	제 2~5번 손가락 벌리는 동작과 벌레근 보조 등
새끼 두덩근육들(소지 구근군)			
새끼손가락 벌림근(소지외전근)	새끼손가락 맞섬근(소지대립근)	새끼손가락의 첫 마디뼈 새끼손가락의 바닥부분	제 5번 손바닥의 바깥부분
짧은 새끼손가락 굽힘근(단소지굴근)	굽힘근지지때(굴근지대) 갈고리뼈(유구골)의 갈고리 부분	새끼손가락의 바닥 안쪽부분	새끼손가락 굽히는 동작
새끼손가락 맞섬근(소지대립근)	굽힘근지지때(굴근지대)	제 5번 손바닥의 바깥부분	새끼손가라과 손바닥을 동시에 접는 동작

(7) 엉덩이근육

 엉덩이 부위를 이루는 근육은 엉덩뼈(장골)를 이루는 근육과 볼기(엉덩이)를 이루는 근육들로 이뤄진다.
 엉덩부(장골부)는 엉덩근(장골근), 큰허리근(대요근)과 작은허리근(소요근)이 장골근막으로 덮여 있고, 볼기부(엉덩이)는 큰볼기근(대둔근), 중간볼기근(중둔근), 작은볼기근 (소든근), 궁둥이상근(이상근), 넙다리근막긴근(대퇴근막장근)

등으로 이뤄져 있다.

[표 16] 엉덩이 근육

근육명	이는점	닿는점	작용
엉덩뼈 근육들(장골근군)			
엉덩근(장골근)	엉덩뼈(장골)의 위쪽 2/3 엉덩뼈(장골)의 가장 높은 부분(장골능)	엉덩근과 큰허리근을 합한 부위인 엉덩허리근(장요근)을 덮고 있는 근막(장요근막)	다리를 접는 동작
큰허리근(대요근)	허리뼈(요추)에서 옆으로 뻗어나온 돌출 부위(횡돌기)	엉덩허리근(장요근)을 덮고 있는 근막(장요근건)을 거쳐 넙다리뼈(대퇴골)의 머리 부분에 있는 작은 돌기(소전자)	다리와 허리를 접는 동작
작은허리근(소요근)	제 12번 가슴뼈(흉추) 제 1번 허리뼈(요추)	두덩뼈빗선(치골근선) 엉덩두덩융기(장치융기)	
볼기 근육들(엉덩이근육군)			
큰볼기근(대둔근)	엉덩뼈의 가장 높은 부분(장골능)에 뒷면(후둔근선) (천골)과 미골의 후면 천골결절	넙다리뼈(대퇴골)의 볼기근거친면(둔근조면) 엉덩정강근막대(장경인대)	다리를 뒤쪽으로 당기거나 고정하는 동작 등
중간볼기근(중둔근)	엉덩뼈의 가장 높은 부분(장골능)에 뒷면(후둔근선) 엉덩뼈(장골)의 바깥쪽 옆면	넙다리뼈(대퇴골)의 위쪽 돌출 부위 (대전자)	
작은볼기근(소둔근)	엉덩뼈(장골)의 바깥쪽 옆면 넙다리(대퇴골)의 오목한 부분(절흔염)	넙다리뼈(대퇴골)의 위쪽 돌출 부위 (대전자)	
궁둥구멍근(이상근)	꼬리뼈(미추)의 앞면	넙다리뼈(대퇴골)의 위쪽 돌출 부위 (대전자)	몸무게 지지해 주거나 다리를 고정해주고 바깥으로 돌리는 동작 등

근육명	이는점	닿는점	작용
넙다리근막긴근 (대퇴근막장근)	엉덩뼈의 가장 높은 부분(장골능)의 바깥능선에 앞부분(외순 전방부) 엉덩뼈(장골)의 앞면의 가장자리 부분	엉덩정강근막띠 (장경인대)	다리를 접거나 회전 동작 보조 등

(8) 다리와 발근육

다리근육은 앞면, 안면 및 뒷면으로 나뉘고, 발근육은 발등과 발바닥근육들로 나눈다.

[표 17] 다리근육(앞면)

근육명		이는점	닿는점	작용
넙다리 앞면 근육들(전대퇴근군)				
넙다리빗근(봉공근)		엉덩뼈(장골)의 날개 끝 부분(상전장골극)	정강뼈(경골) 윗부분의 안쪽면	넙다리(대퇴)와 종아리(하퇴)를 굽히거나 넙다리(대퇴)를 바깥쪽으로 회전시키는 동작
넙다리네갈래근(대퇴사두근)	넙다리곧은근 (대퇴직근)	엉덩뼈(장골)의 날개 끝 부분에 아랫부분(하전장골극) 골반 윗부분의 가장자리(골반 상연)	무릎뼈(슬개골)의 아랫부분 정강뼈(경골)의 거친면(조면)	무릎뼈(슬개골)의 아랫부분 정강뼈(경골)의 거친면(조면)
	안쪽넓은근 (내측광근)	넙다리뼈(대퇴골)의 뒤쪽 안면		
	중간넓은근 (중간광근)	넙다리뼈(대퇴골)의 뒤쪽 안면		
	가쪽넓은근 (외측광근)	넙다리뼈(대퇴골)의 뒷면 바깥 부분		
무릎관절근(슬관절근)		넙다리뼈 몸통(대퇴골체)의 앞면에 아랫부분	무릎위주머니 (골절낭)의 앞면	무릎관절을 접고 안쪽으로 약간 회전 그리고 고관절(엉덩관절)을 펴는 동작

근육명	이는점	닿는점	작용
종아리 앞면 근육들(전하퇴근군)			
앞정강근(전경골근)	정강뼈(경골)의 바깥쪽 옆면에 돌기 부분 정강뼈 본체(경골체)의 2/3 부분과 골막	안쪽 쐐기뼈(내측설상골)의 안쪽 부분 제 1번 발바닥뼈(중족골)의 아랫부분	발등을 접거나 안으로 접는 동작
긴발가락폄근(장지신근)	정강뼈(경골)의 바깥쪽 옆면의 돌기 부분 종아리뼈(비골) 윗부분과 골막	제 2~5번 발가락의 중간마디뼈(중절골)와 끝마디뼈(말절골)에 등쪽 부분	제 2~5번 발가락을 펴거나 등쪽으로 접는 동작
긴엄지폄근(장무지신근)	종아리뼈(비골)의 가운데 부분에 1/3 지점과 골막	엄지 발가락의 끝마디뼈(무지 말절골)에 아랫부분	엄지발가락을 펴거나 등쪽으로 접는 동작
셋째 종아리근(제3비골근)	종아리뼈(비골)의 아랫부분	제 5번 발바닥뼈(중족골)의 아랫부분에 등쪽 부분	발을 등으로 접거나 바깥으로 돌리는 동작

[표 18] 다리근육(안면)

근육명	이는점	닿는점	작용
두덩근(치골근)	관골(볼기뼈)의 전면 아랫부분에 방광이 위치하는 편평한 치골체를 지탱하는 위 가지(치골상지)	넙다리뼈(대퇴골)의 머리 부분에 있는 작은 돌기(소전자)와 넙다리뼈(대퇴골) 뒷면의 거친 선(조선) 사이에 존재하는 선(치골선)	엉덩관절(고관절)을 접거나 모으는 동작
긴모음근(장내전근)	두덩뼈(치골)의 앞면	넙다리뼈(대퇴골)의 뒷면에 거친 선(조선)	엉덩관절(고관절)에서 넙다리(대퇴골)를 접거나 모으는 동작 등
짧은모음근(단내전근)	두덩뼈(치골)의 아랫부분	넙다리뼈(대퇴골)의 뒷면에 거친 선(조선)	
두덩정강근(박근)	두덩뼈(치골)의 앞면	정강뼈(경골)의 안쪽 윗부분	엉덩관절(고관절)을 접거나 무릎관절(슬관절)을 접는 보조 운동 등

근육명		이는점	닿는점	작용
큰모음근 (대내전근)	앞갈래	두덩뼈(치골)	넙다리뼈(대퇴골) 뒷면의 거친 선(조선)	엉덩관절(고관절)을 접거나 모으는 동작 등
	뒷갈래	궁둥뼈(좌골)의 거친 면(조면)	넙다리뼈(대퇴골) 안쪽면의 모음근에 결절(내전근 결절)	

[표 19] 다리근육(뒷면)

근육명	이는점	닿는점	작용
넙다리 뒷면 근육들(후대퇴근군)			
넙다리두갈래근 (대퇴이두근)	짧은 갈래: 넙다리뼈(대퇴골)의 뒷면에 거친 선(조선) 긴 갈래: 궁둥뼈(좌골)의 거친 면(조면)	종아리뼈의 머리 부분(비골두) 정강뼈(경골)의 바깥쪽 면에 돌기 부분	넙다리(대퇴)를 벌리는 동작, 종아리(하퇴)를 접는 동작 및 무릎관절(슬관절)을 반만 접어서 종아리(하퇴)를 바깥 방향으로 회전시키는 동작 등
반힘줄근 (반건양근)	궁둥뼈(좌골)의 거친 면(조면)	정강뼈(경골)의 윗부분의 안쪽면	넙다리(대퇴)를 벌리는 동작, 종아리(하퇴)를 접는 동작 및 무릎관절(슬관절)을 반만 접어서 종아리(하퇴)를 바깥 방향으로 회전시키는 동작 등
반막근 (반막양근)	궁둥뼈(좌골)의 거친 면(조면)	정강뼈(경골)의 안쪽 면과 안쪽 면의 뒷부분	넙다리(대퇴)를 벌리는 동작, 종아리(하퇴)를 접는 동작 및 무릎관절(슬관절)을 반만 접어서 종아리(하퇴)를 안으로 회전시키는 동작 등
종아리 근육들(후하퇴근군)			

근육명		이는점	닿는점	작용
종아리세 갈래근(하 퇴삼두근)	장딴지근 (비복근, 갈래 2개)	안쪽 갈래: 넙다리뼈(대 퇴골)의 안쪽 면에 돌기 부분 바깥 갈래: 넙다리뼈(대 퇴골)의 바깥면에 돌기 부분	발꿈치뼈(종골)	종아리(하퇴)를 접거나 발가락을 접는 동작 등
	가자미근 (비근, 갈 래 1개)	종아리뼈(비골)두 후면 과 정강뼈(경골)의 중 간부 내측연 1/3	발꿈치뼈(종골)	발가락을 접는 동작과 종 아리(하퇴)를 고정시킴
뒤정강근(후경골근)		정강뼈(경골)과 종아리 뼈(비골)의 뒷면	발목뼈(족근골)와 발바닥뼈(중족골) 의 아래쪽 옆면	발목관절(족관절)을 접 는 동작 등

[표 20] 발 근육(발등)

근육명	이는점	닿는점	작용
발등(족배근)			
짧은발가락폄근 (단지신근)	뒤꿈치뼈(종골)의 안면	제 1~4번 발가락의 폄근 힘줄(신근건막)	제 1~4번 발가락을 펴는 동작 보조
짧은엄지발가락폄근 (단무지신근)	뒤꿈치뼈(종골)의 등쪽 부분	엄지발가락의 첫마 디뼈에 바닥 부분	엄지발가락의 첫마디뼈 에 바닥 부분

[표 21] 발 근육(발바닥)

근육명	이는점	닿는점	작용
발바닥(족척근) 안쪽(엄지 발가락)			
엄지발가락벌림근 (무지외전근)	뒤꿈치뼈(종골)의 안쪽에 돌기 부분 굽힘근지지띠(굴근건지대) 발바닥널힘줄(족척건막)	엄지발가락의 첫마디뼈에 바닥 부분 안쪽	엄지발가락을 벌리는 동작
짧은엄지발가락굽힘근(단무지굴근)	뒤꿈치뼈(종골)의 안쪽에 돌기 부분 발바닥널힘줄(족척건막)	제 2~5번 발가락의 중간마디뼈	엄지발가락을 굽히는 동작
엄지발가락모음근 (무지내전근)	빗 갈래(사두): 제 2, 3번 발바닥의 아랫부분 가로 갈래(횡두): 제 3~5번 발바닥과 발가락 사이의 관절주머니(발바닥발가락관절낭)	엄지발가락의 첫마디뼈에 바닥 부분	엄지발가락을 모으는 동작
가운데			
짧은발가락굽힘근 (단지굴근)	뒤꿈치뼈(종골)	제 2~5번 발가락의 중간마디뼈에 바닥 부분	제 2~5번 발가락을 굽히는 동작
발바닥네모근 (족척방형근)	안쪽 갈래: 뒤꿈치뼈(종골)의 안쪽면 가쪽 갈래: 뒤꿈치뼈(종골)의 아래면에 바깥쪽 모서리 부분	긴발가락굽힘근힘줄(장지굴근)의 바깥쪽 모서리	제 2~5번 발가락을 굽히는 동작 도움
벌레근(충양근, 4개의 근)	긴발가락굽힘근의 힘줄(장지굴근)	제 2~5번 발가락 첫마디뼈에 있는 발가락폄근힘줄(족지신근의 힘줄)의 안쪽면	제 2~5번 발가락을 굽히거나 펴는 동작과 모으는 동작을 도움
바닥쪽사이근 (저측골간근)	제 3~5번 발바닥뼈(중족골)의 바닥과 안쪽 부분	제 3~5번 발가락의 첫마디뼈에 바닥 안쪽	제 3~5번 발가락을 모으고 발바닥발가락관절을 굽히는 동작
배측골간근	발바닥뼈(중족골)	제 2~5번 발가락의 첫마디뼈	제 2~5번 발가락의 첫마디뼈
바깥쪽(새끼 발가락)			

근육명	이는점	닿는점	작용
새끼발가락벌림근 (소지외전근)	뒤꿈치뼈(종골)의 바깥쪽 돌기 부분 발바닥널힘줄(족척건막)	제 5번 발가락의 첫마디뼈에 바닥 바깥쪽	새끼발가락 모으거나 벌리는 동작 등
짧은발가락굽힘근 (단소지굴근)	입방골 제 5번 발가락의 바닥 부분	제 5번 발가락의 첫마디뼈에 바닥 부분	새끼발가락을 굽히는 동작

5. 순환계(Circulatory system)

순환계는 혈액순환과 림프순환으로 구성된다.

① 혈액순환은 심장, 혈액, 혈관이 관여하며, 산소와 영양소를 각 조직에 공급하고, 이산화탄소와 노폐물을 배설 기관으로 운반하는 역할을 한다.
② 림프순환은 림프, 림프절, 림프관이 관여하며, 세포 주변에서 생긴 불필요한 수분과 노폐물을 정맥으로 되돌려 보내는 순환이다. 림프순환은 세포에서 시작해 정맥으로 유입되므로, 한쪽으로만 흐르는 맹관성 순환이라 한다.

1) 혈액순환계

본 단원에서는 혈액, 혈관의 종류 및 대순환을 통해 순환계의 구조와 역할을 이해하고자 한다.

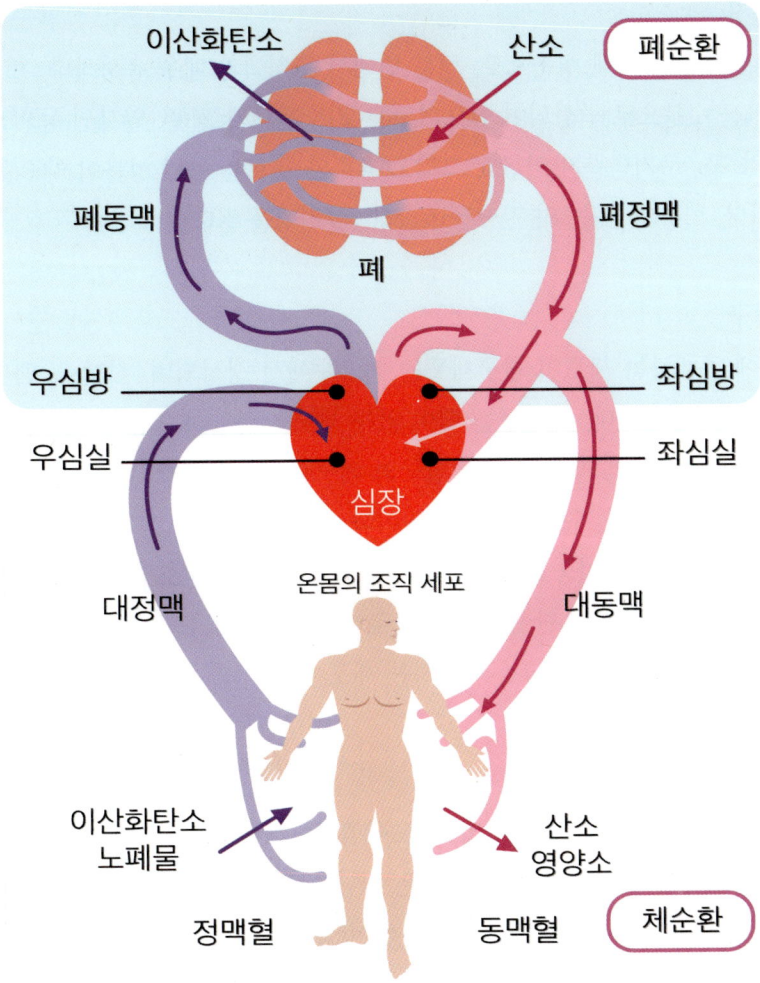

[그림 22] 혈액순환

(1) 혈액

혈액은 하루 약 4~6L 정도 순환하며, 혈장(55%)과 혈구(45%)로 구성되어 물질의 운반, 신체 보호, 항상성 조절 등의 기능을 수행한다.

혈액은 다음과 같은 세 가지 주요 기능을 수행한다.

첫째, 산소와 영양소를 조직으로 운반하고, 이산화탄소 및 노폐물을 배설 기관으로 이동시키는 '운반' 기능이 있다. 둘째, 항원과 같은 외부 이물질을 대식작용으로 제거하고, 출혈 시 혈액 응고를 통해 '보호' 기능을 수행한다. 셋째, 체온, 체내 수분량, 그리고 pH를 일정하게 유지하는 '조절' 기능도 담당한다.

① 혈장

혈장은 투명한 액체 성분으로, 성분 면에서 조직액과 매우 유사하다. 혈장의 약 90%는 수분으로 구성되어 있으며, 피브리노겐, 글로불린, 알부민 등의 단백질이 약 7%, 무기염류가 약 3%, 그리고 효소와 호르몬 등의 성분이 약 0.9%를 차지한다. 혈장의 pH는 약 7.3~7.5로, 약알칼리성을 띤다.

② 혈구

혈액에 존재하는 세포인 혈구세포는 적골수에서 생성되며, 적혈구, 백혈구, 혈소판으로 구성된다. 적혈구는 핵이 없는 세포로 분열하지 않으며, 적골수에서 만들어져 간에서 파괴된다. 적혈구의 헤모글로빈은 산소와 결합하여 체내에 산소를 공급하며, 수명은 약 120일이다. 백혈구는 핵을 가지고 있으며, 식균작용을 통해 면역 기능을 수행한다. 백혈구는 과립구인 호염기구, 호산성구, 호중성구와 무과립구인 단핵구, 림프구로 나뉘며, 각 세포의 수명과 종류는 다양하다. 혈소판은 혈액 응고를 담당하는 세포이다.

(2) 혈관

혈액을 운반하는 혈관은 동맥, 정맥, 모세혈관으로 나뉜다. 동맥은 벽이 두껍고 견고하여 혈관의 박동을 촉진하며, 높은 혈압을 견딜 수 있게 해준다. 반면 정맥은 벽이 얇고 약해 혈압이 낮고, 혈액이 한 방향으로 흐를 수 있도록 하는 판막이 있다. 모세혈관은 가장 얇은 혈관으로, 세포와 직접적으로 물질교환이 일어나는 중요한 역할을 한다.

① 동맥(Artery)

동맥은 심장에서 나오는 혈관으로, 체순환에 속하는 대동맥은 영양소와 산소가 풍부한 혈액을 운반하고, 폐순환에 속하는 폐동맥은 이산화탄소가 풍부한 혈액을 운반한다. 동맥과 정맥은 모두 내막, 중막, 외막의 3중 구조를 가지며, 동맥은 정맥보다 높은 혈압을 견딜 수 있도록 결합섬유가 많아 혈관벽이 두껍고 탄력이 높다.

② 정맥(Vein)

정맥은 세포와 조직을 거쳐 심장으로 들어가는 혈관으로, 체순환에 속하는 대정맥은 노폐물과 이산화탄소가 풍부하며, 폐순환에 속하는 폐정맥은 산소가 풍부하다. 정맥은 전신을 돌아 심장으로 돌아오는 혈관으로, 혈액의 역류를 막기 위해 판막이 존재한다. 또한, 정맥은 동맥보다 얇고 탄성이 약하다.

③ 모세혈관(Capillary)

모세혈관은 혈관 중 가장 가는 관으로, 내막으로만 이루어져 있어 세포와의 물질 교환이 원활하게 이루어진다. 혈액의 액체 성분은 확산을 통해 세포를 쉽게 통과하며 물질 교환을 한다. 또한, 동맥성 모세혈관과 정맥성 모세혈관은 서로 연결되어 있다.

(3) 혈액 순환도

혈액순환은 심장과 폐를 지나는 폐순환(폐순환, Pulmonary circulation)과 심장과 온몸을 지나는 대순환(체순환, Systemic circulation)으로 나뉜다.

① 폐순환(Pulmonary or lesser circulation)

폐순환은 심장과 폐 사이의 순환으로, 소순환이라고도 불린다. 이 과정에서 폐는 혈액 내 이산화탄소를 제거하고 산소를 추가하는 가스 교환이 일어난다. 폐순환은 심장의 우심실에서 시작되어 폐동맥을 통해 폐로 혈액이 유입되며, 폐에서 가스 교환이 이루어진 후, 산소가 풍부한 혈액은 폐정맥을 통해 심장의 좌심방으로 돌아온다.

② 체순환(Systemic or greater circulation)

대순환은 심장과 전신을 잇는 순환으로, 심장의 좌심실에서 시작하여 전신에 영양소와 산소를 공급하고, 전신에서 발생한 이산화탄소와 노폐물을 다시 심장으로 운반하는 물질 순환이다. 대순환은 좌심실에서 시작하여 대동맥, 소동맥, 세동맥 및 동맥성 모세혈관을 거쳐 세포에 산소와 영양소를 공급한 후, 정맥성 모세혈관을 통해 세포 내의 이산화탄소와 노폐물을 수거한다. 이후 세정맥, 소정맥, 대정맥을 거쳐 우심방으로 혈액이 돌아온다. 이 혈액은 폐에서 가스 교환을 위해 폐순환을 거쳐 이산화탄소를 산소로 교환하게 된다.

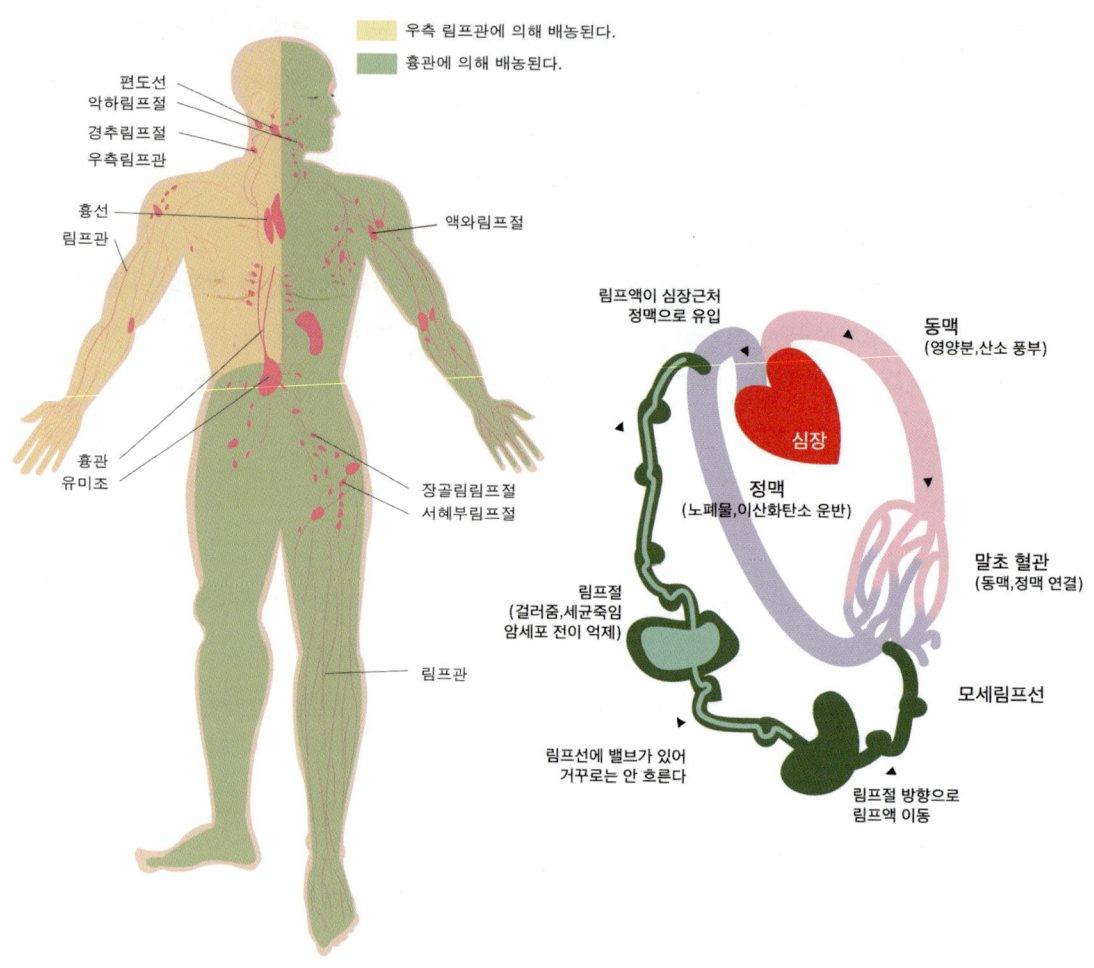

[그림 23] 림프순환계

2) 림프순환계

    혈액의 일부는 동맥성 모세혈관을 통해 세포로 유입되어 조직액의 기초가 된다. 전신의 대부분의 조직액은 정맥성 모세혈관으로 되돌아오지만, 되돌아오지 못한 일부는 모세림프관에 들어가 림프액이 된다. 림프액은 림프절을 거쳐 정화된 후, 다시 정맥으로 유입된다. 이러한 순환 과정을 림프순환이라 하며, 림프계는 림프관, 림프절, 그리고 림프액으로 구성된다.

(1) 림프계 구성

① 모세림프관과 림프액(Lymphatic capilaries and Lymph)

모세림프관은 모세혈관과 유사하게 단층 내피로 구성되며, 전신의 조직에서 시작된다. 모세림프관은 모세혈관과 거의 동일하지만, 정맥처럼 림프 판막이 존재한다는 차이점이 있다. 림프관을 통해 흐르는 림프액은 혈장과 유사한 맑은 액체로, 적혈구를 제외한 혈구 세포들이 포함되어 있으며, 산소 운반을 제외한 식균작용과 면역작용 등을 담당한다.

② 림프관(Lymphatic vessels)

모세림프관이 서로 합류하여 약간 굵어진 림프관은 세정맥과 유사한 구조를 가지고 있으며, 림프판막(Lymphatic valves)을 갖추고 있다. 림프액의 양이 많을 때, 림프관은 염주 모양으로 육안으로 관찰될 수 있다. 조직에서 스며나온 림프는 판막이 많은 림프관을 따라 흐르며, 최종적으로 심장에 가까운 대정맥으로 유입된다. 모세림프관과 림프관은 실제로 거의 모든 조직과 기관에 분포하고 있으나, 혈관이 없는 연골, 각막, 안구, 뇌경막 등에는 존재하지 않는다.

③ 림프절(Lymph nodes)

림프절은 직경 약 2~30mm 정도로 완두콩 크기의 기관으로, 수입림프관(Afferent vessels) 3개와 수출림프관(Efferent vessels) 1개를 갖춘 구조적 특성을 가진다. 이러한 구조적 특이성으로 인해 림프절은 감염성 물질이 증가하는 감기나 염증 반응에서 쉽게 부풀어 오를 수 있다. 림프관 경로에 위치한 림프절은 전신에 널리 분포하며, 질병이나 음식물 섭취 등을 통해 체내에 유입된 감염성 이물질은 모세림프관을 통해 림프절로 유입된다. 림프절 내의 청소세포(Scavenger cells)가 이들 이물질을 식균작용으로 제거하기 때문에 림프절은 중요한 면역기관으로 기능한다. 주요 림프절에는 악화림프절, 액와림프절, 서혜부림프절, 쇄골하림프절, 기관지폐림프절 등이 있으며, 소장에는 지방을 흡수하는 특수 림프관인 우미관(lacteals)이 존재하고, 흉선에서는 림프구를 생성한다.

(2) 림프순환

 모세림프관은 조직에서 시작되어, 정맥성 모세혈관으로 유입되지 못한 조직액이 스며들어 간다. 이렇게 림프순환이 맹관 형태로 시작된다. 모세림프관은 점차 합류하여 림프관이 되고, 최종적으로 내경정맥과 쇄골하정맥이 합류하는 정맥각에서 림프액을 정맥으로 유입시킨다. 오른쪽 머리, 팔 및 상복부의 림프액은 오른쪽 쇄골하정맥으로 유입되고, 나머지 인체 부위는 흉관과 왼쪽 쇄골하정맥을 통해 유입된다. 이로 인해 오른쪽 림프순환은 왼쪽 림프순환보다 빠르게 진행된다는 특이점이 있다.

6. 신경계(Nervous system)

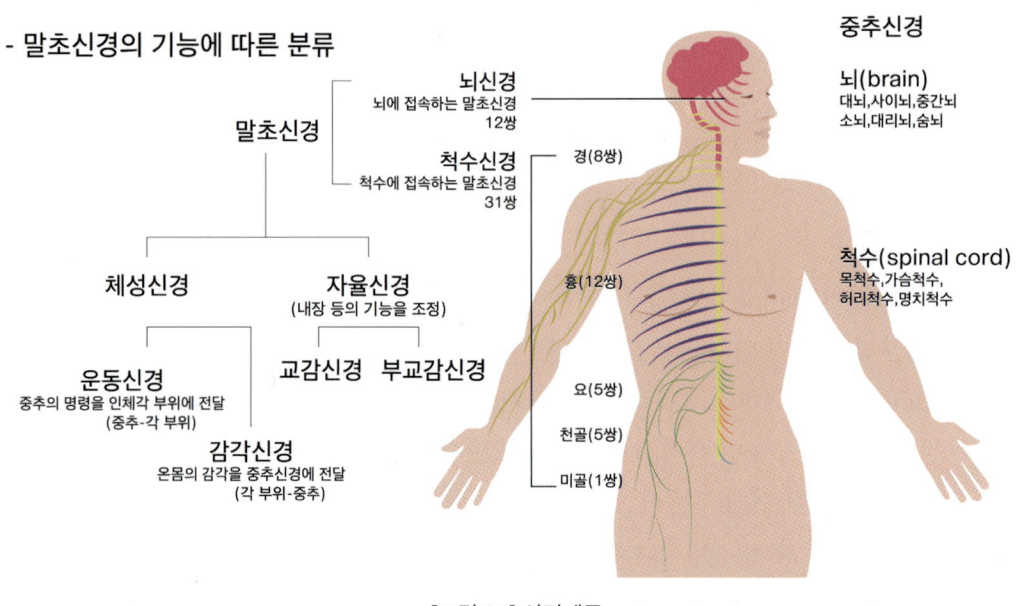

[그림 24] 신경계통

 신경계는 정보를 전달하는 뉴런(신경세포)과 뉴런을 보호하고 지지하며 양육하여 뉴런이 원활하게 정보 전달 기능을 수행할 수 있도록 돕는 신경교세포로 구성된다. 이러한 세포들은 인체 내외에서 발생하는 다양한 자극을 빠르게 전달하고, 자극에 대한 반응을 유발하는 역할을 한다.

신경계는 중추신경계(Central nervous system)와 말초신경계(Peripheral nervous system)로 구분된다.

1) 중추신경계(Cental nerve system)

중추신경계는 뇌와 척수로 구성되며, 신경계의 조절과 통합의 중추 역할을 한다. 뇌는 대뇌, 소뇌 및 뇌간으로 구분되며, 척수는 운동성 신경인 전근(Ventral root)과 감각성 신경인 후근(dorsal root)으로 나뉜다.

(1) 뇌(Brain)

중추신경계인 뇌는 다양한 신경 활동을 조절하며, 대뇌, 소뇌 및 뇌간으로 구성된다. 뇌간은 간뇌(diencephalon), 중뇌(midbrain), 교뇌(pons), 연수(medulla oblongata)로 이루어져 있다. 대뇌는 뇌의 약 80%를 차지하는 가장 넓은 부위로, 전두엽(frontal lobe), 두정엽(parietal lobe), 후두엽(occipital lobe), 측두엽(temporal lobe)으로 구분되며. 대뇌는 책을 읽고, 음악을 듣고, 노래를 부르며, 웃고 흥분하고 기억하고 배우는 활동뿐만 아니라, 자고 깨는 것과 같은 기본적인 생리적 기능도 주관한다. 소뇌(cerebellum)는 후두부에 위치하며, 수의적 근육 활동과 평형감각을 조절하는 역할을 한다. 알코올에 취하면 소뇌의 기능이 저하되어 중심을 잡지 못하고 비틀거리는 증상이 나타날 수 있다.

뇌간에 속하는 간뇌(diencephalon)는 대뇌와 중뇌 사이에 위치하며, 시상(thalamus)과 시상하부(hypothalamus)로 나뉜다. 시상은 감각 신호의 중계 역할을 하며, 후각을 제외한 모든 감각 정보를 대뇌로 전달한다. 시상하부는 시상 아래에 위치하며, 체온 조절, 음식 섭취 조절, 감정 조절, 소화 조절, 성행동 조절 등 자율신경계의 최고 조절 중추로서 신체의 항상성을 유지하는 데 중요한 역할을 한다. 시상하부 아래에는 호르몬 조절 중추인 뇌하수체(pituitary gland)가 위치한다.

뇌간에 속하는 중뇌(midbrain)는 시각과 청각의 반사 중추 역할을 하며, 안구의 홍채 수축을 조절한다. 교뇌(pons)는 중뇌와 연수(medulla oblongata) 사이에 위치한 부위로, 대뇌와 소뇌 사이의 정보 전달을 중계하고 호흡 조절에 관여한다. 연수는 교뇌와 척수를 이어주는 신경 조직으로, 뇌의 가장 아래쪽에 위치한다. 호흡과 순환 등 생명 유지에 필수적인 자율신경 기능을 담당하고 있기 때문에 생명 중추로 간주된다.

(2) 척수(Spinal cord)

척수(spinal cord)는 연수와 연결되어 아래로 약 45cm 정도 뻗어 있는 신경다발로, 중추신경계의 일부이다. 척수는 손상 시 회복이 어려워 척추뼈(vertebrae)에 의해 보호받으며, 척수는 배변, 배뇨, 발한, 무릎반사와 같은 다양한 반사작용을 담당한다. 구조적으로 척수는 감각신경과 운동신경으로 구성되어 있으며, 말초신경에서 들어온 자극은 후근(dorsal root)을 통해 중추신경계로 전달되고, 이에 대한 반응은 전근(ventral root)을 통해 운동신경으로 나가 말초신경계로 전달된다. 따라서 척수가 손상되면 대뇌의 명령이 말초기관으로 전달되지 않아 손과 발 등 신체 일부를 움직일 수 없게 된다.

2) 말초신경계(Peripheral nerve system)

말초신경계(peripheral nervous system)는 중추신경계와 신체의 말단 부위를 연결하는 역할을 하며, 감각신경과 운동신경으로 구분된다. 감각신경은 신체 말단에서 받아들인 감각 정보를 중추신경계로 전달하는 신경으로, 구심성 신경(afferent nerve)이라고 한다. 반면, 운동신경은 중추신경계에서 말단 기관으로 명령을 전달하는 신경으로, 원심성 신경(efferent nerve)이라고 한다. 운동신경계는 다시 체성신경계(somatic nervous system)와 자율신경계(autonomic nervous system)로 나뉘며, 각각 수의적 근육 조절과 무의식적인 생리 기능 조절을 담당한다.

(1) 체성신경(Somatic nervous system)

체성신경계(somatic nervous system)는 우리가 의식적으로 인식할 수 있는 감각 자극과 중추신경계의 의식적인 명령에 따라 이루어지는 수의적 운동 반응을 담당하는 말초신경계의 한 부분이다. 체성신경은 뇌신경과 척수신경으로 구성된다. 뇌신경(cranial nerves)은 뇌에서 기원하여 얼굴과 신체의 다양한 부위에 분포하며, 총 12쌍이 존재한다. 주요 뇌신경에는 후각신경(I, olfactory nerve - 후각 담당), 시각신경(II, optic nerve - 시각 담당), 안면신경(VII, facial nerve - 안면 표정 조절), 부신경(XI, accessory nerve - 목 근육 조절), 설하신경(XII, hypoglossal nerve - 혀 운동 조절), 삼차신경(V, trigeminal nerve - 저작과 안면 감각 조절), 청신경(VIII, vestibulocochlear nerve - 청각과 평형감각 조절) 등이 있으며, 이 중 삼차신경은 가장 크고 주요한 뇌신경이다. 척수신경(spinal nerves)은 척수에서 기원하며, 운동신경, 감각신경, 자율신경이 혼합된 형태로 존재한다. 척수신경은 총 31쌍으로, 경신경(목신경) 8쌍, 흉신경(가슴신경) 12쌍, 요신경(허리신경) 5쌍, 천골신경 5쌍, 미골신경 1쌍으로 구성된다.

(2) 자율신경(Autonomic nervous system)

자율신경계(autonomic nervous system)는 자신의 의지와 관계없이 자동적으로 신체 기관의 기능을 조절하는 불수의 신경계로, 중추신경계의 직접적인 의식적 지배를 받지 않는다. 주로 내장기관의 활동을 조절하며, 호흡, 소화, 흡수, 분비, 배설, 생식 등 생명 유지에 필요한 무의식적인 반사를 담당한다. 자율신경계는 기능에 따라 교감신경(sympathetic nervous system)과 부교감신경(parasympathetic nervous system)으로 나뉘며, 이 두 계통은 대개 상반된 작용을 하며 길항작용(antagonistic action)을 통해 항상성을 유지한다.

교감신경은 운동, 스트레스, 위기 상황에서 활성화되며, 흔히 '투쟁 혹은 도피(fight or flight)' 반응을 유도하는 신경계로 알려져 있다. 교감신경은 척수의 흉수와 요수(thoracolumbar region)에서 기원하며, 아드레날린(adrenaline, 에피네프린)과 노르에피네프린(norepinephrine)을 분비하여 심박수 증가, 기관지 확장, 동공 확대, 소화 억제 등 신체의 활동성을 극대화하는 반응을 일으킨다. 일반적으로 낮 시간대나 활동적인 상태에서 주로 작용한다.

부교감신경(parasympathetic nervous system)은 신체가 안정 상태에 있을 때 주로 작용하는 자율신경으로, '먹기와 생식(rest and digest)' 신경이라고도 불린다. 이 신경계는 소화, 배설, 생식 등 생명 유지와 회복에 필요한 기능을 조절하며, 신체가 에너지를 보존하고 회복하는 데 기여한다. 부교감신경은 뇌간(brainstem)과 천수(sacral spinal cord)에서 기원하며, 신경전달물질로 아세틸콜린(acetylcholine)을 분비한다. 이로 인해 심박수 감소, 동공 수축, 소화기능 촉진, 침 분비 증가 등 휴식과 관련된 반응이 일어난다. 일반적으로 부교감신경은 야간이나 이완 상태에서 활발하게 작용한다.

Chapter 03

아로마 테라피(aromatherapy)

아로마 테라피(aromatherapy)는 '향'을 뜻하는 그리스어 Aroma와 '치유'를 의미하는 Therapy가 합쳐진 용어로, 향기 나는 오일을 이용해 몸과 마음의 편안함을 증신하고 불편함을 개선하는 통합적인 관리 방법이다.

이는 식물의 꽃잎, 줄기, 잎, 뿌리, 열매 등에서 추출한 휘발성 유기화합물(volatile organic compound)을 함유한 에센셜 오일(essential oil)을 인체에 적용하는 방식이다.

활용 방법은 매뉴얼 테라피(manual therapy), 발향법, 목욕법 등 다양하며, 사용 목적과 적용 방식에 따라 오일의 종류도 달라진다. 따라서 Chapter 3에서는 아로마 테라피의 핵심 요소인 에센셜 오일과 캐리어 오일, 그리고 다양한 사용 방법에 대해 정리하였다.

1. 에센셜 오일(Essential oil)

1) 정의 및 개요

에센셜 오일(essential oil)은 식물의 꽃잎, 꽃봉우리, 줄기, 잎, 뿌리, 껍질, 열매, 수액 등에서 적절한 추출 방법을 통해 얻은 향기 나는 천연 오일로, 식물의 생명력을 농축한 고농도의 성분을 담고 있다.

이 오일은 추출 부위, 시기, 방법, 원산지 등에 따라 성분과 향이 달라지기 때문에, 같은 식물에서 얻은 에센셜 오일이라도 효능이 상이할 수 있다. 따라서 에센셜 오일을 선택할 때는 신중한 판단과 세심한 주의가 필요하다.

고농축 상태인 원액은 피부에 직접 도포할 경우 자극을 유발할 수 있으므로, 반드시 캐리어 오일과 희석해서 사용해야 하며, 사용 목적과 개인의 체질에 맞게 선택하는 것이 중요하다.

현재 에센셜 오일은 약 70여 종이 인체에 사용 가능하며, 향수, 향료, 식품, 의약,

화학제품 등 다양한 분야에서 활용되고 있다.

또한, 피부 관리나 가정용으로 사용할 경우에는 반드시 화학물질이 섞이지 않고, 순수한 품질이 보장된 제품을 사용하는 것이 바람직하다.

좋은 에센셜 오일의 선택 기준과 종류에 대해서는 다음 절인 '에센셜 오일 분류 및 종류'에서 상세히 다룰 예정이다.

2) 인체흡수 원리

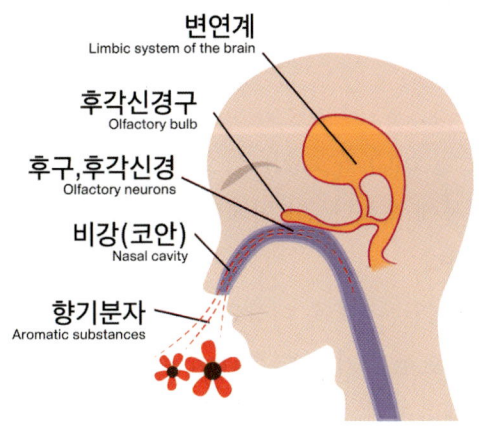

[그림 25] 후각 인지 경로

에센셜 오일은 휘발성 분자로 구성되어 있어 후각, 호흡기, 피부 등을 통해 인체에 흡수된다.

흡수 속도는 **후각 → 폐(호흡기) → 피부 → 복용** 순으로, 후각을 통한 흡수가 가장 빠르다. 후각은 다른 감각보다 민감한 신경계로, 에센셜 오일의 향기 분자가 코를 통해 유입되면 곧바로 후각신경을 자극하고, 이 신호는 후각구(olfactory bulb)를 거쳐 감정, 기억, 본능 행동 등을 조절하는 변연계(limbic system)로 전달된다.

변연계에는 해마, 편도체, 시상 전핵 등이 포함되어 있어 후각 정보를 분석하고 저장한다. 이 신호는 다시 대뇌피질로 전달되어 인지되고, 이후 시상하부(hypothalamus)와 뇌하수체(pituitary gland)를 자극하게 된다. 이 과정에서 뇌하수체는 향기에 반응해 호르몬 분비를 조절하며, 자율신경계와도 연관되어 심리적 안정,

면역력 증진, 스트레스 완화 등에 도움을 준다.

한편, 호흡을 통한 흡수 경로에서는 향기 분자가 **코 → 부비강 → 인두 → 후두 → 기관 → 기관지 → 폐포**로 이동한다.

폐포(공기주머니)에서 흡수된 향기 성분은 폐순환을 통해 전신에 퍼져나가며, 내분비계, 신경계, 면역계 등 다양한 생리적 시스템에 영향을 준다.

또한, 피부를 통한 흡수는 에센셜 오일이 모공을 통해 진피층까지 침투한 후, 혈관과 림프관을 통해 전신으로 운반되며, 국소 부위의 치료와 전신적 효과를 함께 유도할 수 있다. 이처럼 에센셜 오일은 흡수 경로에 따라 다양한 생리적 작용을 하며, 화학 성분이 없는 고품질의 순수 오일을 사용하는 것이 필수이다.

3) 화학적 성분

에센셜 오일은 주로 탄소(C), 수소(H), 산소(O)로 이루어진 유기 화합물로, 향기를 가진 방향족 화합물에 속한다. 이 외에도 유황(S) 화합물이나 질소(N) 화합물이 소량 포함되기도 한다.

보통 하나의 에센셜 오일은 100종 이상의 향기 분자로 구성되며, 식물마다 특유의 조합과 배합을 가지므로 각기 다른 향과 효능을 나타낸다. 따라서 에센셜 오일의 효능을 정확히 이해하려면 그 안에 포함된 화학적 성분에 대한 이해가 필수적이다.

대표적인 에센셜 오일의 화학 성분군은 다음과 같다.

테르펜류(Terpenes): 항염, 항균, 이완 효과 (예: 리모넨, 피넨)
페놀(Phenols): 강력한 항균 작용과 항산화 효과 (예: 타임올, 카르바크롤)
알코올(Alcohols): 항균, 항바이러스, 진정 작용 (예: 리날롤, 게라니올)
케톤(Ketones): 점액 용해, 조직 재생 촉진 (예: 케톤류는 사용 시 주의 필요)
에스테르(Esters): 진정, 항염 작용 (예: 리날릴 아세테이트)
알데히드(Aldehydes): 진정, 항염 효과 (예: 시트랄)
옥시드(Oxides): 점액 배출, 호흡기 개선 (예: 1,8-시네올)

이러한 화합물들은 서로 결합되어 시너지 효과를 일으키며, 각 오일의 치유 특성을 결정한다.

따라서 아로마 테라피에서 오일을 선택할 때는 이 화학 성분의 조합과 작용 특성을 고려하여 목적에 맞는 제품을 사용하는 것이 중요하다.

(1) 테르펜(Terpene)

식물에 널리 분포하는 테르펜(Terpene)은 기본적으로 이소프렌(C_5H_8)이라는 분자 단위를 여러 개 결합한 구조로 이루어져 있으며, 천연 탄화수소 화합물로, 에센셜 오일의 향기, 치유 효과, 생리 활성 작용의 주된 성분이다. 이 테르펜류는 이소프렌 단위의 수에 따라 분류되며, 에센셜 오일을 구성하는 활성 물질의 약 90% 이상이 모노테르펜과 세스퀴테르펜으로 구성되어 있다.

① 모노테르펜(Monoterpene)

에센셜 오일에 가장 많이 함유된 성분으로, 휘발성이 높고 향이 강한 특성을 지닌다.

㉠ 효능

항바이러스, 항균, 소염 작용, 항산화, 항염 및 항암작용 등의 생리활성 기능 강화

㉡ 작용물질

캄펜(camphene), 리모넨(limonene), 미르센(myrcene), 사비넨(sabinene), 알파피넨(α-pinene), 베타피넨(β-pinene), 키멘(cymen), 테르피넨(terpinen) 등

㉢ 함유 오일

오렌지(orange), 쥬니퍼베리(juniper berry), 버가못(bergamot), 블랙페퍼(black pep-per), 레몬(lemon), 파인(pine) 등

② 세스퀴테르펜(Sesquiterpene)

휘발성이 낮고 안정성이 높은 성분으로, 주로 피부에 부드럽게 작용하며, 감정 안정 및 피부 재생 등의 작용을 한다.

㉠ 효능

항염증, 상처치유, 항알레르기, 항경련, 살균 및 진정효과 등의 생리활성 기능 강화

ⓛ 작용물질
비사보롤(bisabolol), β-카리오필렌(β-caryophyllene), γ-카리오필렌(γ-caryophyllene), 세드롤(cedrol), 카마쥴렌(chamazulene), α-산달롤(α-santalol), β-산탈롤(β-santalol), 진저베렌(zingiberene) 등

ⓒ 함유 오일
라벤더(lavender), 시나몬(cinnamon), 시더우드(cedarwood), 쥬니퍼베리(juniperberry), 로만 캐모마일(roman chamomile), 진저(ginger), 클로브(clove) 등

③ 디테르펜(Diterpene)
휘발성은 낮지만 강력한 생리활성을 가지는 비교적 무거운 분자 구조의 성분으로 피부 재생과 세포 재생을 촉진하여 피부 개선에 활용된다.

ⓐ 효능
항암작용, 천연 감미료, 진통작용, 항염증 및 항바이러스 등의 생리활성 기능 강화

ⓛ 작용물질
지베렐린(gibberellin), 징코라이드(ginkgolide), 파클리탁셀(paclitaxel), 포볼(phorbol), 스테비오시드(stevioside) 등

ⓒ 함유 오일
사이프러스(cypress), 파인(pine), 로즈마리(rosemary) 등에 미량 함유

(2) 페놀(Phenol)
페놀은 강력한 항균, 항산화, 항바이러스 작용을 가지며, 살균력이 매우 뛰어난 것이 특징이다. 그러나 자극이 강하기 때문에, 피부에 사용할 경우 반드시 희석해서 사용해야 한다.

① 효능
항바이러스, 항균작용, 방부 작용, 흥분효과, 박테리아 살균 및 면역 조절작용 등의 생리 활성 기능 강화

② 작용물질
카르바크롤(carbacrol), 티몰(thymol), 유게놀(eugenol), 카비콜(chavicol) 등

③ 함유 오일

블랙페퍼(black pepper), 시나몬(cinnamon), 클로브(clove), 타임(thyme), 오레가노(Oregano) 등

④ 주의

강력한 자극성(보통 0.5~1% 이하로 권장). 민감성 피부, 어린이·임산부는 피함, 복용 절대 금지

(3) 알코올(Alchol)

알코올은 -OH기(하이드록실기)를 가진 성분으로 소독과 클렌징에 효과적이나, 과다 사용 시 피부를 건조하게 할 수 있다.

① 효능

간 기능 개선, 항박테리아 및 항바이러스 작용 등의 생리활성 기능 강화

② 작용물질

시트롤네올(citronellol), 테르피네올-4(terpineol-4), 멘톨(menthol), 사비놀(sabinol), 리 나놀(llinalol), 튜야놀(thuyanol), 벤질 알코올(benzyl alcohol) 등

③ 함유 오일

제라늄(geranium), 로즈우드(rosewood), 로즈(rose), 티트리(tea tree), 라벤더(Lavender), 파인(Pine) 등

④ 주의

임산부, 유아, 반려동물, 눈, 점막, 상처 부위, 피부 테스트 필수

(4) 케톤(Ketone)

케톤(Ketone) 성분은 강한 생리 활성을 가진 방향족 화합물로, 특정한 치료적 특성을 지니고 있다. 다만, 고농도 사용 시 독성이 있을 수 있어 주의가 필요하다.

① 효능

멍, 흉터, 조직 재생에 매우 효과적, 간 기능 강화, 담즙 분비 촉진, 액 용해, 기침 완화

② 작용물질

카르본(carvone), 캠퍼(kamphor), 피노캄폰(pinocamphon), 튜존(thujone), 멘톤(menthone), 피페리톤(piperiton), 자스몬(jasmone) 등

③ 함유 오일
클라리세이지(clary sage), 시나몬(cinnamon), 로즈마리(rosemary), 페퍼민트(pepper-mint), 자스민(jasmine) 등

④ 주의
케톤 오일은 1~3%로 희석해 사용하며, 임산부·영유아·간질 환자는 피해야 하고, 국소 사용 시 패치 테스트 먼저 진행 후 사용한다.

(5) 에스테르(Ester)

에스테르는 부드러운 향과 함께 진정·진통·항염 효과가 있어 피부에 순하고 스트레스 완화에 도움을 준다.

① 효능
이완 효능, 진정 효능, 항경련 및 항균작용 등의 생리활성 기능 강화

② 작용물질
리나릴아세테이트(linalylacetate), 네릴 아세테이트(neryl acetate), 제라닐아세테이트(geranylacetate), 벤질 아세테이트(benzylacetat) 등

③ 함유 오일
라벤더(lavender), 버가못(bergamot), 클라리세이지(clary sage), 일랑일랑(ylang-ylang), 마조람(marjoram), 로만 케모마일(Roman Chamomile) 등

④ 주의
고농도 사용금지, 알레르기 반응, 임산부·영유아 사용 주의, 햇빛 노출 금지

(6) 알데히드(Aldehydes)

알데히드(Aldehyde)는 강렬한 향을 가지며, 소독, 진정, 항균 등의 효과가 있어 주로 아로마 오일에 포함되어 다양한 생리적 효능이 있다.

① 효능
항균, 소독, 신경 안정, 항염 및 항바이러스 등의 생리활성 기능 강화

② 작용물질
시트로네랄(citronellal), 시트랄(citral), 시남 알데하이드(cinam aldehyde) 등

③ 함유 오일
레몬그라스(lemon grass), 유칼립투스(eucalyptus), 베르가못(Bergamot), 로즈

(Rose), 시트로넬라(Citronella) 등
④ 주의
고농도 사용금지, 광감작용, 희석해서 사용

(7) 옥시드(Oxide)

옥시드(Oxide)는 호흡기 건강을 돕고, 항균 및 항염 효과가 있으며, 산소와 결합한 화합물로 진정 효과에도 도움을 준다.
① 효능
거담작용, 피부진정, 호흡기개선 항박테리아 및 살균 등의 생리활성 기능 강화
② 작용물질
1.8 시네올(1.8 cineole), 유칼립톨(eucalyptol) 등
③ 함유 오일
유칼립투스(eucalyptus), 티트리(tea tree), 페퍼민트(peppermint), 로즈마리(Rosemary), 베티버(Vetiver)
④ 주의
사용 시 호흡기 자극, 민감한 피부주의

4) 에센셜 오일 추출방법

에센셜 오일을 식물에서 추출하는 방법으로는 증기증류법(steam distillation), 냉압착법(espression), 냉침법(enfleurage), 솔벤트 추출법(solvent extraction), 이산화탄소 추출법(carbon dioxide extraction) 등이 있다.

(1) 수증기 증류법(Steam distillation)

가장 오래된 방법으로 대량의 식물을 물에 넣고 끓인 후 휘발되는 물질 중에 에센셜 오일 성분만 분리하는 방법으로 가장 경제적이고 짧은 시간(4분~24시간)에 대량의 에센셜 오일 추출을 할 수 있다는 장점이 있으나, 고온에서 열에 의해 불안정한 성분이 파괴되기도 하는 단점이 있다. 주로 꽃잎, 잎, 나무, 뿌리 종류 등 80% 이상을 수증기 증류법으로 추출한다.
로즈마리, 페퍼민트, 라벤더, 유칼립투스, 캐모마일, 티트리 등

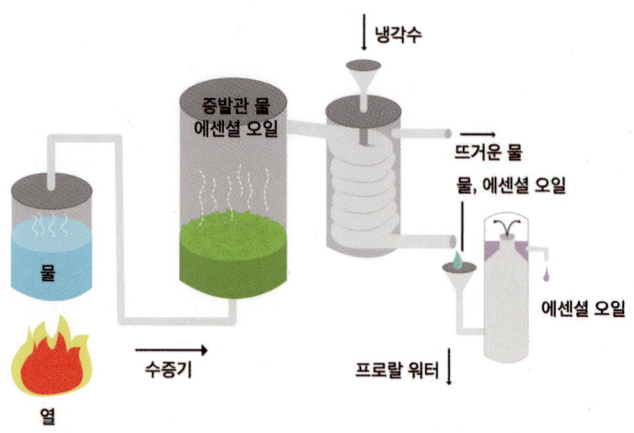

[그림 26] 수증기 증류법

(2) 냉압착법(Espression)

전통적으로 귤과에 속하는 시트러스(citrus) 오일을 얻는데 주로 과일 껍질을 기계로 압착해서 아로마 오일을 얻는 방법이다. 예전에는 스펀지에 모아 오일을 얻었지만, 오늘날에는 대부분이 기계에 의해 이루어지며 추출된 혼합물은 원심분리기로 에센셜 오일과 수분, 껍질을 각각 분리시킨다. 분자가 크고 휘발성이 강하다. 레몬, 버가못, 그레이프프루트, 오렌지, 만다린 등

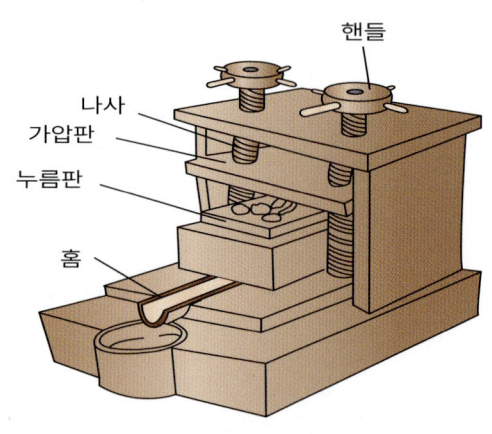

[그림 27] 냉압착법

(3) 냉침법(Enfleurage)

가장 까다로운 추출법이며 유리 판 위에 휘발성 유기 용매을 펴 바른 후 식물의 꽃잎 등을 올려놓고 유리판들을 덮은 상태에서 일정 기간을 냉암소에서 침전시켜 녹아나온 향기 성분을 여과하여 추출한다. 이 방법은 낮은 온도에서 추출하기 노동력과 시간이 많이 요구되는 단점이 있으나 에센셜 오일의 성분이 변화지 않은 장점을 가지고 있다.

로즈, 일랑일랑, 쟈스민 등

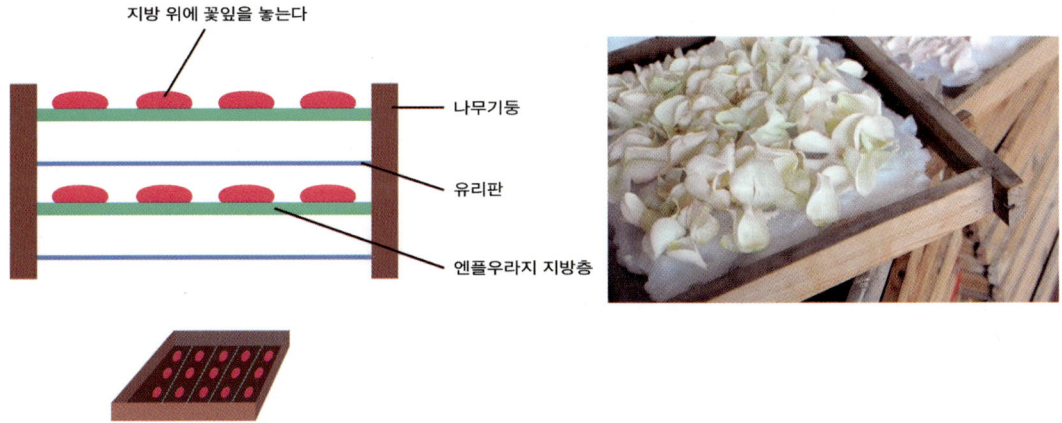

[그림 28] 냉침법

(4) 솔벤트 추출법

벤젠이나 헥산과 같은 유기용매로 에센셜 오일 성분을 추출한다. 더러운 추출방법으로 열에 약한 성분이 많이 함유되어 있는 에센셜 오일 추출 시 활용한다.

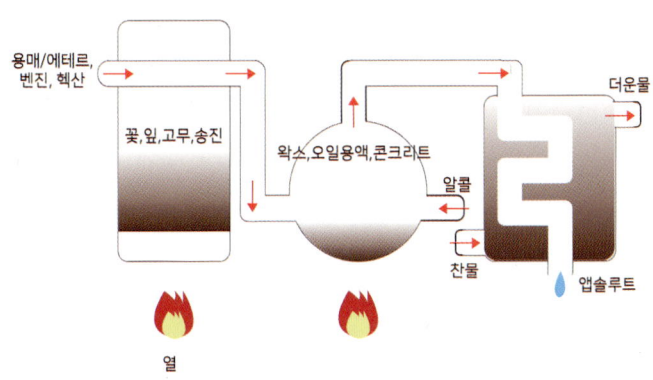

[그림 29] 솔벤트 추출법

(5) 이산화탄소 추출법(Carbon dioxide extraction)

초임계 추출법이라고도 하며 초임계 온도는 33도와 200기압 이상의 고압의 저온에서 짧은 시간에 추출할 수 있기 때문에 식물이 가지고 있는 물질의 화합물이 손상을 입지 않는 순수한 원래의 자연 향의 모두 얻을 수 있는 고 순도의 에센셜 오일을 추출할 수 있는 장점이 있다. 그러나 에센셜 오일을 추출하기 위해 고압의 이산화탄소를 사용해야 하므로 특수한 장비가 있어야 한다.

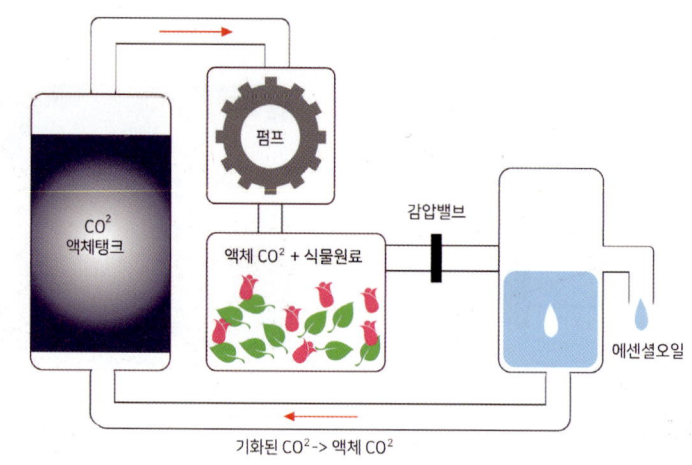

[그림 30] 이산화탄소 추출법

(6) 인퓨즈드 추출법(Infusion)

인퓨즈드(Infused) 또는 인퓨전(Infusion) 추출 방법은 허브, 꽃, 과일 껍질, 향신료 등 천연 재료의 향과 유효 성분을 오일, 물, 알코올 등에 우려내는 방식이며, 대표적인 아로마 인퓨전 방법으로는 핫 인퓨전, 콜드 인퓨전, 알코올 인퓨전, 글리세린 인퓨전 등이 있다.

① 핫 인퓨전: 라벤더를 오일에 넣고 약불에서 12시간 중탕.
② 콜드 인퓨전: 장미꽃잎을 오일에 담가 24주 실온 보관.
③ 알코올 인퓨전: 오렌지 껍질을 보드카에 담가 1~2주 숙성.
④ 글리세린 인퓨전: 허브를 글리세린+물 혼합액에 2주간 담가 추출.

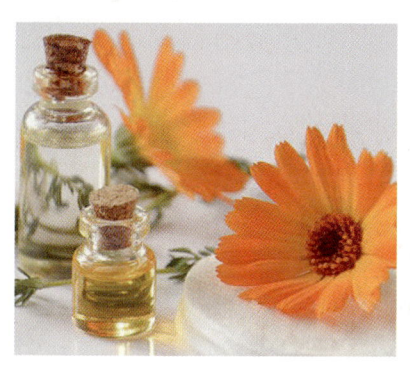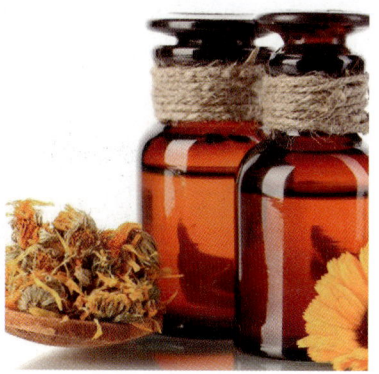

[그림 31] 인푸전드 추출법

5) 분류 및 종류

(1) 분류

에센셜 오일은 휘발 속도에 따라 탑 노트(Top Note), 미들 노트(Middle Note), 베이스 노트(Base Note)로 구분되며, 각 노트는 향의 특성 및 효과에서 중요한 역할을 한다.

탑 노트(Top Note)는 주로 시트러스 및 프루티 계열의 신선하고 상큼한 향을 가진 에센셜 오일로, 몸과 마음을 활기차게 하고 기분을 상승시키는 특징이 있다. 휘발 속도가 가장 빨라 약 3시간 이내에 공기 중으로 증발하며, 블렌딩 후 처음 맡을 수 있는 향으로 향수나 블렌딩 오일의 첫 인상을 담당한다. 탑 노트는 블렌딩에서 20~40% 정도를 차지한다.

미들 노트(Middle Note)는 약 4~6시간 동안 지속되며, 휘발 속도가 보통으로 향수에서 향의 특징을 결정짓는 노트로, 하트 노트(Heart Note)라고도 불린다. 주로 자스민, 라벤더, 마조람, 로즈 등 꽃과 허브에서 추출되며, 소화와 대사 기능 촉진에 도움을 주는 오일들이 많으며, 블렌딩 시 미들 노트는 40~80%를 차지한다.

(2) 종류

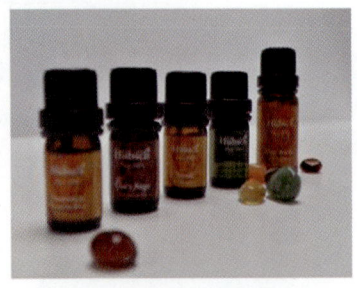 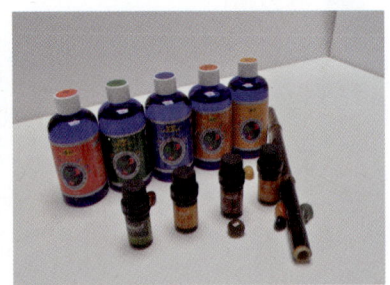

[그림 32] 에센셜 오일

  천연 에센셜 오일은 화학 성분이 포함되지 않은 오일로, 식물명, 사용된 식물 부분, 원산지, 추출 방법 등을 명시한다.

  이제 많이 사용되는 에센셜 오일을 일반명, 학명, 추출 부위 및 방법, 분류, 특징 및 효능, 원산지, 주의점을 포함하여 추출 방법에는 증기증류법(steam distillation), 냉압착법(expression), 냉침법(enfleurage), 솔벤트 추출법(solvent extraction), 이산화탄소 추출법(carbon dioxide extraction), 하이드로디퓨전(hydrodiffusion) 등이 있지만, 주로 사용되는 증기증류법과 냉압착법만 포함하였다.

2. 에센셜오일 종류(Essential oil types)

1) 탑 노트(Top note)

① 버가못(Bergamot): 상쾌한 느낌의 과일 향, 불안, 우울 및 긴장 완화효과뿐만 아니라 식욕부진, 구취 제거 및 질소양증 완화에 도움을 줌
 • 주의점: 햇빛 노출 자제, 광독성

② 유칼립투스(Eucalyptus): 맑고 강한 향, 신경쇠약, 두통, 신경통, 관절염 완화 및 천식, 코 막힘, 감기 증상 개선
 • 주의점: 고혈압, 간질환자, 임산부, 어린이

③ 레몬(Lemon): 감귤향, 스트레스 완화, 집중력과 기억력 향상 및 미백작용, 소화력 증진
  · 주의점: 예민피부, 광독성

④ 클라리 세이지(Clary sage): 허브향과 머스크향, 진정, 항우울, 통경작용 및 모발 성장, 항염증 등 완화
  · 주의점: 간질, 임산부

⑤ 바질(Sweet basil): 상큼하고 스파이시한 향이 강함 집중력 향상, 여드름 피부 개선 및 소화 촉진에 도움을 줌
  · 주의점: 예민피부, 임산부

⑥ 그레이프 프루트(Grapefruit): 새콤하고 달콤한 향이며 항우울, 림프기능 촉진, 스트레스 완화에 도움을 줌
  · 주의점: 햇빛 노출 자제 광독성

⑦ 만다린(Mandarin): 감귤향, 진정작용, 소화촉진, 항우울, 세포 성장 촉진 및 이뇨 작용, 셀룰라이트 개선 작용에 도움을 줌
  · 주의점: 예민피부, 광독성

⑧ 페퍼민트(Peppermint): 민트향, 집중력 강화, 강장효과, 해독 작용 우수 및 생리통과 월경불순 개선에 도움을 줌
  · 주의점: 예민피부, 임산부

⑨ 티트리(Tea tree): 상쾌하고 시원한 향, 살균, 항균, 면역 강장, 항감염증 작용 및 여드름, 무좀균 등 박테리아 박멸 완화에 도움을 줌
  · 주의점: 예민피부

2) 미들 노트(Middle Note)

① 레몬그라스(Lemongrass): 신선한 풀향, 소화기계 강장, 살균 효능, 이뇨작용 및 피부 탄력 증진, 피지 분비 조절
  · 주의점: 예민피부, 광독성

② 팔마로사(Palmarosa): 장미를 연상시키는 풀향, 신경안정, 항균, 살균 및 세포재생, 보습 기능
  · 주의점: 임산부

③ 라벤더(Lavender): 깨끗하고 달콤한 나무향, 불면증, 노여움, 심리적 피로 완화 및 여드름, 무좀, 화상 등 개선 효능
  · 주의점: 임신 초기, 저혈압

④ 로만 캐모마일(Chamomile Roman): 달콤한 사과향, 우울, 불안, 불면증, 편두통 완화 및 식욕부진, 생리통, 생리불순, 갱년기 증상 완화
  · 주의점: 임신 초기

⑤ 저먼 캐모마일(German Chamomile): 달콤한 사과향, 우울, 불안, 불면증, 편두통 완화 및 식욕부진, 생리통, 생리불순, 갱년기 증상 완화
  · 주의점: 임신 초기

⑥ 미조람(Marjoram): 향신료, 약간 매운 향, 스트레스, 불면, 두통 등 완화 및 변비, 근육통, 천식, 소화불량 증상 개선
  · 주의점: 통경작용, 졸림 증상

⑦ 일랑일랑(Ylang-ylang): 관능적인 이국적인 향, 분노, 좌절, 불안 등 완화 및 피지조절작용(최음작용)
  · 주의점: 두통, 구토

⑧ 로즈(Rose absolute): 진한 로즈향, 갱년기 증상과 여성질환 개선 및 항노화
  · 주의점: 임신 초기

⑨ 쥬니퍼베리(Juniperberry): 따뜻한 나무향과 약간의 후추향, 신경강장, 이뇨 작용, 항균 작용 및 피부염 완화, 셀룰라이트 감소 작용
  · 주의점: 임산부, 신장질환자

⑩ 제라늄(Geranium): 풀잎과 연한 장미향, 근심, 긴장, 스트레스 완화 및 생리 불순, 다리 부종, 갱년기 장애 증상 개선
  · 주의점: 예민피부, 임산부

⑪ 네롤리(Neroli): 오렌지 꽃향으로 달콤하고 쏘는 향, 불면증, 진정작용, 항우울, 세포활성화 작용 및 피부에 수렴 효능
  · 주의점: 임산부, 영유아 소량 사용, 광감 작용, 알레르기 반응, 강한 향으로 소량 사용

⑫ 로즈마리(Rosemary): 청량하고 깨끗한 허브 향, 신경강장, 소화촉진, 진통, 이뇨작용 및 식용 허브
  · 주의점: 간질, 고혈압, 임산부

⑬ 스윗 펜넬(Sweet fennel): 감초 비슷한 향, 소화기능 강화, 해독작용, 진통작용 효과
  · 주의점: 간질, 임산부, 예민피부

⑭ 파인(Pine): 소나무 향, 정신적 스트레스 완화, 혈액순환 개선 및 건성피부 개선
  · 주의점: 임산부

⑮ 사이프러스(Cypress): 솔잎과 오렌지 향을 연상시키는 상쾌한 향, 진정작용, 집중력 강화, 심리적 안정 및 피부와 안면홍조 개선 기능
  · 주의점: 고혈압, 임산부, 예민피부

3) 베이스 노트(Base Note)

① 타임(Thyme): 시원한 풀향, 방충, 살균, 항바이러스, 항염증 작용 및 탈모 예방 효과
  · 주의점: 고혈압, 임산부, 예민피부

② 시나몬(Cinnamon): 계피향, 긴장, 위 경련, 통증 완화 및 소화불량, 식욕부진, 감지 등 개선
  · 주의점: 임신 초기

③ 프랑킨센스(Frankincense): 수지향, 진정작용, 항우울, 면역력 강화, 거담 작용 및 피지 분비 조절, 잔주름 예방
  · 주의점: 임산부 어린이 주의, 고농도 사용금지

④ 진저(Ginger): 생강의 톡 쏘는 향, 진통 완화, 혈핵 촉진, 거담작용, 소화 촉진 및 감기 완화
  · 주의점: 예민피부, 광독성

⑤ 파츄리(Patchouli): 흙향, 나무향, 입 냄새 예방, 살균, 방충 작용 및 보습과 재생효과, 포 만감, 식욕 억제

⑥ 샌달우드(Sandalwood): 진한 나무향, 우울, 불안, 긴장 등 해소 작용 및 기관지염, 습진, 두드러기 등 완화작용

⑦ 시더우드(Cedarwood): 따뜻한 나무향, 우울, 불안, 긴장 등 해소 작용 및 셀룰라이트 분해, 림프순환
  · 주의점: 복용 시 태아에게 위험함

⑧ 미르(몰약Myrrh): 약간 쓴향, 방부, 향균, 향염, 기억력 상승, 노화피부, 무기력 증진, 심신안정
  · 주의점: 초기 임산부, 자궁 수축, 출산 직전 출산을 돕는 역할을 함

⑨ 자스민(Jasmine absolute): 강렬한 이국적인 꽃향, 밤에 피는 남성의 꽃으로 진정작용, 항우울 작용, 호르몬 조정작용 및 분만 촉진작용
· 주의점: 임산부, 아토피, 알레르기 피부 사용금지

4) 보관 및 주의사항

① 에센셜 오일은 고농축 영양물질이므로 사용과 보관 시 다음 사항들을 주의해야 한다. 에센셜 오일은 고농축 액체이므로, 희석하지 않은 상태로는 피부에 도포를 금지한다.
② 사용 전에 손목이나 귀 뒷면에서 패치 테스트를 실시하여 알레르기 반응이나 피부 적합성을 확인해야 한다.
③ 임산부, 고혈압, 간질 환자 등에게 사용이 금지된 오일은 주의해야 한다.
④ 직사광선에 약한 에센셜 오일은 갈색 유리병에 보관하고, 뚜껑을 닫아 시원한 곳에 보관해야 하며, 어린이가 접근하지 않도록 주의한다.
⑤ 에센셜 오일의 유효기간은 약 2년이며, 개봉 후 1년 정도 유지된다. 과일 추출 오일은 보존 기간이 약 6개월로 짧고, 블렌딩 오일은 1~3개월 내에 사용하여야 한다.

3. 캐리어 오일(Carrier oil)

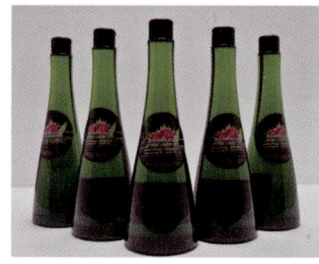 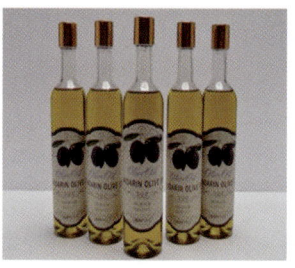

[그림 33] 캐리어 오일

1) 정의 및 개요

에센셜 오일을 블렌딩하여 피부에 도포하거나 매뉴얼 테크닉에 사용할 경우, 반드시 희석해서 사용한다. 이때 사용하는 식물성 오일을 캐리어 오일(carrier oil) 또는 베이스 오일(base oil)이라고 한다.

캐리어 오일은 식물의 종자를 냉압착하여 추출한 100% 식물성 오일로, 에센셜 오일과 달리 휘발성 향기 분자는 없다. 에센셜 오일의 성분을 안전하게 피부에 전달해주는 역할을 한다.

2) 종류

아로마 테라피에서 캐리어 오일은 종류와 효능이 다양하기 때문에, 사용 목적과 용도에 맞는 선택이 중요하다. 자주 사용되는 캐리어 오일의 영문명과 주요 특징을 이해하기 쉽게 정리하였다.

[표 22] 캐리어 오일

영어명	특징 및 효능
Jojoba oil 호호바 오일	항산화와 항균 작용이 매우 우수 피부의 천연 피지와 거의 유사하여 여드름 피부에 사용 가능 피부와 친화력이 높음
Almond oil 아몬드 오일	약간 노란색을 띠는 오일로 비타민, 미네랄, 올레인산, 리놀산 등이 풍부하여 습진 개선에 효과적 거칠고 건조한 피부, 튼살 및 가려움증 완화에 좋음
Apricot kernel oil 살구씨 오일	영양소가 풍부하여 건성과 노화피부에 좋음 소염작용, 항균작용, 각질제거 및 미백 효과를 가짐
Grapeseed oil 포도씨 오일	가볍고 끈적임 없이 냄새가 적어 사용하기 편함 민감성과 지성 피부에도 적합하며 항산화 작용과 방부 효능이 뛰어남
Olive oil 올리브 오일	점성과 유분감이 많아서 지성 피부에 부적절하지만 악건성에는 효과적 모발관리, 피부 진정효과와 보습 효과가 강함 다른 캐리어 오일에 비해서 향이 강하지만 다른 캐리어 오일과 혼합해서 사용하기 적절함
Coconut oil 코코넛 오일	야자열매에서 추출한 점성이 약한 식물성 오일 라우르산이 풍부하고 부드러우며 에센셜 오일의 용해도가 높음 모든 피부에 적합

Avocado oil 아보카도 오일	지방성분이 많고 영양소가 풍부하여 밀림의 버터라고 함 건조한 피부와 습진성 피부 개선 효능이 뛰어나서 노화피부와 악건성 피부 등에 사용 가능
Wheat germ oil 맥아 오일	소맥의 씨눈을 건조 후 압착한 식물유 비타민E의 함유량이 높아 강력한 항산화 효능을 가짐 건조하고 손상된 피부의 재생과 피부탄력을 촉진시킴
Rose hip seed oil 로즈힙 오일	들장미 열매의 씨방을 압착한 식물유 리놀산, 올레인산과 팔미트산 등과 같은 불포화 지방산뿐만 아니라 비타민 C의 함유량이 높아 피부재생을 촉진시키며 화상 상처 개선에 효과적임 다른 캐리어 오일과 10% 정도 혼합하여 사용하면 좋음
Evening primrose oil 달맞이꽃 종자유	무색이거나 약간 노란색을 띠며 사향이 나는 오일로 리놀린산 함유량이 높아 아토피 피부염 개선 등에 효과적임 공기중에 쉽게 산화되기 때문에 밀봉 후 냉장보관해야 함
Sesame oil 참깨씨 오일	불포화 지방산, 칼슘, 비타민 E, 마그네슘 및 인이 다량 함유되어 있는 오일 피부 질환, 신진 대사 기능, 순환기계 장애 및 통증 완화 작용 식용과는 다르게 냉압착으로 열을 가하지 않은 상태에서 추출한 식물유
Hazelnut oil 헤이즐넛 오일	영양이 풍부하여 피부보습 기능이 뛰어남 수렴작용으로 모공 수축 기능을 가지므로 지성피부와 여드름 피부에 효과적임
Borage oil 보리지 오일	감마리놀렌산의 함유량이 높아 항노화 기능을 가짐 세포 재생을 촉진시키며, 폐경기 증후군을 완화시킴 산패하기 쉽기 때문에 반드시 냉장 보관해야 함

4. 사용법(Uses)

사용법에서는 에센셜 오일을 활용하는 다양한 방법과 함께, 피부 유형별, 증상별로 적절한 오일 선택과 사용법을 다룬다.

1) 활용방법

에센셜 오일은 흡입법, 스팀법, 습포법, 목욕법, 매뉴얼 테라피 등 다양한 방법으로 적용할 수 있다.

이러한 활용법을 간략히 정리하여, 아로마 테라피를 효과적으로 사용할 수 있도록 기본 자료로 구성하였다.

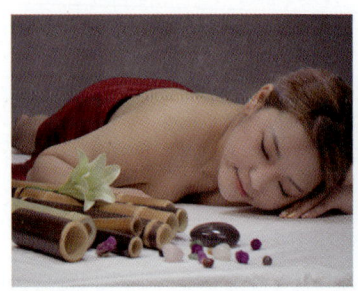
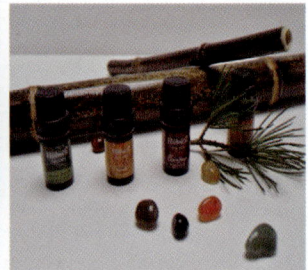

[그림 34] 아로마

① 흡입법
  ㉠ 건식: 손수건이나 티슈에 에센셜 오일 2~3방울을 떨어뜨려 몇 분간 흡입하면, 기침 등 호흡기 증상 완화에 효과적이다.
  ㉡ 램프 발향: 아로마 확산기(디퓨저)에 에센셜 오일 3~5방울을 떨어뜨려 약한 열로 1~3시간 정도 확산시키면, 실내 가습과 함께 흡입 효과를 얻을 수 있다.

② 스팀법: 끓는 물이 담긴 넓은 그릇에 에센셜 오일을 몇 방울 떨어뜨린 후, 수건으로 얼굴을 감싸 스팀을 코로 흡입하면서 약 10분간 유지한다.
  이 방법은 감기와 호흡기 질환 완화, 피부 보습에 효과적이다.

③ 목욕법
  ㉠ 전신욕: 따뜻한 물이 담긴 욕조에 에센셜 오일 10~15방울과 유화제(우유, 꿀, 소금 등)를 넣어 잘 섞은 후, 10~20분간 온몸을 담가 흡수시키는 방법이다. 유화제는 오일이 물에 잘 섞이도록 도와주는 역할을 한다.
  ㉡ 반신욕: 따뜻한 물을 허리 높이 이상 받는 반신욕 욕조에 에센셜 오일 5~6방울을 떨어뜨린 후, 약 5~10분간 몸을 담그는 방법이다.
  ㉢ 족욕과 수욕: 따뜻한 물을 큰 그릇에 받아 발목이나 손목이 잠기도록 하고, 에센셜 오일 1~3방울을 떨어뜨린 후 5~10분간 해당 부위를 담가 따뜻하게 해주는 방법이다.

④ **습포법**: 따뜻한 수건에 에센셜 오일 2~3방울을 떨어뜨려 해당 부위에 감싸 듯 올려주는 방법으로, 통증 완화, 울혈 제거, 항염, 혈액순환을 개선한다.

⑤ **뱀부 테라피 혼합**: 아로마 테라피의 꽃이라 불릴 만큼 효과적인 방법으로, 매뉴얼 테라피를 인체에 직접 적용하는 방식이다. 목적에 맞는 캐리어 오일과 에센셜 오일을 블렌딩한 후, 몸통이나 얼굴에 도포하고 각 부위에 알맞은 대나무 스틱을 사용해 테크닉을 적용한다. 이 방법은 이완, 스트레스 완화, 근육통 개선, 혈액순환 및 림프순환 개선에 효과적이다.

⑥ **스톤 테라피 혼합**: 스톤과 아로마를 활용한 마사지는 따뜻한 열 자극과 에센셜 오일의 향이 결합 되어 복합적인 치료 효과를 유도하는 통합 테라피 기법이다. 이 마사지는 근육 이완, 혈액순환 촉진, 스트레스 완화, 피로 회복, 면역력 강화에 효과적이며, 특히 냉증, 만성 피로, 긴장성 두통, 수면 장애 등의 증상 개선에 유익하다. 아로마 에센셜 오일과 병행할 경우, 심신 안정 및 생리적 균형 회복에 대한 시너지 효과가 더욱 두드러진다.

2) 뱀부와 아로마 테라피(Bamboo and aroma therapy)

뱀부와 아로마 테라피의 조합은 뱀부 테라피의 효과를 극대화하며, 고객에게 더욱 심층적인 치료 효과를 제공할 수 있다. 이 조합은 셀룰라이트가 주로 발생하는 허벅지, 엉덩이, 복부 부위에서 노폐물과 지방의 배출을 촉진하고, 긴장된 근육과 통증 부위에 깊은 이완 효과를 전달하여 만족도의 시너지 효과를 얻을 수 있으며, 특히, 이 과정에서는 에센셜 오일과 캐리어 오일의 정교한 블랜딩 방법과 각 증상에 맞는 최적의 조합을 다루어, 더욱 효과적인 치료가 이루어질 수 있도록 한다.

3) 블랜딩(Blanding)

고객들의 불편감을 해소하기 위한 아로마 테라피에서는 우선 고객의 욕구와 증상을 정확히 파악하는 것이 중요하다. 상담을 통해 습진, 염증, 근육통, 생리 전 증후군, 여드름, 피부질환, 건조, 스트레스 등 다양한 문제점을 확인하고, 고객의 체질과 선호도에 맞는 에센셜 오일을 선택해야 하며, 고객의 불편감은 여러 증상으로 나타날 수 있으므로, 단순히 근육통이나 편두통을 완화하는 오일을 선택하는 것보다 혈액순환 개선, 셀룰라이트 배출 촉진 등 근본적인 원인을 해결할 수 있는 오일을 선택하는 것이 중요하다.

일반적으로, 에센셜 오일 블랜딩은 베이스 노트, 미들 노트, 탑 노트 세 가지 오일을 조화롭게 섞는 것이 가장 무난하며, 향이 역하지 않게 느껴진다. 그러나 목적에 따라 탑 노트만 블랜딩하여 자극을 줄 수도 있으므로, 블랜딩은 정해진 규칙이 있지만, 실제 경험에 따라 유연하게 적용할 수 있는 분야라고 할 수 있다.

블랜딩 비율은 일반적으로 얼굴에 적용 시 0.5~1%, 바디에 적용 시 약 2%로 희석하여 사용하는 것이 권장한다.

드롭형(drop) 에센셜 오일 1방울은 약 0.05ml이다. 그러므로 2% 희석하려면 캐리어 오일 20ml에 에센셜 오일 8방울을 혼합하며, 대부분의 고객은 바디에 적용 시 약 20ml 정도의 캐리어 오일이 필요하며, 정확한 비율로 희석하기 위해서는 캐리어 오일과 에센셜 오일의 양을 정확히 측정하는 것이 중요하다.

예를 들어, 셀룰라이트 배출을 원하는 고객에게는 이뇨작용, 셀룰라이트 배출, 혈액순환 촉진에 효과적인 사이프러스(cypress), 그레이프푸르트(grapefruit), 쥬니퍼베리(juniper berry) 에센셜 오일을 선택하고, 포도씨유나 아보카도 오일 같은 캐리어 오일을 선택하여 블랜딩할 수 있다.

블랜딩은 고객의 상황과 선호도에 맞추어 유연하게 조정할 수 있다. 예를 들어, 낮에 바디 관리를 받는 고객에게는 사이프러스 : 그레이프푸르트 : 쥬니퍼베리를 3 : 2 : 3 비율로 포도씨유 20ml에 혼합할 수 있다. 하지만 여드름 피부를 가진 고객이라면 포도씨유와 아보카도유를 9 : 1 비율로 혼합하여 적용할 수 있다.

또한, 쥬니퍼베리의 향을 선호하는 고객에게는 사이프러스 : 그레이프푸르트 : 쥬니퍼베리를 2 : 2 : 4 비율로 포도씨유 20ml에 블랜딩하여 사용할 수 있다.

이처럼 블랜딩은 고객의 피부 상태와 향 선호도를 반영하여 원칙적인 비율 내에서 다양한 방식으로 적용할 수 있으며, 로션이나 크림에 에센셜 오일을 혼합하여 국소 부위에 사용함으로써 수분과 영양을 공급할 수 있다.

(1) 피부타입에 따른 예시

피부타입과 목적에 맞춘 에센셜 오일과 캐리어 오일의 예시들은 [표 23]에 정리되어 있다. 이 예시는 일반적인 경우에 해당하지만, 개인차가 있을 수 있으므로 첩보테스트를 통해 알레르기 반응을 확인한 후 고객에게 적용해야 한다.

첩보테스트는 피부에 알레르기 반응이 없는지 확인하는 기본적인 절차로, 오일의 안전한 사용을 위해 필수적이다. 따라서, 오일 선택 후 반드시 이 테스트를 실시하는 것이 중요하다.

[표 23] 피부타입에 따른 에센셜 오일 사용 예시

피부타입	특징과 목적	에센셜 오일	캐리어 오일
정상피부	피부의 생리적 기능이 가장 좋은 상태로 수분 및 유분 상태가 균형적임	거의 모든 에센셜 오일 사용 가능 제라늄(geranium), 로즈(rose absolute), 네롤리(neroli), 라벤더(lavender) 등	호호바 오일(jojoba oil), 로즈힙 오일(rose hip seed oil) 등
건성피부	피부의 유분과 수분이 부족하고 건조하여 잔주름이 잘생기며, 피부에 윤기가 없음	저먼과 로만 캐모마일(german and roman chamomile), 로즈우드(rosewood), 라벤더(lavender) 등	달맞이꽃 종자유(evening primrose oil), 맥아 오일(wheat germ oil) 등
지성피부	유분이 과도하여 모공이 넓고 피부에 여드름성 문제가 발생	일랑일랑(ylang-ylang), 티트리(tea tree), 저먼 캐모마일(german chamomile), 자스민(jasmone), 로즈우드(rosewood), 버가못(bergamot) 등	헤이즐넛 오일(hazelnut oil), 포도씨 오일(grapeseed oil) 등
노화피부	피부의 생리적 기능이 떨어지면서 탄력과 윤기가 부족한 상태	라벤더(lavender), 팔마로사(palmarosa), 로즈우드(rosewood), 로즈(rose absolute), 그레이프프루트(grapefruit) 등	아보카도 오일(avocado oil), 보리지 오일(borage oil) 등
예민성 피부	피부에 수분이 부족하며 홍반 및 가려움 등의 증상이 동반됨	라벤더(lavender), 로즈우드(rosewood), 샌달우드(sandalwood) 등	포도씨 오일(grapeseed oil), 참깨씨 오일(sesame oil) 등

(2) 증상에 따른 예시

증상에 따른 에센셜 오일에 대한 예시들을 [표 24]에 정리하였다. 이 예시들은 일반적인 경우이며 개인차가 존재할 수 있기 때문에 반드시 안전성 테스트인 첩보테스트를 실시한 후 고객에게 적용해야 한다는 사실을 기억해야 한다.

[표 24] 증상에 따른 블렌딩

증상	에센셜 오일	증상	에센셜 오일
해독작용	그레이프푸르트(grapefruit), 스윗 펜넬(sweet fennel), 쥬니퍼베리(juniper berry) 등	순환계 질환	유칼립투스(eucalyptus), 라벤더(lavender), 페퍼민트(peppermint), 진저(ginger) 등
관절에 염증	저먼 캐모마일(german chamomile), 라벤더(lavender), 쥬니퍼베리(juniper Berry) 등	상처 회복	저먼과 로만 캐모마일(german and roman chamomile), 티트리(tea tree), 후란킨센스(frankincense), 샌달우드(sandalwood), 라벤더(lavender) 등
신경안정	라벤더(lavender), 로만 캐모마일(roman chamomile), 로즈우드(rosewood), 샌달우드(sandalwood) 등	저혈압	샌달우드(sandalwood), 저먼 캐모마일(german chamomile), 버가못(bergamot), 쥬니퍼베리(juniper berry) 등
감기 예방	시트러스(citrus) 계열, 네롤리(neroli), 일랑일랑(ylang-ylang), 저먼 캐모마일(german chamomile), 유칼립투스(eucalyptus), 진저(ginger) 등	면역력 강화	라벤더(lavender), 티트리(tea tree), 유칼립투스(eucalyptus), 팔마로사(palmarosa), 로즈우드(rosewood), 로즈(rose absolute), 등

[표 25] 케리어 오일의 양에 따른 에센스 오일의 농도

구분	10ml	20ml	25ml	30ml	50ml	100ml
1%	2	4	5	6	10	20
2%	4	8	10	12	20	40
2.5%	5	10	12	15	25	50
3%	6	12	15	18	30	60
4%	8	18	22	24	40	80
5%	10	20	25	30	50	100

· 에센스오일 1방울(드롭퍼 사용 시): 0.054ml
· 유아, 성인의 4/1 비율 적용

Chapter 04

스톤 테라피

스톤 테라피는 따뜻하게 데운 현무암을 인체의 특정 부위에 올리거나 문질러, 열을 부드럽게 체내에 전달하고 안정감과 이완 효과를 주는 테라피이다. 특히, 스웨디시나 뱀부 테라피와 결합한 퓨전 테라피로 활용할 수 있어 효과적이며, 현무암의 깊은 열감은 근육 긴장을 완화시키고, 관리사의 부담을 줄이면서도 충분한 자극을 줄 수 있어 시술 효율성과 편안함을 동시에 높일 수 있다.

1. 스톤 종류

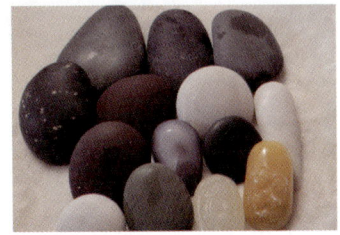 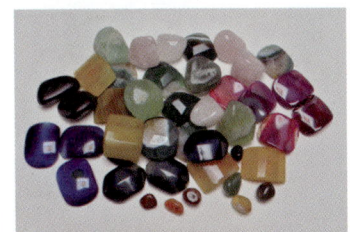

[그림 35] 다양한 스톤 종류

스톤 테라피에 사용되는 돌의 종류는 다양하다. 특히 현무암은 열 보존력이 뛰어나 테라피에 적합하지만, 가공되지 않은 자연 상태의 적절한 돌을 사용하는 것이 중하다. 단, 직접 주운 돌은 내구성이 약해 쉽게 깨지거나 갈라질 수 있어 테라피용으로 부적절하므로, 전문업체나 믿을 수 있는 곳에서 구매하는 것이 안전하다. 스톤 테라피에 사용하는 현무암의 종류는 크기와 용도에 따라 나뉘며, 다음과 같이 준비하면 좋다.

- 작고 편평한 스톤: 엄지발가락 크기, 약 10~12개
- 작은 손바닥 크기 스톤: 손바닥 위에 올릴 수 있는 크기, 약 8~12개
- 중간 크기 스톤: 손바닥으로 잡기 좋은 크기, 약 8~12개
- 큰 스톤: 어깨나 등처럼 넓은 부위에 사용, 약 4~8개

이처럼 다양한 크기의 스톤을 준비하면 부위별로 효과적인 테라피 적용이 가능하다.

2. 스톤 테라피 준비사항

스톤을 활용한 매뉴얼 테크닉을 진행하기 전에는, 고객이 스톤에 대한 거부감을 느끼지 않도록 효능과 장점을 충분히 설명해주는 것이 중요하며, 관리사는 관리 목적에 맞는 크기와 형태의 스톤을 선택해 사용 전 충분히 예열해야 한다. 스톤은 열을 오래 유지하는 특성이 있기 때문에 사용 전에 미리 준비하고 안정적인 온도로 데우는 시간이 필요하다.

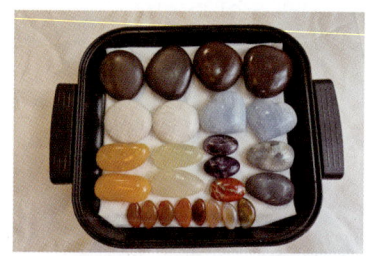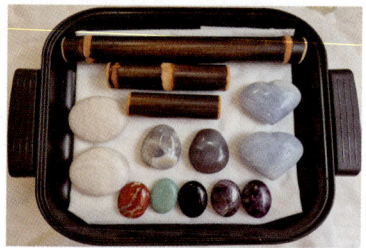

[그림 36] 전기 매직팬 위의 스톤

스톤을 따뜻하게 데우기 위해서는 사용 15분 전, 스톤 전용 온열기에 스톤을 올려 적절한 온도로 예열한다. 전용 온열기가 없을 경우에는 온습포로 감싸 따뜻한 곳에 두거나, 끓는 물에 잠시 담가 데우는 방법도 사용할 수 있다. 반대로, 스톤을 얼음물에 담가 차갑게 사용하면 쿨링 효과를 줄 수 있어 부기 완화나 진정 목적에도 활용된다.

3. 스톤 테라피 적용법

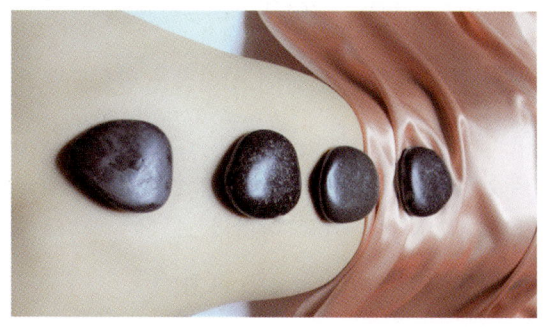

[그림37] 스톤을 등 통점 위에 올려놓기

　스톤은 고객이 원하거나 필요로 하는 특정 부위(등, 어깨, 손바닥, 다리, 복부 등)나 통증 부위에 올려놓고 사용한다. 이때, 손바닥과 손가락을 고객의 몸에 밀착시켜 손목에 무리가 가지 않도록 부드럽게 쓰다듬듯이 움직이며, 근육에 밀착해 주무르기, 올려주기 등의 동작으로 근육의 긴장을 완화하고 뭉친 부위를 효과적으로 풀어줄 수 있다.

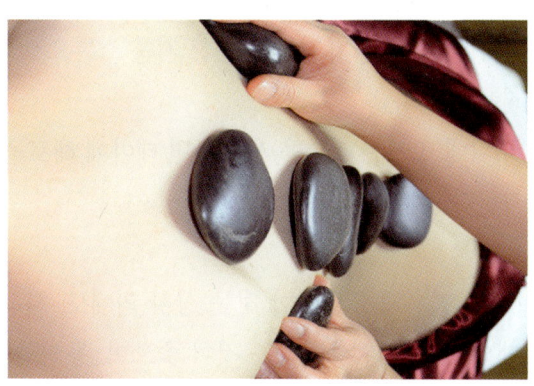

[그림 38] 스톤을 도구로 사용하기

　납작하고 둥근 스톤은 고객이 불편함을 느끼는 부위에 직접 밀착시켜 사용하며, 손 대신 섬세한 쓰다듬기나 반죽하기 동작에 적용할 수 있다. 이때 적절한 압력을 가미함으로써 손으로만 진행할 때보다 더욱 효과적으로 통증이나 불편감을 완화시킬 수 있으며, 특정 부위에 집중적인 관리가 가능해 더욱 향상된 테라피 효과를 제공할 수 있다.

4. 스톤 테라피 장점

① 근육과 근막을 이완시켜 통증을 줄이고 긴장을 완화.
② 스트레스, 불안, 불면증을 완화해 정신적 안정감을 제공.
③ 혈액순환을 촉진시켜 독소 배출과 조직의 물질교환을 활발하게 해준다.
④ 명상 효과를 유도해 마음의 평화를 증진효과.
⑤ 생리전 증후군을 완화해 불편함을 감소효과.
⑥ 손과 발의 반사부위를 자극하여 전신 건강을 개선효과.

5. 스톤 테라피 적용금기

① 당뇨성 말초신경증 등 열에 민감한 고객은 스톤 온도로 인한 손상의 위험이 있어 피하는 것이 좋다.
② 염증성 질환(윤활낭염, 류마티즈, 자가면역질환 등) 환자에게는 홍반과 부종을 유발할 수 있어 사용을 피해야 한다.
③ 동맥경화증, 혈전증, 고혈압 및 심혈관 질환 환자는 혈액순환 자극이 해로울 수 있으므로 적용을 피하는 것이 안전하다.
④ 파킨슨병 및 예민한 피부를 가진 고객은 뜨거운 스톤으로 증상이 악화될 수 있어 사용을 피해야 한다.
⑤ 임산부의 배 부위에 뜨거운 스톤을 사용하면 태아에 해로울 수 있어 해당 부위 사용을 삼가한다.

스톤 테라피를 확실히 적용하지 말아야 하는 상황 외에도, 사용 여부에 대해 고민이 될 때에는 고객의 주치의와 상의하는 것이 좋으며, 동의하에 적용하는 것이 안전하고 올바른 방법이다. 또한, 아동들은 열에 예민하여 따뜻한 돌이라도 뜨겁게 느낄 수 있으므로, 반드시 고객에게 온도를 확인받고 사용하는 것이 중요하다.

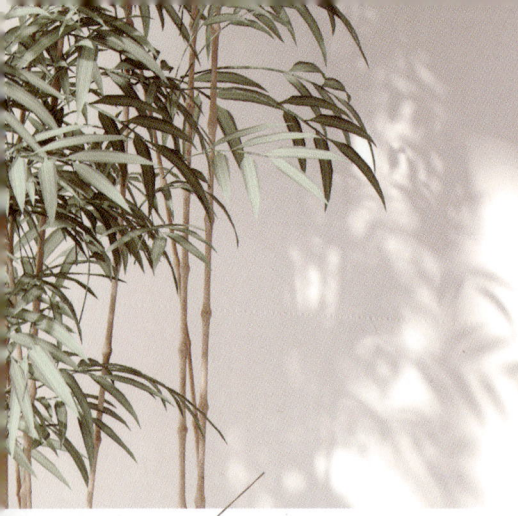

Part 03

뱀부 테라피

Part 03. 뱀부 테라피에 대한 이해와 실전 적용
이 파트는 뱀부 테라피에 대한 전반적인 이해를 높이고, 테라피스트가 실제 현장에서 효과적으로 활용할 수 있도록 필요한 이론을 정리한 내용이다.

Chapter 01. 대나무 도구의 이해
이 장에서는 뱀부 테라피에 사용되는 대나무 도구의 종류, 특성, 관리법 등을 다루며, 도구에 대한 이해도를 높이고 테라피 효능에 대한 기초 지식을 제공한다.

Chapter 02. 뱀부 테라피의 정의
뱀부 테라피의 정의, 적용 원리, 효과, 장점, 주의사항(안전성과 비적용 대상) 등에 대해 구체적으로 정리하여, 실제 시술 시 필요한 이론적 배경을 제공한다.

Chapter 03. 뱀부 테라피 역사와 기원
뱀부 테라피가 어떻게 시작되었고, 시대별로 어떤 변화를 겪어 왔는지, 또 현재 어떤 방향으로 발전하고 있는지를 살펴봄으로써 뱀부 테라피의 흐름과 트렌드를 파악한다.

Chapter 01

대나무 도구의 이해

대나무는 우리나라에서 오래전부터 널리 사용되어 온 식물로, 이름의 유래에도 흥미로운 이야기가 담겨 있다. 우리 말 '대나무'는 '대'와 '나무'가 합쳐진 합성어이다. 여기서 '대'는 대나무를 뜻하는 순수한 고유어이며, '나무'는 식물을 가리키는 일반적인 말이다.

대나무는 한자로는 '죽(竹)'이라 쓴다. 이 글자의 고대 중국 남방 발음은 '덱(tek)' 또는 '택'에 가까웠던 것으로 추정되며, 이러한 발음이 우리 말에서는 음운의 변화 과정을 거쳐 '대'로 바뀌었다. 일본어에서는 한국어의 '대'가 '다'로 변화하고, 여기에 '나무'를 뜻하는 '케(木)'가 더해져 '다케(たけ)'라는 말이 되었다.

서양 여러 나라에서도 대나무를 가리키는 말이 존재하는데, 이들은 말레이시아어의 'Bambu'에서 비롯된 것으로 알려져 있다. 영어의 Bamboo, 프랑스어 Bambou, 독일어 Babus, 스페인어 Bambu, 라틴어 Bambusa, 러시아어 Bambuk 등이 그 예이다. 말레이어의 'Bambu'는 대나무숲이 불에 탈 때 나는 폭발음에서 유래된 의성어로 전해진다.

이처럼 대나무의 이름은 지역과 언어에 따라 다양한 형태로 변화해 왔으며, 각 문화권의 언어적 특징과 역사적 교류 과정을 보여주는 중요한 자료가 되기도 한다.

뱀부 테라피에서 사용되는 대나무 스틱은 테라피스트의 손, 손목, 팔과 같은 역할을 수행하는 핵심적인 도구로서, 관리의 효과를 좌우하는 중요한 요소이다. 따라서 대나무 스틱의 주재료인 대나무에 대한 정확한 이해는 테라피의 완성도를 높이기 위해 필수적이다.

본 장에서는 대나무의 정의와 상징성을 시작으로, 그 종류, 구조, 구성 성분 및 효능, 활용도에 대해 고찰하고, 나아가 뱀부 테라피의 수기 테크닉 도구로서 대나무가 선택된 배경을 다룬다. 우선, 대나무의 기본적인 개념과 문화적 상징성에 대해 살펴보겠다.

1. 대나무의 정의 및 상징

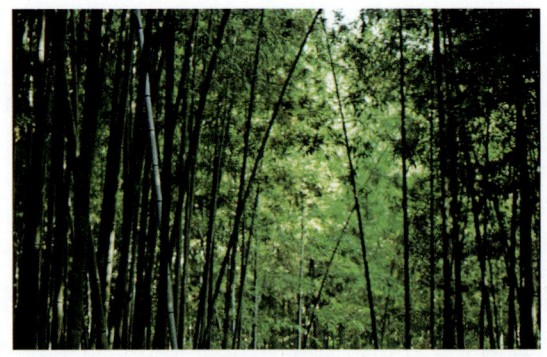

[그림 39] 대나무숲

대나무는 아시아, 아프리카, 아메리카 등 전 세계 열대 및 아열대 지역에서 광범위하게 분포하며, 고대부터 인간 생활에 밀접하게 활용되어 온 식물이다. 멕시코의 아즈텍 문명에서 옥수수가 중요한 식량 자원으로 여겨졌듯, 아시아 지역에서는 대나무가 일상과 문화 전반에 깊이 뿌리내려왔다. 특히, 대나무는 아시아의 쌀처럼 오랜 세월 인류 문명과 함께해 온 유용한 고대 식물로 평가된다.

'비 온 뒤 죽순이 솟아난다'는 뜻의 사자성어 우후죽순(雨後竹筍)은 대나무의 성장 속도를 상징적으로 보여준다. 실제로 대나무의 어린 싹인 죽순은 지구상에서 가장 빠르게 성장하는 식물 중 하나로, 국내에서는 담양 지역에서 하루 122cm까지 자란 기록이 공식적으로 보고된 바 있다.

생물학적으로 대나무는 외형상 나무처럼 보이지만, 식물학적 분류상 벼과(Gramineae, 또는 Poaceae)에 속하는 다년생 초본 식물이다. 일반적인 목본 식물(나무)과 달리, 줄기가 속이 비어 있고 마디가 뚜렷하며, 잎과 뿌리 구조도 갈대나 수수와 유사하다. 대나무는 일단 정해진 길이만큼 자라면 더 이상 신장 성장을 하지 않고, 마디마다 일정한 강도와 유연성을 갖추게 된다.

대나무의 성장 방식은 풀의 특성을 지니고 있지만, 그 높이와 군락을 이루는 생태적 구조는 나무에 가까워 '풀과 나무의 경계에 있는 식물'로 여겨지며, 이에 따라 분류학적으로도 논란이 있었다. 우리나라에서는 이러한 중간적 성질을 반영하여 '속이 빈 풀줄기(代)'에 '나무(木)'를 합친 '대나무(竹)'라는 명칭을 사용하게 되었다. 이는 대나무가 풀과 나무의 특성을 모두 갖춘 독특한 식물임을 나타낸다.

대나무는 단순한 식물을 넘어, 동아시아를 중심으로 한 환태평양 문화권에서 오랫동안 철학적, 미학적, 정신적 상징성을 지닌 존재로 여겨져 왔다. 우리나라에서는 신라 시대의 전설적인 피리인 만파식적(萬波息笛)에 얽힌 설화를 통해 대나무의 상징성이 드러난다. 전해지는 바에 따르면, 이 피리는 대나무로 만들어졌으며, 불기만 하면 온 세상의 파도가 잔잔해지고 태평성대가 찾아온다고 한다. 이처럼 대나무는 평화와 안정을 상징하는 매개로 인식되어 왔다.

대나무는 뿌리가 깊고 견고하며, 줄기는 곧게 자라고, 속이 비어 있으면서도 마디마다 단단하게 연결되어 있는 생물학적 특성을 지닌다. 이러한 구조적 특징은 예로부터 군자의 덕목과 비유되었으며, 유교적 세계관 속에서는 겸허함, 절개, 지조, 청렴, 효행, 장수 등의 인격적 가치를 상징하는 식물로 자리매김했다.

대나무는 또한 유연하면서도 탄력이 강한 특성 덕분에, 강한 외부 압력을 받더라도 부러지지 않고 쉽게 원형을 회복하는 생명력을 지닌다. 이 같은 복원력은 강인한 정신력과 재생 능력, 불굴의 의지를 상징하며, 자연의 물리적 힘을 견뎌내는 존재로서의 의미를 부여받았다. 이러한 점에서 대나무는 강인함과 유연함이 조화를 이룬 이상적인 인간상을 투영하는 상징물이 되었다

이러한 상징성은 우리나라뿐만 아니라 중국, 일본, 인도네시아, 태국 등 동아시아 및 동남아시아 전역에서 유사하게 전승되고 있다. 많은 지역에서 대나무는 예술과 문학의 소재로도 자주 등장하며, 그 미적 아름다움과 철학적 깊이를 시(詩), 노래, 회화 등을 통해 표현해왔다. 특히 선비 문화에서는 매화, 난초, 국화와 함께 사군자(四君子)의 하나로 예찬되며, 지조와 절개의 표상으로 자리잡았다.

이처럼 대나무는 단지 실용적 자원을 넘어서, 인간의 이상적인 정신성과 조화를 상징하는 존재로서 아시아 전역에서 존경과 숭배의 대상이 되어왔다.

2. 대나무 종류 및 특성

대나무는 외형상 나무처럼 자라 숲을 형성하지만, 목본 식물과는 달리 '나이테(연륜층)'가 존재하지 않으며, 속이 비어 있는 단단한 줄기(Culm)가 마디(Node)로 구분된다. 이러한 형태적 특성은 대나무의 탄성과 구조적 안정성에 기여한다.

분류학적으로 대나무는 단자엽식물(Monocotyledon)에 속하며, 벼과(Poaceae 또는 Gramineae)의 대나무아과(Bambusoideae)에 포함된다. 주요 속(Genus)으로는 Phyllostachys, Pseudosasa, Bashania, Fargesia, Bambusa 등이 있다.

대나무는 영양번식(Vegetative propagation)을 주로 하며, 이삭(Spikelet) 구조를 통해 하나 또는 그 이상의 꽃을 형성한다. 이러한 특성으로 인해, 대나무는 초본식물의 생장 형태를 유지하면서도 목질화된 구조를 갖는 특수한 식물군으로 분류된다.

현재 전 세계에는 약 120속(Genus), 1,000~1,200여 종(Species)의 대나무가 존재하며, 이들은 약 100여 개의 과(Family)에 속한다. 이 중 목본성 대나무(Woody bamboos)는 약 1,100종으로, 목재 대체 자원으로 활용될 수 있을 만큼 견고한 줄기와 빠른 생장력을 가진다.

목본성 대나무(Woody bamboo)는 일반적으로 빠른 생장속도, 높은 수고(樹高), 우수한 경도를 특징으로 하며, 열대우림과 아열대림 환경에서도 잘 생육한다. 군락을 이루는 생태적 특성 덕분에, 그 줄기와 잎은 곤충류(예: 딱정벌레), 조류, 영장류(원숭이), 포유류(판다, 설치류), 양서류(개구리) 등 다양한 생물종의 서식지이자 먹이 자원으로 기능을 한다.

대나무는 주로 따뜻하고 습윤한 열대 및 아열대 기후대에서 잘 자라지만, 추위에 대한 내성도 뛰어나 북위 46도(러시아 사할린)에서 남위 47도(칠레 남부)까지 넓은 위도 범위에 걸쳐 분포한다. 대부분 저지대에서 군락을 이루나, 일부 종은 해발 4,000m 이상의 고산지대에서도 자생하며, 예를 들어 말레이시아 적도 고지대(Equatorial Highlands)에서는 해발 4,300m에서도 생육이 확인된다.

특히, 동남아시아는 대나무 다양성의 중심지로 약 1,200여 종이 자생하며, 전체 대나무 종의 절반 이상은 중남미(Central and South America)가 원산지다. 예를 들어, Arundinaria tecta는 미국 남동부 지역의 주요 자생종이다. 한편, 중국의 광활한 대나무 숲은 대부분 Phyllostachys pubescens(모죽)로 구성되어 있으며, 이는 영화 및 예술에서 자주 묘사되는 상징적 대나무 풍경을 형성한다.

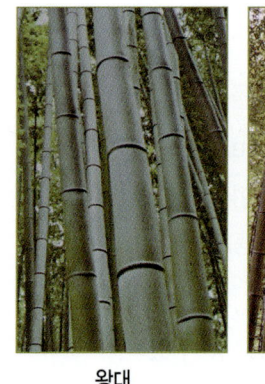 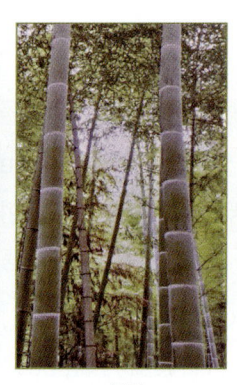 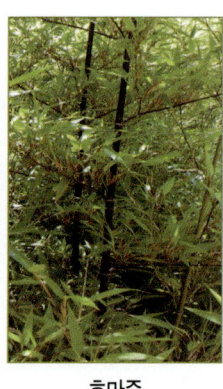 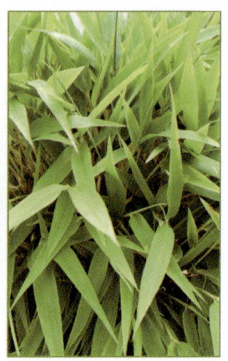

왕대　　　　분죽　　　　호마죽　　　　조릿대

[그림 40] 담양 대나무종

우리나라에서 대나무는 서해안의 충청남도 태안반도에서부터 동해안의 강원도 고성까지 분포하며, 호남과 영남 지역이 주요 서식지로 알려져 있다. 현재 국내에는 약 70여 종의 대나무가 자생하고 있으며, 주요 종으로는 다음과 같다.

왕대 (Phyllostachys bambusoides)
분죽 (Phyllostachys nigro var. henonis)
조릿대 (Sasa borealis)
호마죽 (Phyllostachys nigra f. punctata)

3. 대나무 성장 및 구조

대나무는 속이 빈 길쭉한 줄기(Culm)를 가지며, 마디(Node)를 기준으로 구분된다. 마디마다 가지와 잎이 분지되며, 잎은 가늘고 뾰족한 피침형이다. 다른 벼과 식물들과 마찬가지로 대나무는 씨앗에서 발아하여 자라며, 줄기 마디에서 작은 이삭(Spikelet) 형태의 꽃이 피고, 곡립 형태의 열매(Grain)를 맺는다.

개체의 크기는 종에 따라 다양하며, 대형 종은 최대 30m의 수고와 30cm 이상의 줄기 둘레를 가지는 반면, 소형 종은 10cm 이하로 자라는 것도 존재한다. 이러한 구조적 다양성은 대나무가 다양한 생태환경에 적응하며 진화해 왔음을 보여준다.

대나무는 종에 따라 성장 방식에서 다양한 특성을 보인다. 일부는 풀처럼 곧게 자라지만, 다른 종은 휘거나 불규칙하게 자랄 수 있다. 또한, 대나무는 연필처럼 가늘게 자라거나, 사람의 허벅지만큼 두껍게 자라기도 한다. 더 나아가, 일부 대나무는 마디 사이가 비어 있는 반면, 다른 종은 마디가 채워져 있는 등, 대나무의 구조적 특성은 종에 따라 크게 달라진다.

대나무는 세상에서 가장 빠르게 자라는 식물 중 하나로, 일부 종은 하루에 50cm까지 자랄 수 있다. 대나무의 성장 속도와 크기는 종에 따라 다르며, 7년 만에 성장을 마치는 종도 있지만, 가장 큰 대나무는 12년에서 120년 동안 60m 이상 자랄 수 있다.

대부분의 대나무는 60년에서 120년에 한 번 꽃을 피운다. 꽃이 핀 후에는 거의 모든 대나무 종이 자연적으로 죽는다. 이로 인해, 대규모로 꽃이 필 때에는 곤충과 판다와 같은 대나무를 주 서식지로 하는 동물들이 먹이를 찾아 대이동을 해야 한다. 대나무의 꽃과 관련된 주기는 30년에 한 번 또는 1세기에 한 번으로 매우

드물기 때문에, 대나무 종을 확인하는 것은 어려운 일이다. 이와 같은 대나무의 복잡한 생리적 특성은 대나무를 이해하는 데 어려움을 주며, 대나무의 번식과 생애 주기를 더욱 흥미롭고 신비하게 만든다.

이들 종은 지역별 기후와 토양 환경에 따라 다양하게 분포하며, 일부는 관상용, 일부는 산업적 또는 생태적 용도로 활용된다.

모든 생물체는 탄생, 성장, 번식, 죽음의 주기를 거치듯이, 대나무 또한 일정한 생애 주기를 따른다. 대나무의 생애는 죽순(竹筍)으로 시작된다. 죽순은 대나무의 어린 싹으로, 땅 속에서 빠르게 자라며, 이른 봄에 나타난다.

죽순은 특히 한국과 동남아시아에서 중요한 식자재로 사용된다. 구수한 맛과 아삭한 식감을 지닌 죽순은 볶음, 튀김 등 다양한 요리에 활용되며, 그 특유의 맛과 질감으로 많은 요리에서 인기 있는 재료로 자리잡고 있다. 죽순은 대나무의 성장을 대표하는 초기 단계로, 대나무 숲의 생태계와 문화에서 중요한 역할을 한다. 이렇듯 대나무는 생리적, 생태적 특성에 따라 일정한 주기를 거쳐 성장하고, 죽순을 포함한 다양한 부위가 사람들의 생활에 중요한 자원으로 사용된다.

대나무는 뿌리(Root), 뿌리줄기(Rhizomes), 줄기(Stems), 그리고 '잎(Leaves)'으로 구성되어 있으며, 각 부분은 대나무의 생리적 및 생태적 기능을 담당한다.

(1) 뿌리줄기(Rhizomes)

대나무의 뿌리줄기는 주로 영양소를 저장하고, 새로운 뿌리와 줄기가 자라나는 부위이다. 이 부위는 대나무의 성장에 필수적인 영양분을 공급하는 중요한 역할을 한다.

(2) 줄기(Culm)

대나무의 줄기는 '대(Culm)'라고 불리며, 대개 녹색을 띠지만 일부 종에서는 노란색, 보라색, 갈색, 또는 검은색을 보이기도 한다. 대나무의 줄기는 '시스(Sheath)'라는 단단한 잎으로 덮여 보호되며, 이 시스에는 성장 호르몬이 포함되어 있어 어린 줄기의 성장을 촉진한다.

(3) 마디(Node)

대나무의 줄기는 일정한 간격을 두고 약 15~45cm의 마디가 형성된다. 이 마디는 대나무가 곧게 자라도록 하는 중요한 역할을 하며, 마디 사이에는 가지와 잎이 돋아난다.

(4) 성장 과정

대나무의 성장기는 매우 빠르며, 하루에 30~60cm까지 자라는 종도 있다. 대나무는 대개 2~4m 정도 자라지 못하는 소형 종에서부터, 30m 이상 자라나는 대형 종까지 다양하다. 성장 초기에는 시스가 줄어들며, 영양가 있는 뿌리 덮개 역할을 하여 줄기의 성장을 돕는다.

(5) 성장 주기

대나무는 한 번의 성장기 동안만 자라며, 나이테가 존재하지 않는다. 대나무는 몇 년에 걸쳐 성장하는 나무와 달리, 단기적인 성장을 반복하며 성장을 멈춘 후에는 더 이상 자라지 않는다.

(6) 성장 방식

대나무의 줄기는 죽순의 두께만큼 길이가 결정되며, 완전히 자란 후에는 2~3년 동안 크기가 변하지 않고 일정하게 유지된다. 이러한 특징 때문에 대나무는 벼과로 분류된다.

(7) 뿌리와 땅속 줄기

대나무는 뿌리줄기와 땅속 줄기를 통해 밀집된 뿌리 연합을 형성하며, 대나무가 자라는 영역의 2~3배 넓은 지역에 퍼져 기틀을 잡는다.

(8) 대나무 숲의 특징

대나무는 줄기들이 아치 형태로 자라며, 잎과 가지들이 빛을 차단하는 덮개 역할을 하여 숲 속이 어둡다. 그러나 빛이 부족해도 대나무는 6m 이상 자랄 수 있다.

(9) 물과 영양분 이동

 뿌리는 물을 흡수하여 줄기를 통해 잎에 전달한다. 대나무 잎의 클로로필은 태양광, 물, 이산화탄소를 이용해 영양분을 합성하며, 이 과정을 통해 산소를 방출한다.

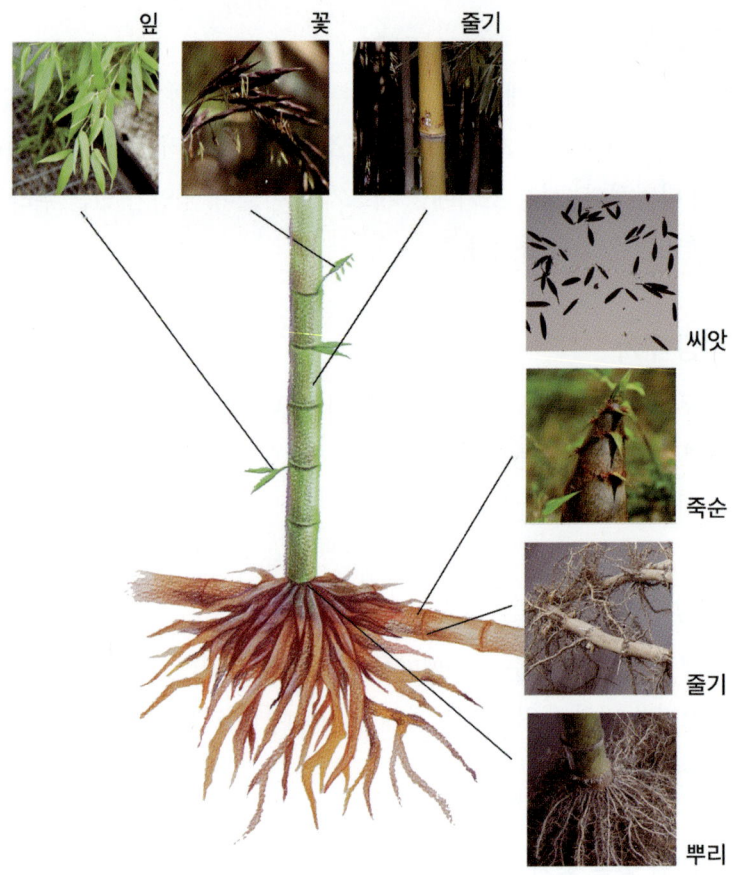

[그림 41] 대나무 구조

4. 대나무 분류

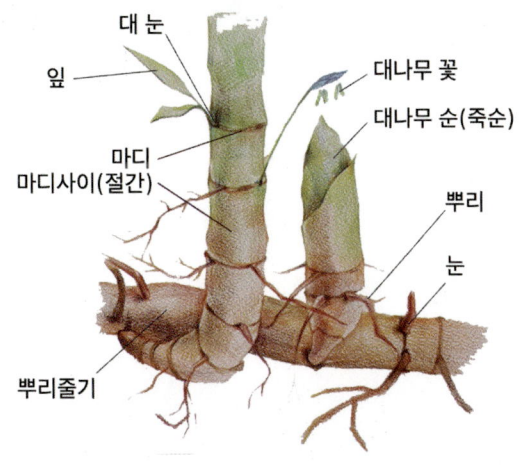

[그림 42] 뻗는 대나무

대나무는 대나무 눈(Bud), 대나무 순(New shoot), 대나무 절간(Internode) 등으로 구성된다. 대나무 눈은 뿌리줄기에서 새로운 대나무 순이 자라나는 부분으로, 이 순은 잎과 줄기를 포함한 지상부를 형성한다. 대나무 절간은 대나무 줄기의 속이 비어 있는 부분으로, 대나무의 종류에 따라 형태와 색깔이 다양하게 나타난다.

대나무는 뻗는 대나무(Running bamboo)와 덤불 대나무(Clumping bamboo)로 크게 나눌 수 있다. 뻗는 대나무는 뿌리줄기에서 대나무 눈과 뿌리가 자라면서 마디마다 잔뿌리가 발생하는 특징을 가지고 있다. 이러한 대나무는 수평으로 빠르게 번식하여 숲을 형성하고, 짧은 시간 안에 4~5m 이상 자랄 수 있다. 그 성장 속도와 번식 능력 덕분에 화분에 심지 않는 이상 집에서 키우기가 어렵다. 이들은 땅속에서 수평으로 성장하여 넓은 지역에 퍼지고, 수분을 찾기 위해 주축 대나무로부터 멀어져 자랄 수 있다.

반면, 덤불 대나무는 뿌리줄기에서 나오는 죽순이 지상 부위와 연결되며, 주로 수직으로 성장하여 느리게 번식한다. 이들은 성장 속도가 상대적으로 느리고, 땅속에서 수직으로 뻗어 자란다.

대표적인 대나무 종류로는 왕대(Phyllostachys bambusoides), 맹종죽(Phyllostachys nigra), 필리핀 대왕대나무(Dendrocalamus giganteus) 등이 있다. 왕대는 주로 남부 지역에서 자생하며, 둘레 5~13cm, 높이 10~25m로 자란다. 맹종죽은 마디가 짧고 굵어 둘레 10~20cm, 높이 10~20m로 자라며, 필리핀 대왕대나무는 세계에서 가장 큰 대나무로 둘레 약 30cm, 높이 약 35m에 달한다.

이와 같이 대나무는 다양한 형태와 특성을 가지며, 그 성장 방식과 번식 능력에 따라 여러 종류로 구분된다.

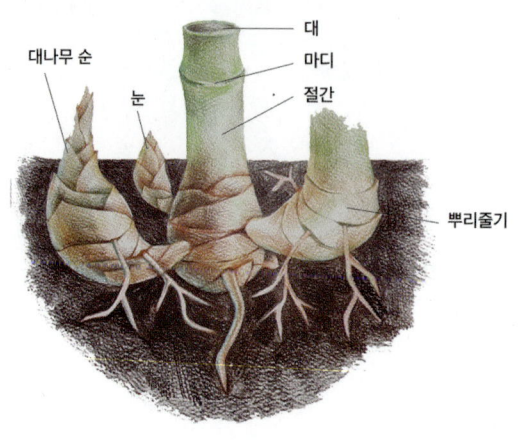

[그림 43] 덤불 대나무

덤불 대나무는 뻗는 대나무와는 다른 성장 방식을 가진 대나무로, 느리게 자라는 비침습성 대나무로, 하나의 뿌리줄기마다 하나의 대나무만 자란다. 이는 뻗는 대나무가 여러 개의 대나무를 자라게 하는 것과 달리, 새순이 여름에 빠르게 자라도 근접한 주축 대나무와 가까운 지역에서 자란다.

덤불 대나무는 뿌리줄기와 뿌리의 연합이 단단하고 꽉 차 있어야 새로운 뿌리가 발생할 수 있다. 이에 반해 뻗는 대나무는 본거지로부터 1m 이상의 범위까지 뿌리가 퍼져 나가지만, 덤불 대나무는 나선형으로 뿌리가 자라며 뿌리의 확장이 상대적으로 제한적이다.

이 대나무는 거대하게 자라거나, 원예 식물로 키울 수 있을 정도로 작게 자랄 수 있어 가정용으로 적합하며, 벽돌이나 콘크리트를 이용하여 덤불 대나무를 키우는 것이 아름다움을 더할 뿐만 아니라 쉬운 관리가 가능하게 한다. 이러한 특성 덕분에 덤불 대나무는 가정에서 장식용으로 활용되기에 적합한 식물이다.

5. 대나무의 구성성분 및 효능

대나무는 나무와 달리 리그닌(Lignin)과 실리카(Silica)로 구성되어 있으며, 이 두 성분 덕분에 대나무는 나무보다 약 10배 더 많은 섬유질을 함유하고 있어 단단하고 튼튼하다. 대나무 대는 실리카로 덮여 있어 크리스탈 매트릭스와 같은 구조를 형성하며, 이로 인해 인장강도는 철과 탄소 합금보다 높고, 응력 저항은 콘크리트 보다 강하다.

대나무는 바람에 부드럽게 휘어지며, 겨울철 눈의 무게에도 잘 견딜 수 있다. 그럼에도 불구하고 대나무 줄기는 유연하면서도 가볍고 곧게 자라며, 환경에 따라 적응할 수 있는 특별한 특성을 가지고 있다.

이러한 대나무의 특성 덕분에, 대나무 대는 목재보다 더 큰 강성(rigidity)을 지니며 변형에 강한 성질을 보인다. 이로 인해 대나무는 구부러지거나 휘어져 다양한 형태로 변형이 가능하고, 여러 겹을 겹쳐서 안정적이고 튼튼한 구조물을 만들 수 있다. 이러한 특성은 목조 건물이나 다양한 물건 제작에 매우 유용하며, 대나무는 건축 및 가구 제작에서 중요한 자재로 활용될 수 있다.

대나무 대의 구성성분은 대체로 96.13% 탄수화물, 1.69% 조단백질, 0.03% 조지방, 1.88% 조회분으로 이루어져 있다. 대나무 추출액의 pH는 5.0~5.5이며, 폴리페놀, 카테킨, 클로로겐산, 카페산, 페롤산 등의 항노화 성분을 함유하고 있어 혈당 강하, 콜레스테롤 저하, 과산화지질 억제 등의 효과가 있다. 또한 유리당과 유기산도 포함되어 있다. 이로 인해 대나무는 고혈압, 발한, 중풍 치료 등 민간약으로 사용되며, 방부 작용도 있는 것으로 알려져 있다.

6. 대나무 활용

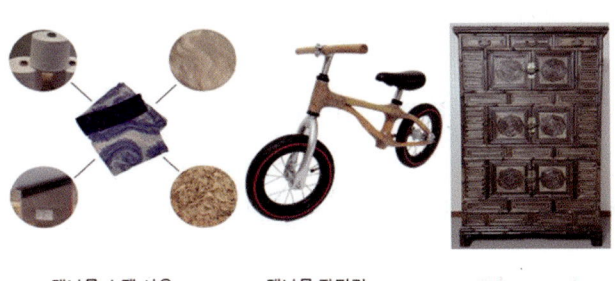

대나무 소재 섬유   대나무 자전거   대나무 오죽 장

[그림 44] 대나무의 활용품

대나무는 잘라서 사용해도 뿌리가 손상되지 않으면 하루에 30cm까지 자라기 때문에, 몇 년 후에는 원래 상태로 복구된다. 이러한 특성 덕분에 환경 파괴 없이 지속적으로 자원을 제공할 수 있으며, 탄성력과 유연성을 동시에 지니고 있다. 대나무는 강하면서도 부드러운 성질로 인해 천 년 이상 대나무 문화권에서 다양한 용도로 사용되었다.

단단한 대나무는 다리, 계단, 기구, 배수로, 주방 기구와 그릇 등에 활용되었고, 대나무 섬유질은 부드러워 옷, 수건, 침구류 등으로도 사용되었다. 또한 대나무의 골격은 여러 마디로 나누어져 있어 악기 재료로도 활용되었다.

우리나라에서는 예로부터 젓가락, 숟가락, 식탁용 깔개, 찜통 등 다양한 생활용품을 대나무로 제작되어 왔다. 대나무는 식용(죽순), 죽세공품, 건축 자재, 종이 원료 등으로도 널리 활용되었으며, 말라 죽은 대나무의 뿌리는 지팡이나 예술 조각품 제작에도 사용되었다.

중국에서는 남부 지역에 자생하는 죽순대(Phyllostachys pubescens var. heterocycla)를 활용해 꽃병, 화분 장식, 램프 받침대 등 실용적이고 장식적인 용품을 만들어왔다.

일본에서는 대나무의 곡선을 지붕 무늬로 사용하거나 창틀, 가구 테두리를 장식하는 데 쓰였고, 집안의 액운을 막는 의미로 구석에 배치하기도 했다고 한다. 또한, 섬세하게 다듬은 대나무는 다도(茶道)에서 전통적으로 말차를 저어 거품을 내는 도구(차센)로 지금까지도 활용되고 있다.

대나무는 동양권뿐만 아니라 남아메리카 지역에서도 다양한 방식으로 활용되었다. 콜롬비아, 베네수엘라, 에콰도르, 페루, 볼리비아, 파라과이, 우루과이, 아르헨티나, 칠레, 브라질 등에서는 특히 속이 비고 질긴 줄기를 가진 왕대나무(Giant bamboo)를 주요 자재로 사용했다. 이 지역에서는 대나무를 시멘트, 금속망, 진흙 기와로 이루어진 무거운 지붕을 지탱하는 구조물의 주재료로 활용했으며, 얇고 가는 대나무는 바구니 제작에 쓰이거나, 지붕의 보조 구조물(서까래) 사이에 배치해 헤링본 패턴(Herringbone pattern)과 같은 전통적이고 독특한 무늬를 표현하는 데 사용되었다. 이처럼 대나무는 남미에서도 건축 및 생활문화 전반에 걸쳐 중요한 자원으로 자리해 왔다.

에콰도르(Ecuador)의 건축가들은 대나무를 전통적이면서도 실용적인 건축 재료로 활용해왔다. 대나무 줄기의 마디를 정리하고 평평하게 다듬은 후, 이를 나무 지지대 사이의 지간 구조물이나 건물 외피로 사용하였다. 또한, 정자형 본체에서 파생된 쌍곡선포물선 지붕 구조에는 강도 높은 대나무 장대를 활용해 안정적인 곡면을 구현하였다.

브라질에서는 카톨릭 대학교에서 어린이와 노인을 위한 경량 보행기 디자인에 대나무를 활용하여, 기능성과 미학을 동시에 충족하는 창조적 디자인의 모티브(Motive)로 삼았으며. 매뉴얼 테라피 도구, 조각품, 공예품으로도 활용되어 왔다. 이러한 용도는 대나무의 가볍고 유연하면서도 강한 특성을 기반으로 한다.

하지만 산업화와 합성재료의 대중화로 인해 최근에는 대나무의 실용적 활용도는 감소하고 있으나, 지속가능성과 생태적 가치 측면에서 대나무는 다시 주목받고 있다.

7. 대나무를 테라피에 접목한 이유

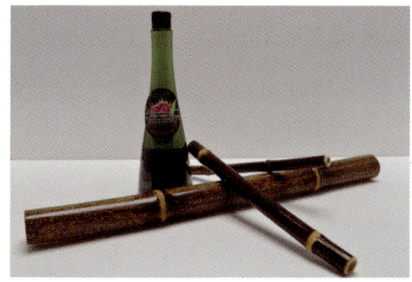 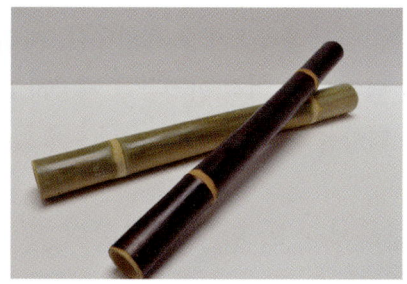

[그림 45] 대나무 스틱

대나무는 동서양 문화권에서 오랜 기간 친숙하게 인식되어온 식물로, 동아시아에서는 장수, 강인함, 다산 등의 길조로 여겨졌으며, 길상적 상징성을 지닌 식물로 문화 전반에 널리 쓰였다.

탁월한 생장 속도와 생물량 생산성을 바탕으로 토양 유실 방지 및 생태계 보전에 기여하며, 지속 가능한 순환형 바이오매스로 활용된다.

기후 적응성이 높고, 소재로서의 경제성 또한 우수하여, 최근에는 뷰티·헬스 산업의 매뉴얼 테라피 도구 등 기능성 제품의 친환경 대체소재로 각광받고 있다.

이러한 특성으로 인해 대나무는 전통적 용도에서 나아가 현대 산업 전반에 적용 가능한 미래지향적 친환경 원료로 주목받는다. 대나무 스틱은 가격 적인 장점 외에도 환경을 훼손하지 않고 쉽게 구할 수 있는 친환경적인 소재로, 강하고 유연하여 다양한 방식으로 활용될 수 있다. 특히, 친환경적인 뷰티 관리를 선호하는 고객의 요구를 충족시키는 데 적합하다. 대나무의 자연적인 질감과 색상, 섬유 특성 덕분에 테라피에 적용할 때 다양한 형태와 크기를 제공할 수 있어, 고객의 원하는 강도로 특정 부위의 긴장과 통증을 감소시키는 데 유효하다. 등, 목, 어깨, 팔, 다리 등 다양한 부위에 맞춰 강도를 조절하며 효율적으로 관리할 수 있다. 또한, 대나무 스틱은 강도와 유연성을 갖추고 있어 근막, 근육, 통증점 관리에도 적합하여 보다 전문적인 테라피 도구로 활용할 수 있다.

대나무의 외벽은 실리카(Silica)로 덮여 있어 구조적으로 강하면서도 유연하고 경량의 특성을 지니고 있다. 이러한 물리적 특성으로 인해 대나무 스틱은 근육을 자극할 때 신진대사를 촉진하고, 체내 축적된 독소 및 노폐물 배출을 돕는 데 유리한 효과를 발휘하며. 대나무는 열전도율이 낮아 열을 오랫동안 유지할 수 있어, 테라피스트가 제공하는 마사지 동안 체온 유지가 용이하며, 근육 이완을 돕는 데 효과적이다. 또한 대나무는 구입이 용이하고, 다양한 형태와 크기로 가공 가능하여 맞춤형 테라피 도구로 적합하다. 이러한 특성으로 대나무는 단순히 물리적 자극을 넘어서, 심리적 안정감을 제공하고, '뱀부 테라피'에 대한 신뢰성을 증대시키는 역할을 한다.

8. 대나무 스틱 만드는 방법

대나무 스틱을 만드는 과정은 다음과 같다.

① 대나무 선택: 단단하고 섬유질이 꽉 찬 천연 대나무를 선택
② 길이 및 크기 조정: 신체 각 부위에 맞게 다양한 길이와 너비로 대나무 스틱을 제작.
③ 표면 다듬기: 대나무의 마디 부분과 끝 부분을 매끄럽게 다듬는다.
④ 소독: 세균 및 곰팡이균을 제거하기 위해 대나무 스틱을 높은 열처리한다.
⑤ 자연 그대로 유지: 대나무의 세포벽에 포함된 실리카 성분과 방출되는 음이온이 피부 미용, 관절 건강, 혈관 건강에 도움을 준다. 따라서 대나무 스틱은 표피를 깎거나 특수 가공 처리 없이 자연 그대로 제작한다.

이렇게 제작된 대나무 스틱은 친환경적이고, 신체에 유익한 효과를 제공하며 뱀부 테라피 도구로 활용된다.

Chapter 02

뱀부 테라피의 정의

본 장은 예비 뱀부 테라피스트를 위한 핵심 이론으로, 뱀부 테라피의 주요 개념과 임상적 특성을 체계적으로 학습할 수 있도록 구성하였다.

내용에는 뱀부 테라피의 정의, 생리적·심리적 효과, 작용 기전(효과의 원리), 치료적 장점, 안전성, 그리고 금기 사항(비적용증) 등을 포함하여, 실제 시술 시 필요한 기초 지식과 전문적 이해를 제공한다.

1. 정의

뱀부(대나무)테라피는 관리사의 손과 팔을 대신하는 도구로서, 신체 부위에 적합한 길이와 굵기의 대나무(뱀부)스틱를 선택하여 매뉴얼 테크닉을 구사함으로써 혈액과 림프 순환을 촉진시키고, 근육 이완과 신체 기능 회복을 돕는 관리 기법이다.

잘 알려진 것처럼, 뱀부 테라피는 다양한 길이와 굵기의 대나무 스틱을 신체 각 부위에 맞게 사용하여, 손 대신에 반죽하고 누르고 두드리고 문질러 통증을 완화하고 뭉친 부위를 풀어 관절을 유연하게 하며 가동 범위를 확장시켜 주는 마사지 기법으로, 세계적으로 최신의 기법이라고 할 수 있다.

대나무 스틱은 인체의 심부 근육까지 쉽게 영향을 줄 수 있으며, 손을 사용하는 것보다 뭉친 부분을 더 쉽고 편안하게 풀어준다. 또한, 대나무 스틱 자체의 효능으로 호흡기 질환뿐만 아니라 스트레스 해소에도 도움이 된다.

뱀부 테라피는 대나무 스틱을 사용해 매뉴얼 테크닉을 수행하므로, 테라피스트는 더 깊은 압력을 편안하게 근육에 전달할 수 있으며, 손과 손목에 가해지는 스트레스를 줄일 수 있다. 즉, 대나무 스틱을 이용한 마사지는 마찰로 인한 압력과 열을 활용한 깊고 강한 매뉴얼 테크닉으로, 테라피스트는 상체 체중을 이용해 힘과 에너지를 전달하며 손바닥과 손목의 에너지를 30~70% 절약할 수 있다. 대나무 스틱은 테라피스트의 손을 대신해 일정한 강도의 압력으로 피부 위를 롤링하거나 근육을 위아래로 움직여 반죽하는 방식으로, 긴장된 근육을 이완시키고 통증을 완화시키며 혈액 순환과 대사 작용을 촉진시켜 준다.

뱀부 테라피스트(Bamboo practitioner)는 대나무 스틱의 다양한 크기와 종류는 해당되는 피부와 근육에 적합한 것을 골라서 사용할 수 있고, 따뜻한 대나무 스틱과 오일을 이용하여 더 효과적인 심부 매뉴얼 테크닉(Deep manual technic)의 효능을 줄 수 있다.

사용되는 대나무 스틱은 대가 비어있는 천연 유기농 제품들이 주로 사용된다. 보통 대나무 스틱의 온도는 주로 상온에 둔 상태에서 사용한다. 그러나 심부 근육에 적용되는 매뉴얼 테라피는 근육의 통증을 줄여주기 위해서 핫 스톤 테라피(Hot stone therapy)와 함께 활용되기도 한다.

특히 뱀부 테라피는 팽팽한 근육을 이완시켜 주는 매우 탁월해서 운동능력 개선에도 긍정적인 영향을 미친다. 그리고 자세가 좋지 않아 생기는 근육 통증을 완화시켜 주는데도 효과적이다.

고객이 느끼는 효능 이외에도 뱀부 테라피는 손을 사용한 관리보다 테라피스트들의 손과 손목뿐만 아니라 손가락에 무리가 되지 않기 때문에 강한 강도의 매뉴얼 테라피도 쉽게 할 수 있다. 즉, 테라피스트의 건강 유지에도 도움을 준다.

Chapter 03

뱀부 테라피 역사와 기원

뱀부 테라피는 길조의 의미를 내포하는 친환경적인 대나무 스틱을 사용하여 부드럽고 유연한 스웨디시나 딥티슈 테라피를 적용하는 자연친화적인 치료법으로 여겨진다. 본 장에서는 뱀부 테라피의 역사와 기원을 다룸으로써 이 테라피에 대한 흥미를 유발하고, 뱀부 테라피의 발전 방향과 가능성에 대해 이해할 수 있는 정보를 제공한다. 이를 통해 실전에서 뱀부 테라피의 활용 범위를 넓힐 수 있을 것이다.

대나무를 이용한 치유 기법은 수천 년 전부터 아시아와 남태평양 지역에서 전해 내려왔다. 고대 중국, 일본, 인도네시아, 필리핀 등지에서는 대나무를 생활 도구뿐 아니라 고대 힌두교, 페르시아 및 이집트에서도 순환계 질병 관리에 대나무(뱀부)스틱을 적용해 왔다. 대나무 막대나 관(管)을 굴리거나 두드려 근육과 관절을 자극하는 방식은, 원시적인 물리치료이자 혈액순환 촉진법으로 자리 잡았다.

특히 중국 전통의학에서는 대나무를 뜸, 부항, 지압과 결합하여 경락 자극 도구로 활용하였고, 일본과 동남아 지역에서는 무용·무술 훈련 전후 근육을 풀어주는 도구로 사용했다. 이러한 방식은 근육의 피로를 줄이고 부종을 완화하는 데 효과가 있어 대대로 전수되었다.

현대적인 의미의 '뱀부테라피(Bamboo Therapy)'는 20세기 후반 프랑스와 미국의 스파·마사지 산업에서 새롭게 재해석되었다. 특히 2000년대 초 Bamboo-Fusion Therapy라는 이름으로 미국 스파 업계에 도입되면서, 대나무 스틱의 온도 조절, 다양한 길이·굵기 별 활용, 전문 매뉴얼 테크닉이 체계화되었다.

한국에는 2010년대 초반 도입되어 피부미용, 에스테틱, 대체·보완요법 분야에서 활용되었으며, NCS(국가직무능력표준) 피부미용 특수관리 과목에도 접목되어 이론과 실무 교육에 사용되었다. 2017년에는 "자연이 주는 치유요법 뱀부테라피"가 발간되어 세계 최초·국내 최초의 뱀부테라피 전공서로 자리매김하였고, 이를 통해 교육과정과 시술 매뉴얼이 전문 관리 기법으로 자리 잡았다.

이어 2019년 성결대학교 교육대학원 석사학위 논문 "인지적 도제학습을 이용한 뱀부테라피 수업 지도안 개발"이 세계 최초·국내 최초 뱀부테라피 교육·지도학습 관련 논문으로 등재되며, 뱀부테라피의 학문적·교육적 체계가 한층 공고해졌다.

뱀부 테라피의 역사와 기원은 뱀부-퓨전테라피(Bamboo-Fusion Therapy)와 천지-뱀부 테라피(Tian-Di Bamboo Therapy)로 나누어 살펴볼 수 있으며, 뱀부-퓨전테라피는 타이 마사지 전문가인 나탈리 세실리아(Nathalie Cecilia)가 확립한 방법으로, 타이 테라피를 기반으로 대나무 스틱을 활용한 기법을 발전시켰다.

천지-뱀부 테라피는 에르네스토 오리티즈(Ernesto Ortiz)가 중국의 5행 철학을 바탕으로 대나무 테라피를 발전시킨 방법으로, 자연의 요소와 에너지 흐름을 통합하여 몸과 마음의 균형을 맞추는 데 중점을 둔다.

이 두 가지 뱀부 테라피의 기법을 통해 뱀부 테라피의 다양한 가능성과 활용 범위를 살펴볼 수 있다.

1. 뱀부-퓨전테라피(Bamboo-fusion)

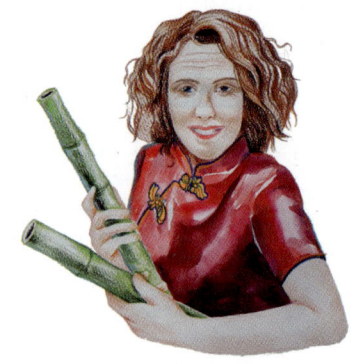

[그림 46] 뱀부-퓨전 테라피 창시자인 나탈리 세실리아

뱀부-퓨전테라피는 북미(North American) 출신의 나탈리 세실리아(Nathalie Cecilia, 이하 나탈리)가 2004년에 확립한 테라피 방법이다. 그녀는 프랑스에서 생활하다가 미국으로 이주한 후, 대나무 스틱을 활용해 고객의 심부근육을 이완시키는 최적의 방법을 개발했다.

나탈리가 뱀부 테라피를 시작하게 된 계기는 어느 날, 덩치가 큰 남자 고객이 찾아와 어깨와 목의 승모근(Upper trapezius muscles)을 강하게 눌러 풀어달라고 요청했기 때문이다. 나탈리는 고객을 의자에 앉히고, 타이테라피에서 사용하던 긴 대나무 막대를 손에 쥐고 그의 등에서 약 6발자국 떨어진 위치에 서서 어깨를 두드려주었다. 테라피 후, 고객은 그동안 받았던 다른 테라피들보다 훨씬 기운이 나고 피로도 풀리며, 뭉친 근육들이 풀린 느낌을 받았다고 고마움을 표현했다.

이 첫 번째 고객의 반응을 본 후, 나탈리는 대나무 스틱을 활용한 매뉴얼 테크닉을 연구하고 개발하기 시작했다. 그 과정에서 다른 테라피스트들도 자신들의 매뉴얼 테라피에 대나무 스틱을 적용할 수 있게 해달라는 요청을 받았고, 나탈리는 다양한 길이와 너비, 종류의 대나무 스틱을 활용하여 전체 바디에 적용 가능한 뱀부 테라피를 만들어냈다. 그 후, 교육 프로그램을 만들어 다른 테라피스트들에게 전파하기 시작했다.

나탈리는 전통적인 매뉴얼 테라피에서 팔, 손, 손목 등에 피로가 쌓여 통증이 발생하는 문제를 언급하며, 뱀부 테라피는 대나무 스틱을 활용하여 팔, 손, 손목에 무리 없이 강도를 쉽게 조절할 수 있어 고객에게 만족스러운 효과를 줄 수 있다고 말했다. 또한, 크림, 오일, 로션 등을 불편한 부위에 도포한 후 따뜻한 대나무 스틱을 사용하면 심부근육에까지 영향을 미쳐 고객의 만족도가 더욱 높아진다고 덧붙였다.

대나무 스틱을 활용한 뱀부-퓨전테라피는 바디의 뭉친 근육 부위와 근육의 반응점(Trigger points)을 효과적으로 관리할 수 있어 골격, 건, 근막, 근육의 심부까지 효율적으로 영향을 미친다. 대나무 스틱은 테라피스트의 손의 연장선으로 볼 수 있으며, 이를 통해 근육이 뭉친 부위나 반응점을 쉽게 찾아 풀어줄 수 있다. 또한 대나무 스틱은 근육과 근막을 모든 방향으로 주물러주고 스트레칭할 수 있으며, 필요한 강도의 누르기도 손쉽게 적용할 수 있는 장점이 있다.

나탈리는 뱀부-퓨전테라피를 교육과정으로 개발하여 플로리다와 미국공인자격증협회(NCBTMB)에서 자격증을 취득할 수 있도록 법적 인가를 받았다. 현재 그녀는 미국에서 뱀부 테라피 연수(Workshops)를 진행하며, 그녀의 뱀부-퓨전테라피는 다른 나라에서도 큰 인기를 얻고 있다.

2. 천지-뱀부 테라피(Tian di bamboo)

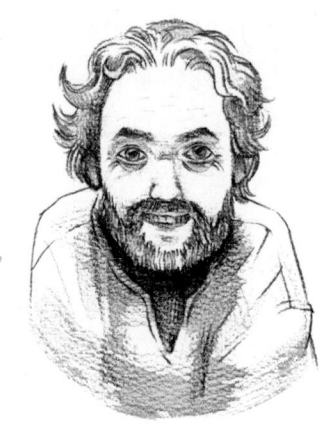

[그림 47] 천지-뱀부 테라피 창시자인 에르네스토 오리티즈

멕시코 출신의 에르네스토 오리티즈(Ernesto Ortiz, 이하 에르네스토)는 두개천골요법(Craniosacral Therapy)을 공부한 후, 이를 바탕으로 천지-뱀부 테라피(Tian Di Bamboo Massage, 하늘과 땅-뱀부 테라피, 이하 천지-뱀부 테라피)를 발전시켰다. 현재 그는 전 세계를 무대로 천지-뱀부 테라피 워크숍을 개최하고 있다.

에르네스토 오리티즈(Ernesto Ortiz)는 1994년부터 신체에 정신과 마음을 통합시키는 방법을 연구하며, 다양한 도구를 활용한 테라피 기법을 개발해왔다. 이러한 과정은 훗날 그가 천지-뱀부 테라피를 발전시키는 데 중요한 기초가 되었다.

이후 에르네스토는 인도네시아 발리섬 중부의 우붓(Ubud)에 위치한 '원숭이 숲(Monkey Forest)'에서 영감을 얻게 된다. 그는 이곳의 원숭이들이 대나무 스틱으로 서로의 몸을 문지르고, 반죽하고, 눌러주는 행동을 관찰하면서, 대나무가 신체의 긴장을 효과적으로 풀어주는 도구가 될 수 있음을 깨달았다. 특히 대나무 스틱은 다른 도구들보다 더 유연하고 부드럽게 깊은 근육층까지 자극할 수 있다는 점에서 큰 가능성을 지니고 있었다.

에르네스토는 이러한 통찰을 중국 전통 의학(Traditional Chinese Medicine, TCM)의 오행 원리인 나무(木), 불(火), 땅(土), 금속(金), 물(水)의 개념과 접목시켜, 새로운 치유 철학을 바탕으로 천지-뱀부 테라피를 탄생시켰다.

'천(天, 하늘)'과 '지(地, 땅)'는 각각 정신과 생명력, 자연의 조화를 상징하며, 천지-뱀부 테라피는 신체와 정신, 하늘과 땅이 연결된 조화로운 치유를 추구하는 수기 요법(매뉴얼 테라피)이다. 이는 오행의 물리적 속성을 넘어서, 정신적·철학적 의미까지 통합한 전인적 치유 방식이라 할 수 있다.

그는 다양한 길이와 두께의 대나무 스틱을 뱀부 테라피스트의 손, 팔, 팔꿈치의 연장선처럼 활용함으로써, 더 깊은 근육에 효과적으로 작용하는 테라피를 완성해냈다. 이로써 천지-뱀부 테라피는 심신의 이완과 균형 회복을 위한 독창적인 치료법으로 자리매김하게 되었다.

오행의 다섯 요소인 "나무(木), 불(火), 땅(土), 금속(金), 물(水)"은 인간의 신체 내부와 외부의 상태와 밀접하게 관련되어 있다. 에르네스토 오리티즈(Ernesto Ortiz)는 오행 주기를 이해함으로써, 인간이 자연과 더불어 살아가는 방식, 그리고 사람 간의 관계를 보다 깊이 있게 이해할 수 있다고 보았다.

인간은 자연에서 태어나 자연으로 되돌아가는 존재이기 때문에, 자연과의 분리는 곧 생명의 위기를 의미한다. 인간의 신체 구조, 생리 기능, 의식, 삶의 방식은 자연의 흐름과 밀접하게 연결되어 있으며, 자연과 조화를 이루지 못한 삶은 질병 또는 죽음으로 이어질 수 있다는 사상이 깃들어 있다.

모든 존재는 기(氣)로 구성되어 있으며, 세상의 모든 활동과 변화는 기의 작용이다. 하늘(天)과 땅(地) 또한 예외가 아니다. "하늘은 가볍고 맑은 기", 즉 양기(陽氣)가 모여 형성된 것이고, "땅은 무겁고 탁한 기, 즉 음기(陰氣)"가 모여 이루어진 것이다. 이처럼 천과 지는 각각 고유한 기의 속성을 지니고 있으며, 그 조화가 세계의 질서를 형성한다.

기원전 1000년경부터 중국에서는 자연 현상과 철학을 오행의 다섯 요소로 정리해왔다. 고대 중국에서 농업은 생존의 기반이었고, 토지와 작물에 대한 이해는 곧 자연과 인간에 대한 철학적 사유로 이어졌다. 이 사유가 집대성된 것이 바로 오행 사상이다.

오행은 단순한 물질적 구분을 넘어서, 수천 년 동안 자연과 인간, 사회 현상에 대한 이해 방식으로 발전해왔다. 이는 동양의 정신문화와 철학, 의학, 예술 등에 깊은 영향을 끼친 핵심 원리로서, 사물 간의 관계성과 변화의 원리를 설명하는 지침이 되었다.

1) 오행의 개념

5행의 주요 요소인 목(木), 화(火), 토(土), 금(金), 수(水)는 인간의 신체 내부 기능과 외부 환경의 상호작용을 상징하며, 각각 장기, 감정, 계절, 기후 등과 밀접하게 연결되어 있다. 에르네스토(Ernesto)는 오행의 생성(상생)과 억제(상극) 주기를 이해함으로써, 인간이 자연과 조화를 이루며 살아가는 방식은 물론, 인간 관계와 사회적 상호작용의 원리 또한 깊이 있게 이해할 수 있다고 설명하였다.

인간은 자연의 일부로서 자연에서 태어나 자연으로 돌아가는 존재이며, 신체의 구조와 생리, 의식, 생활양식 등은 자연과 밀접하게 연결되어 있다. 인간이 자연의 이치에 어긋난 삶을 살게 되면 질병을 겪거나 생명을 위협받게 되는 이유도 이 때문이다.

우주 만물은 모두 '기(氣)'로 이루어져 있으며, 그 생성과 변화는 모두 기의 작용에 따른다.

이 세상을 구성하는 하늘(天)과 땅(地)도 예외가 아니며, 하늘(天)은 가볍고 맑은 기(양기, 陽氣)가 모여 형성되었고, 땅(地)은 무겁고 탁한 기(음기, 陰氣)가 모여 형성된 것이다. 따라서 천(天)은 양의 기운, 지(地)는 음의 기운으로 각각의 고유한 에너지(기)를 지니고 있으며, 이 음양(陰陽)의 균형과 순환 속에서 자연과 인간, 만물의 생명 현상이 유지되고 발전해 나간다.

기원전 1000년경부터 중국에서는 자연 현상과 인간 삶의 원리를 목(木), 화(火), 토(土), 금(金), 수(水)의 다섯 가지 기본 요소로 설명하는 오행(五行) 사상이 정립되었다.

당시 농업은 인간 생존의 핵심 기반이었고, 고대 중국인들은 자연 속 토지와 작물, 즉 노동의 대상인 자연을 중심으로 세계를 이해하였다. 이러한 자연관은 고대인의 철학적 사고에 깊이 반영되어 있으며, 오행은 단순한 사물 인식 체계를 넘어 동양의 정신문화를 형성하고 발전시키는 근본적 철학 체계로 자리잡게 되었다.

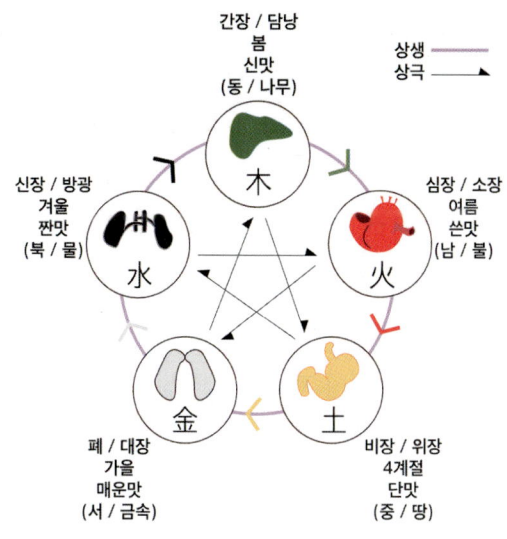

[그림 48] 오행의 개념

오행(五行)의 다섯 가지 요소인 목(木), 화(火), 토(土), 금(金), 수(水)는 각각 고유한 특성과 상징을 지니고 있으며, 그 주요 특성은 다음과 같다.

(1) 나무(木)

나무의 속성은 강하고 유연하며, 대나무처럼 땅에 뿌리를 내리고 하늘을 향해 쭉쭉 뻗어 나가는 특성을 지닌다. 나무는 단순히 물리적인 나무만을 의미하지 않으며, 위로 솟구치려는 강력한 기운과 봄의 에너지를 내포한다. 이는 생명력과 성장을 나타내며, 자연의 변화와 발전을 상징한다.

(2) 불(火)

불은 뜨겁고 건조한 성질을 가진다. 플라톤에 의하면 세상의 모든 물질은 다섯 개의 모양을 가진 원자로 구성되어 있으며, 그 중 불은 4면체에 해당한다고 했다. 대나무는 체내 심부까지 자극을 주어 열을 생성하며, 불의 기운은 분열하며 커지는 성질을 가진다. 화(火)의 기운은 목(木)의 기운과 비슷하지만, 서로 다른 점은 목의 기운은 아래로 솟구치려는 에너지가 중심이라면, 화는 위로 퍼지는 에너지로 분수의 윗부분처럼 갈라져 퍼져나가는 성질을 갖는다.

(3) 토(土)

토(土)의 기운은 중심을 잡고 안정감을 제공하는 에너지이다. 이는 변화와 순환을 가능하게 하는 중심적인 역할을 하며, 모든 것이 균형을 이루고 지속 가능하도록 돕는 힘이 있다.

토의 기운은 강하고 풍족하며 여성적인 특성을 지니고 있어, 자양분을 공급하고 성장과 변화의 기반을 마련한다. 또한, 지속적인 안정과 보살핌을 통해 다른 오행들의 순환과 변화를 가능하게 만드는 중요한 역할을 한다.

토의 기운은 뿌리처럼 모든 것이 제대로 자라날 수 있도록 기초적인 힘을 제공하며, 자연과 인간 사이의 조화를 이루는 데 중요한 역할을 한다.

(4) 금(金)

금속은 딱딱하고 강력한 기운을 지니며, 이 기운은 수렴과 통일의 특성을 나냅니다. 금속은 기운이 강력하게 뭉쳐져 있으며, 그 에너지는 움츠러들고 통일하는 성질을 가진다. 고대 중국에서 불로장생의 약을 만드는 연구에 중요한 역할을 했던 연금술의 다섯 가지 요소 중 하나로, 금은 조직과 안정감을 의미하며, 전형적인 금속인 금(gold)은 완전한 안정과 질서를 나타내는 요소이다.

(5) 수(水)

수(水)는 단순히 물을 지칭하는 것이 아니다. 물은 위에서 아래로 흐르는 특성을 지니며, 불의 성질과는 정반대이며. 금에서 시작된 통일 과정은 수에 이르러 완결된다. 물의 상태는 식물의 씨앗과 비유할 수 있다. 씨앗은 작지만 그 속에 잠재적인 가능성을 지니고 있으며, 이는 목, 화, 금의 모든 과정을 변화와 성장의 준비 과정으로 만들어 간다. 수는 생명이 압축되어 새로운 탄생을 준비하는 상태를 의미하며, 도교 철학에서는 물이 지혜와 현명함을 대표한다고 여겨왔다. 그러나 물의 특성상 고집이나 결정의 어려움이 있을 수 있다고 생각했다. 물은 불에서 시작하여 땅으로 돌아가며, 나무를 기르고, 금에 의해 생성된다.

2) 천지-뱀부 테라피 구성

인체의 에너지 흐름인 기가 원활하게 순환하지 않으면, 만성 통증, 근육 및 관절 결림, 피로, 정서적 및 심리적 불안정 상태가 발생할 수 있으며, 심한 경우에는 내부 장기에도 문제가 생길 수 있다. 이러한 문제를 개선하기 위해 천지-뱀부 테라피는 세 가지 방법으로 구성되어 있다.

천지-뱀부 테라피는 인체의 문제를 개선하기 위해 세 가지 방법으로 구성된다. 첫째, 대나무 스틱을 사용한 매뉴얼 테크닉으로 인체에 적용하는 방법, 둘째, 중국의 부항 원리를 이용해 피부에 인위적인 자극을 주어 질병을 자연스럽게 개선하는 대나무 부항 기법, 셋째, 중국 전통 황실비법인 꽈샤(Gua Sha)를 매뉴얼 테크닉에 결합한 방법이다.

천지-뱀부 테라피는 대나무 스틱과 중국 전통 매뉴얼 테크닉(Gua Sha)을 결합한 방법으로, 대나무 스틱의 외벽은 실리카 성분으로 덮여 있어 수정 결정체와 유사한 물리적 구조를 가진다. 이러한 물질은 인체에 피에조 전기(Piezoelectricity)와 파이로 전기(Pyroelectricity)를 발생시켜, 근막과 근육을 풀어주고, 온열효과, 피로 회복, 위장 기능 활성화 등 다양한 효과를 제공한다. 이로 인해 대나무 스틱을 이용한 뱀부 테라피는 체내 심부 조직을 활성화에 도움을 줄 수 있다.

많은 고객들이 천지-뱀부 테라피 후 몸이 따뜻해지고 얼얼한 느낌을 경험하는데, 이는 혈액 및 림프 순환을 개선하고, 독소 배출을 도와 정체된 열을 제거하기 때문이다. 뱀부 테라피는 통증 점, 근육 경련, 심부조직의 통증 완화에 도움을 줄 수 있다.

대나무 부항은 대나무 컵을 피부 위에 올려 놓고, 그 안을 진공 상태로 만들어 통증 점에 압력을 가하는 방법으로 이 기법은 부종이나 기(氣) 부족을 개선하는 데 효과적이며, 약 10cm 깊이의 근육까지 영향을 미칠 수 있다. 이는 혈액 순환을 자극하고, 독소 배출을 도와, 림프 시스템이 원활하게 작동하도록 돕는다.

꽈샤는 2000년 전부터 사용된 전통적인 매뉴얼 테크닉으로, 기의 흐름을 원활하게 만들어 몸의 균형을 맞추고 문제를 해결하는 데 도움을 준다. 꽈샤 도구는 주로 돌, 뼈, 비취로 제작되었다.

3. 원리

뱀부 테라피는 인체에 유익한 생리적 효과를 주는 과학적 근거로 피에조 전기(Piezoelectricity), 파이로 전기(Pyroelectricity), 그리고 지렛대 원리가 있다.

대나무에 압력을 가할 때 발생하는 전기 자극(피에조 전기)과 온도 변화로 인한 자극(파이로 전기)은 세포 활성화와 혈류 개선에 도움을 주며, 대나무 스틱의 구조를 이용한 지렛대 원리는 적은 힘으로도 깊은 자극을 전달해 효율적이고 체계적인 테라피라고 할 수 있다.

1) 피에조 전기(Piezo electricity)

근막과 근육은 인체를 보호하고 건강을 유지하는 중요한 조직으로, 머리부터 발끝까지 3차원 그물망처럼 인체 전체를 연결하며 운동성을 부여한다.

그러나 이들은 외부의 지속적인 스트레스나 자극을 받으면 긴장하게 되어, 근막은 위축되고 근육은 통증을 유발하며 기능 저하로 이어질 수 있다. 이러한 상태는 인체의 항상성을 무너뜨려 건강에 악영향을 줄 수 있다.

하지만 적절한 압력 자극을 통해 뭉치고 통증이 있는 근막과 근육을 이완시키면, 통증이 완화되고 기능이 회복되면서 전반적인 신체 컨디션이 향상될 수 있다.

뱀부 테라피를 경험하면, 인체의 근막과 근육에 적절한 압력이 가해지면서 물리적 자극이 전달되고, 이를 통해 세포역학신호변환(Mechanotransduction) 현상이 발생한다.

이 과정에서 이온 채널이 열리고, 피에조 전기(Piezoelectricity)에 의해 연부조직의 재배열이 일어난다. 피에조 전기란, 근막과 근육처럼 결정 구조를 가진 조직에 압력이 가해질 때 전위차가 발생하는 현상으로, 'Piezein'(그리스어, '눌러서 압박하다')에서 유래된 개념이다.

이러한 편극 현상은 주변 조직의 에너지 흐름을 활성화시키고, 체내 미세순환을 촉진하여 노폐물 배출과 같은 생리적 효능을 유도한다.

우리의 생활속 피에조 전기 용품들
예: 가스렌지, 초음파 물리치료기, 초음파 세척기

2) 파이로 전기(Pyro electricity)

특정 결정 구조(예: 근막, 뼈, 건 등)에서 온도 변화에 따라 극성(+/-) 전위차가 생기는 현상을 말한다. 파이로(Pyro)는 그리스어 Pyr에서 유래해 불 혹은 열을 의미하며, 이 현상은 아주 미세한 온도 변화에도 반응하며, 따뜻한 자극을 받으면 조직 내 전기적 활동이 증가하여 근육 이완, 통증 감소, 순환 개선 등의 효과를 유도한다. 뱀부 테라피에서 사용하는 따뜻한 대나무 스틱은 근막, 근육, 뼈 및 건(tendon)에 열 자극을 전달하며 파이로전기 현상을 유도한다.

이때, 근육의 긴장을 풀고, 심부 온열효과를 통해 노폐물을 배출, 신진대사를 활성화시킨다. 또한, 파이로 전기 현상이 유도되면 동시에 피에조 전기(Piezo electricity)도 함께 발생한다.

이 두 가지 생체전기 반응은 서로 보완적으로 작용하여 심부 조직의 활력 회복과 이완 효과를 더욱 높이다. 특히, 잘 탄화된 대나무 스틱은 관리 과정 중에 특유의 음악적 울림을 만들어내어 고객에게 심리적 안정과 정서적 힐링까지 제공한다. 이는 단순한 신체 관리뿐 아니라 사운드 테라피 효과로도 줄 수 있다.

우리의 생활속 파이로 전기 용품들 예: 화재경보기, 자동문 센서, 체온계

3) 지렛대 원리 및 이해

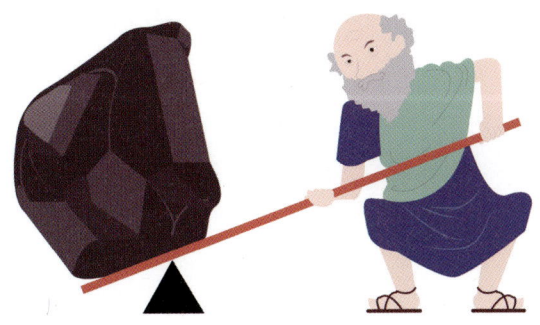

[그림 49] 아르키메데스 지렛대 원리

지렛대의 원리는 고대 그리스 수학자 아르키메데스에 의해 최초로 알려졌으며, 충분히 긴 지렛대와 받침점이 있다면 지구도 들어 올릴 수 있다고 말했다. 적은 힘으로도 큰 물체를 움직일 수 있는 물리적 원리를 설명하였다. 이 원리는 힘점, 받침점, 작용점의 세 가지 요소로 구성되며, 요소의 위치에 따라 힘의 크기와 방향이 달라지며 1종, 2종, 3종 지레로 나눌 수 있다.

① **힘점(Effort point):** 힘이 가해지는 위치로, 주로 근육이 부착된 지점이다.
② **받침점(Fulcrum):** 지렛대가 회전하는 중심축으로, 인체에서는 관절이 이에 해당한다.
③ **작용점(Load point):** 힘이 실제로 작용해 물체를 움직이거나 지탱하는 부분으로, 물체의 무게가 작용하는 지점이다.

이 세 요소의 위치에 따라 지렛대는 1종, 2종, 3종 지레로 나뉘며, 각각 힘의 방향이나 효율성이 달라진다.

지렛대 원리의 핵심은 받침점이 저항점(물체) 가까이에 위치할수록, 작은 힘으로도 더 큰 무게를 들어 올릴 수 있다는 것이다. 이처럼 간단하지만 강력한 원리는 인체 구조와 움직임에도 그대로 적용되며, 우리 몸은 지렛대 시스템으로 구성된 정교한 구조로, 근육은 힘점, 관절은 받침점, 지탱하거나 움직이는 신체 부위는 작용점으로 기능한다. 이 덕분에 우리는 걷기, 물건 들기, 몸의 균형 잡기와 같은 다양한 활동을 효과적으로 수행할 수 있다.

이러한 지렛대 원리는 단순한 해부학적 구조를 넘어, 뱀부 테라피(Bamboo Therapy)와 같은 웰니스 기법에서도 응용된다. 뱀부 테라피에서는 이 지렛대 원리를 응용하여, 대나무 스틱을 이용해 테라피스트가 적은 힘으로도 깊은 조직에 자극을 줄 수 있으며, 근육 이완, 통증 완화, 순환 촉진 등 다양한 효과를 효율적으로 얻을 수 있다.

[표 26] 인체 지렛대의 원리 및 이해

원리의 이해 \ 종류	1종 지레	2종 지레	3종 지레
지렛대의 원리	작-받-힘	작-힘-받	힘-작-받
지렛대의 이해	(시소)	(손수레)	(팔로 물건 들기)
인체의 지렛대	목/머리	발/종아리	팔꿈치

(1) 1종 지레(Levers of First Class)

특징: 받침점을 중심으로 작용점과 힘점(저항점)이 서로 반대쪽에서 작용하는 지레를 1종 지레라고 한다. 이 지레는 힘의 방향을 바꾸고, 힘의 크기를 조절할 수 있는 특징이 있다.

우리 인체에서는 아래팔을 펴는(신전) 동작에서 1종 지레의 구조를 찾아볼 수 있다. 이때 팔꿈치가 받침점, 삼두근의 수축이 작용점, 그리고 전완의 무게 또는 들고 있는 물체가 저항점으로 작용한다.
예: 시소, 가위, 펜치 등

(2) 2종 지레(Levers of Second Class)

특징: 받침점을 중심으로 작용점과 힘점(저항점)이 같은 쪽에서 작용하는 지레를 2종 지레라고 한다. 이 지레는 적은 힘으로 무거운 물체를 들어 올릴 수 있는 장점이 있으며, 주로 힘을 절약하는 데 유리한 구조라고 할 수 있다.

우리 인체에서는 발목을 저측굴곡(발바닥 쪽으로 굽힘)시키는 동작에서 2종 지레의 구조가 나타나는데, 이때 발가락 앞부분이 받침점, 체중이 저항점, 종아리 근육(특히 비복근과 가자미근)의 수축이 작용점으로 작용하여, 발뒤꿈치를 들어 올릴 수 있게 된다. 이 구조 덕분에 우리는 적은 힘으로도 체중을 지탱하고 발끝으로 설 수 있다.
예) 병따개, 외바퀴 손수레, 두까개, 작두

(3) 3종 지레(Levers of Third Class)

특징: 받침점, 작용점, 힘점(저항점)이 순서대로 놓인 지레를 3종 지레라고 한다. 이 지레는 사용자의 손이 힘을 가하는 작용점이 되고, 물체가 있는 곳이 저항점, 접촉 지점이나 축이 받침점이 된다.

우리 인체에서 3종 지레의 구조는 팔꿈치를 구부리는(굴곡) 동작에서 볼 수 있다. 이때 팔꿈치가 받침점, 이두근의 수축이 작용점, 그리고 전완(아래팔)이나 손에 든 물체의 무게가 저항점으로 작용한다. 이 구조는 무거운 물체를 드는 데는 비효율적이지만, 빠르고 정교하게 팔을 움직일 수 있는 장점이 있다.
예) 핀셋, 낚싯대, 젓가락, 집게, 빗자루 등,

4) 사운드 효과의 원리

뱀부 테라피의 사운드 효과 원리는 대나무 스틱에서 발생하는 바람소리와 비슷한 "쉭~" 빠른 마찰이나 스윙 시 발생하는 소리는 뇌파 안정 효과와 유사하다. 이러한 사운드는 단순한 마사지 효과를 넘어, 소리와 진동이 결합된 자연치유적 접근으로 몸과 마음의 균형 회복에 기여한다.

진동과 파동이 신체의 조직에 전달되어 자율신경계를 안정시키고 피로와 긴장을 완화시키는 음파 효과를 통해 심리적 안정과 신체적 회복을 유도하며, 이로 인해 몸과 마음의 균형을 맞추고 스트레스를 해소하는 데 중요한 역할에 도움을 줄 수 있다.

5) 음이온의 효과 원리

1950년대 초, 미국 UC 버클리의 알버트 P. 크루거(Albert P. Krueger) 박사는 음이온이 세포 대사, 호흡기 점막, 자율신경계에 미치는 영향을 실험적으로 규명하며 인체 생리학적 효과에 대한 학문적 연구의 시작을 열었다. 이후 2000년대에 들어서면서 한국, 일본, 대만의 스파·피부미용 연구팀들은 숲, 온천, 대나무숲 등 자연 음이온 환경이 스트레스 호르몬을 감소시키고 피부 상태를 개선하는 데 유의미한 효과를 보인다는 실험 결과를 발표하였다. 이러한 연구들은 음이온 효과의 과학적 근거를 확장시켰으며, 현재는 뷰티·웰니스 분야에서 뱀부테라피와 같은 자연 치유 기반 관리 기법의 이론적 토대가 되고 있다

음이온(negative ion)은 전자를 하나 더 가진 산소 분자로, 인체 흡입 시 자율신경 안정, 스트레스 완화, 혈액순환 촉진, 면역력 향상에 도움을 준다. 대나무는 높은 수분 함량과 광합성 능력으로 잎·줄기·마디에서 지속적으로 음이온을 방출하며, 대나무숲의 발생량(2,500~5,000개/㎤)은 소나무숲보다 약 2배, 참나무숲보다 훨씬 높다. 이로 인해 심신 안정, 기분 개선, 수면 질 향상, 피부 재생, 노화 예방 효과가 나타나며, 특히 고농도 음이온 환경에서는 심박수와 호흡이 안정되고 근육 긴장이 완화되어 테라피 효과가 극대화된다.

4. 효능

뱀부 테라피(Bamboo Therapy)는 테라피스트의 손과 팔을 대신하여 대나무 스틱을 사용하는 수기 테크닉이다.

이 기법은 시술자에게는 신체적 부담을 줄이면서도 고객에게 웰빙 효과를 제공하는 것이 특징이다.

특히, 심부 근육까지 자극하여 보다 지속적인 테라피 효과를 유도할 수 있다는 점에서 높은 활용 가치를 지닌다.

· **전기 효과: 온도 변화, 세포 활성화, 혈류 개선, 림프 순환 촉진, 면역력 향상**

- 지렛대 효과: 조직 유착 예방 및 개선, 통증 완화 및 부종·셀룰라이트 감소
- 음이온의 효과: 순환 기능 강화, 전신 릴렉스 효과, 혈액 순환 개선, 피로 회복, 면역력 증진
- 사운드 효과: 자율신경계를 안정시키고 피로와 긴장을 완화, 심리적 안정과 신체적 회복을 유도, 스트레스 해소

뱀부 테라피는 달리기 선수나 자전거 선수처럼 하체 근육 사용이 많은 사람들의 근육통 완화, 근육 손상 예방에 효과적이다.

대나무에서 방출되는 음이온과 원적외선은 체내 활성산소를 중화시키고, 자율신경 안정화에 도움을 준다. 또한, 대나무 스틱으로 깊은 조직에 압력을 가함으로써 혈류를 자극해 노폐물 배출, 혈액 정화, 혈관 청소 효과를 유도하며, 이는 통증 완화, 부종 감소, 셀룰라이트 분해, 림프 배농에도 도움을 준다.

뱀부 테라피는 긴장된 근육을 효과적으로 이완시켜 운동 능력을 향상시키며, 잘못된 자세로 인한 근육통 완화에 효과적이다. 또한 손보다 효율적인 도구를 사용함으로써 테라피스트의 손목과 손가락에 부담을 줄이고, 강한 압력 시술도 무리 없이 가능하게 하여 근골격계 건강 유지에 도움이 된다.

5. 장점

뱀부 테라피는 대나무 스틱과 오일만 있으면 간단히 적용할 수 있는 자연 친화적 관리법으로, 장소와 환경에 구애받지 않고 사용할 수 있는 실용적인 테라피라고 할 수 있다. 이 테라피는 테라피스트의 손과 손목에 무리를 주지 않으면서도 고객의 심부 조직까지 깊은 자극을 전달해 근육의 긴장을 효과적으로 이완시키고 통증을 완화시키는 데 도움을 준다. 특히, 다양한 연령층에 적용 가능하며, 안정이 필요한 고객부터 활력을 원하는 고객까지 모두에게 만족스러운 결과를 제공할 수 있어 활용도가 매우 높다. 또한, 아로마 테라피, 림프배농법, 딥 티슈, 태국 수기요법, 아유르베딕 등 다양한 테라피와 병행이 가능해 맞춤형 통합 관리가 가능하다. 더불어, 뱀부 테라피는 지렛대 원리, 피에조 전기, 파이로 전기, 사운드 파동 같은 과학적 원리를 기반으로 하여 신체 조직에 긍정적인 영향을 주며, 혈액순환을 개선하고 심신의 균형을 회복하는 데 효과적인 테라피라고 할 수 있다.

6. 안전성

뱀부 테라피는 비교적 안전한 수기요법으로, 적절한 방법과 상황에서 시행된다면 심각한 부작용은 없는 편이다. 그러나 모든 테라피와 마찬가지로 부적절한 적용 시 위험성은 존재할 수 있다.

1) 시술 전 주의사항

금기 대상자에게 적용 시, 혈압 이상, 피부 손상, 혈관 질환 등의 심각한 이상 반응이 나타날 수 있다.

사전 문진과 건강 상태 확인 필수이며 시술 후 나타날 수 있는 일반적인 경미한 반응은 일시적인 근육통 또는 불편감, 멍이나 가벼운 부종, 에센셜 오일에 의한 알레르기, 민감 체질에서의 과민 반응 등이다. 이러한 증상은 대부분 일시적이며 자연 회복되며, 숙련된 테라피스트에 의해 안전하게 관리될 수 있다.

7. 비적용

뱀부 테라피는 특정 상태에서 피해야 하며, 적용 전에 주의가 필요하다. 고열이 있는 고객은 체온 상승을 유발할 수 있어 시술을 피해야 하며, 말기 암 환자는 주치의와 상의 후 진행해야 하고, 암 부위에는 직접적인 압력을 피해야 한다. 임신 중인 여성은 시술 전 반드시 주치의와 상의해야 한다. 이처럼, 뱀부 테라피는 사전 문진과 건강 상태 확인을 통해 안전하게 진행해야 한다.

뱀부 테라피는 특정 건강 상태에서는 피해야 하며. 출혈성 질환자, 혈소판 감소증 환자, 와파린과 같은 혈액응고억제제를 복용 중인 사람에게는 출혈을 유발할 수 있어 금지한다. 또한 바이러스나 세균 감염된 피부에는 시술을 피해야 하며, 열린 상처나 화상이 있는 경우 새로운 상처나 염증을 유발할 수 있어 적용하지 않다. 정맥 순환 문제가 있는 사람(혈전, 색전 등)에게도 뱀부 테라피는 위험할 수 있으며, 암이나 림프 감염이 있는 경우 순환 활성화로 전이 또는 증상을 악화시킬 수 있으므로 피해야 한다.

화학요법을 받은 암 환자는 피부 예민성으로 인해 시술이 불편할 수 있으므로 주의가 필요하다. 혈액 응고가 어려운 상태에서 뱀부 테라피를 받으면 출혈이 지속될 위험이 있기 때문에, 이러한 비적용 대상자에 대한 안전한 관리를 할 수 있도록 해야 한다.

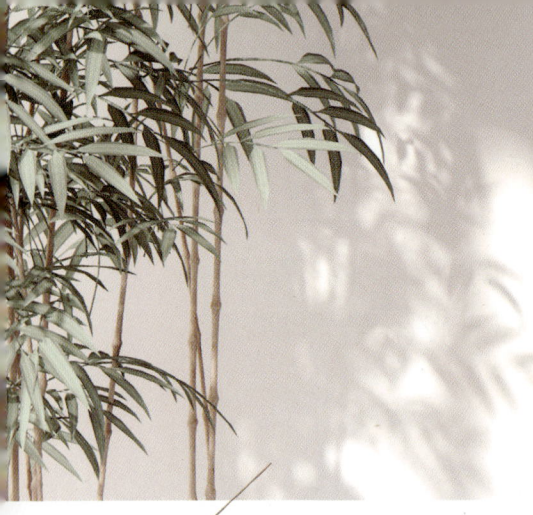

Part 04

뱀부 테라피 실전

*Part 04*는 뱀부 테라피 실전은 대나무 스틱, 매뉴얼 테크닉, 실전 준비 및 주의사항, 퓨전 테라피로 구성되며, 뱀부 테라피를 임상에 효과적으로 적용할 수 있도록 돕는 실천적 내용을 다룬다.

Chapter 01. 대나무 스틱에서는 뱀부 테라피의 주요 도구인 대나무 스틱의 종류, 특성, 사용법 등을 소개하여 예비 테라피스트들이 도구에 대한 이해를 높이고 활용할 수 있도록 이론적 기반을 제공한다.

Chapter 02. 뱀부 테라피 매뉴얼 테크닉에서는 고객에게 적용 가능한 기본적인 테라피 기법을 설명하며, 실전 적용을 위한 기초 테크닉을 체계적으로 학습할 수 있게 구성하였다.

Chapter 03. 실전 준비 및 주의사항에서는 뱀부 테라피 시 고려해야 할 안전 수칙, 관리 주기, 고객별 적용 시 주의사항 등을 포함하여 실제 현장에서 유의해야 할 실용적 내용을 구성하였다.

*Part 04*는 뱀부 테라피의 실무 적용을 위한 핵심 지식과 기초 역량을 함양할 수 있도록 구성되어 있어, 테라피스트가 현장에서 보다 효과적이고 안전하게 뱀부 테라피를 실현할 수 있도록 지원한다.

Chapter 01

대나무 스틱

대나무 스틱은 뱀부 테라피에서 적용되는 주요 매뉴얼 도구로, 테라피 효과를 극대화하기 위한 정밀한 이해가 요구된다. 본 장에서는 스틱의 분류(직경, 길이, 용도별), 적용 기법, 위생 관리 프로토콜, 온열 조절 방식, 보관 및 유지 관리 방안 등을 중심으로 뱀부 테라피의 기초 실무 역량을 구축하고자 한다.

1. 대나무 스틱의 종류 및 사용법

대나무 스틱은 테라피스트들이 매뉴얼 테라피를 할 때 손, 손가락, 손목과 팔꿈치 등과 같은 역할을 하기 때문에 다양한 길이, 크기 및 온도를 가지고 있어야만 다양하게 적용할 수 있다.

다음은 다양하게 적용되고 있는 대나무 스틱들의 종류와 사용법이다.

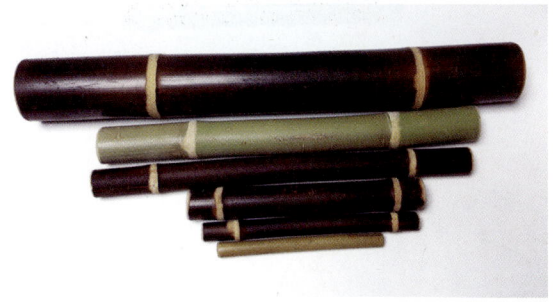

[그림 50] 대나무 스틱

2. 뱀부스틱

1) 대나무 스틱 1번

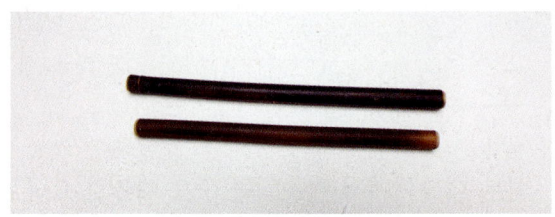

[그림 51] 대나무 스틱 1번

형태: 원형

길이: 270mm × 15mm

사용법: 대나무 스틱 1번은 작은 크기와 가는 형태로, 테라피스트가 양쪽 끝을 잡고 얼굴, 손, 발 등 작은 근육에 적용하기 편리하다.

2) 대나무 스틱 2번

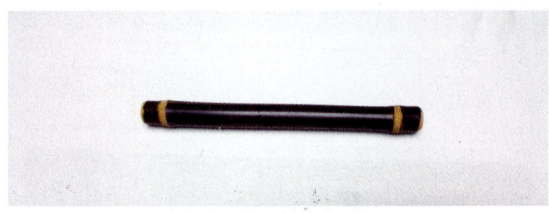

[그림 52] 대나무 스틱 2번

형태: 원형

길이: 270mm × 20mm

사용법: 대나무 스틱 2번은 중간 크기의 가는 굵기로, 테라피스트가 양쪽 끝을 잡고 작은 근육 부위에 적용하기 용이하며, 특히 목 부위와 경추 주변 근육에 사용하기 편리하다.

3) 대나무 스틱 3번

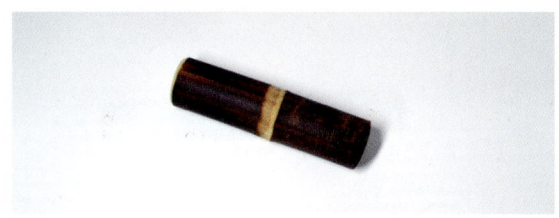

[그림 53] 대나무 스틱 3번

형태: 원형

길이: 160mm × 35mm

사용법: 대나무 스틱 3은 짧고 굵은 형태로 한 손에 쥐고 고객의 바디 근육을 쓰다듬는 동작에 편리하게 활용할 수 있다. 3번 대나무 스틱의 중앙 마디 부분을 사용하면 강한 압박 효과를 고객의 몸에 전달할 수 있어, 목이나 어깨 근육을 굴러서 주물러주기에 적합하며, 등과 복부 등 부위에도 강한 자극을 효과적으로 줄 수 있다.

4) 대나무 스틱 4번

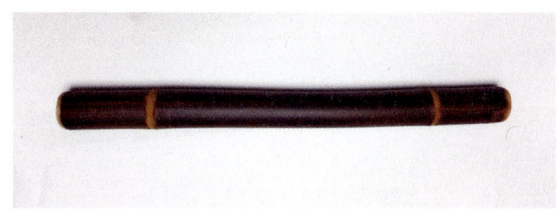

[그림 54] 대나무 스틱 4번

형태: 원형

길이: 500mm × 45mm

사용법: 대나무 스틱 4번은 테라피스트의 아래팔(전완, Forearm)처럼 넓은 근육을 한 번에 쓰다듬거나 비비고 문지르는 데 편리하며, 길고 두꺼운 이 대나무 스틱은 끝부분을 동시에 잡고 등과 허벅지 등에 적용하기 편리하다.

5) 대나무 스틱 5번

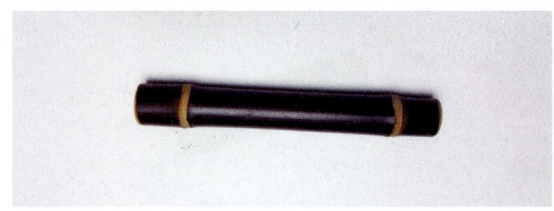

[그림 55] 대나무 스틱 5번

형태: 원형

길이: 320mm × 45mm

사용법: 대나무 스틱 5번은 테라피스트의 아래팔(전완)과 유사한 역할을 하며, 팔, 종아리, 승모근 등 좁은 부위에 적용하기 용이하다. 짧고 두꺼운 디자인의 양쪽 끝부분을 테라피스트가 동시에 잡아, 좁은 부위의 근육을 한 번에 쓰다듬기, 비비기, 문지르기 등의 동작을 수행하기에 편리하며, 특히 부드러운 이완 관리에 효과적으로 사용할 수 있다.

6) 대나무 스틱 6번

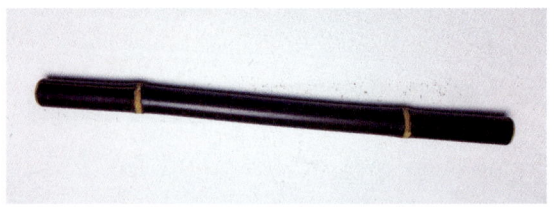

[그림 56] 대나무 스틱 6번

형태: 원형

길이: 500mm × 30mm

사용법 : 대나무 스틱 6번은 테라피스트의 아래팔(전완)과 유사한 역할을 하며, 넓은 부위인 등, 허벅지, 복부 등에 적용하여 근막을 풀어주고 셀룰라이트 배출을 도와 체형을 아름답게 관리하는데 효과적으로 사용할 수 있다.

7) 대나무 스틱 7번

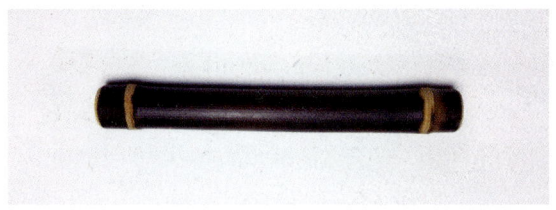

[그림 57] 대나무 스틱 7번

형태: 원형

길이: 320mm × 30mm

사용법: 대나무 스틱 7번은 테라피스트의 아래팔(전완)과 유사한 역할을 하며, 팔, 종아리, 승모근 등 좁은 부위에 적용하기 용이하다. 5번 대나무 스틱보다 굵기가 얇아 좁은 부위의 근육 근막을 풀어주고 셀룰라이트 배출에 효과적으로 사용할 수 있다.

8) 대나무 스틱 8번

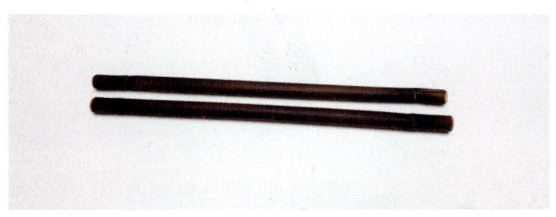

[그림 58] 대나무 스틱 8번

형태: 원형

길이: 400mm × 20mm

사용법: 대나무 스틱 8번은 두 개가 한 쌍으로 구성되어 있으며, 테라피스트들이 손으로 자극하기 어려운 심층 근육과 근막에 강한 자극을 줄 수 있다. 따라서 매뉴얼 통증점(Trigger Point) 관리에 유용하게 사용할 수 있다.

9) 대나무 스틱 9번

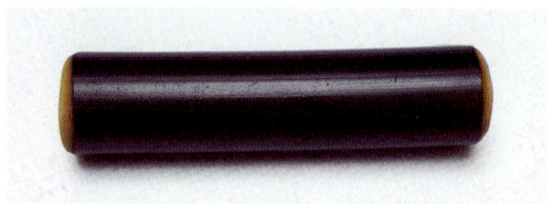

[그림 59] 대나무 스틱 9번

형태: 원형

길이: 100mm × 20mm

사용법: 대나무 스틱 9번은 짧고 중간 굵기의 도구로 한 손에 쥘 수 있어, 척추를 세우는 심층 부위의 근육을 이완시키고 깊은 자극을 제공하며 엄지손가락 대신 사용할 수 있는 엄지 뱀부이다.

10) 대나무 스틱 10번

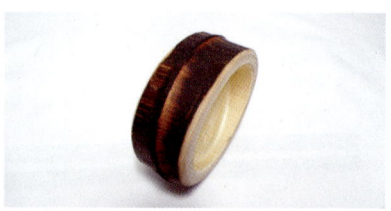

[그림 60] 대나무 스틱 10번

형태: 원형

길이: 100mm× 40mm

사용법: 대나무 스틱 10번은 둥글고 납작한 도넛과 유사한 형태로, 좁은 면을 활용하는 도구로서 넓은 근육과 좁은 근육 모두에 적용할 수 있으며, 전신의 탄력을 증가시키는 리프팅관리에 효과적으로 사용할 수 있다.

11) 대나무 스틱 11번

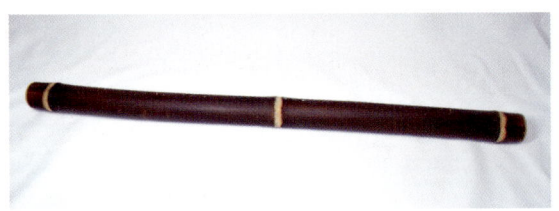

[그림 61] 대나무 스틱 11번

형태: 원형

길이: 650mm × 35mm

사용법: 대나무 스틱 11번은 오일을 사용하지 않는 건식용 대나무 스틱으로, 고객과 함께 사용하는 길이가 긴 것이 특징이다. 건식 테크닉의 뱀부 테라피는 고객과 함께 진행하는 방법으로, 림프와 혈액순환을 촉진하여 신진대사를 활성화시켜 준다. 이로 인해 재활 치료에 효과적이며, 비만 예방, 스트레스 관리, 심리적 안정 등 다양한 효과를 기대할 수 있다.

12) 대나무 스틱 12번

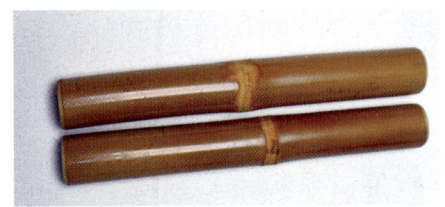

[그림 62] 대나무 스틱 12번

형태: 하프

길이: 350mm × 40mm

사용법: 대나무 스틱 12번은 2개가 한 쌍으로 구성되며, 굵기가 같아야 하고 중앙에 마디가 있는 도구이다. 이 도구는 척추 횡돌기 부위를 덮고 있는 척추 세움근 부위에 12번 대나무 스틱 한 쌍의 위치를 고정한 후, 고객이 편안하고 바른 자세로 누워 있도록 하여 해당 부위에 자극을 주는 역할을 한다. 따라서, 컴퓨터나

핸드폰 사용이 증가한 현대인들의 굽은 등이나 거북목 근육을 교정하는데 효과적으로 사용할 수 있다.

13) 대나무 스틱 13번

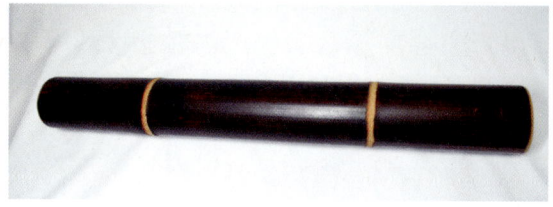

[그림 63] 대나무 스틱 13번

형태: 원형
길이: 650mm × 80mm

사용법: 대나무 스틱 13번은 길고 두꺼운 도구로, 발끝에서 머리끝까지 온몸을 이완시켜 줄 수 있는 홈관리(집에서 혼자 하는 관리) 또는 셀프(혼자 사용 가능한 관리)용 도구로 용이하다. 따라서 자세와 골반 교정 등 내몸의 전신 순환 및 교정 관리에 효과적으로 사용할 수 있어, 자기관리와 건강 증진에 도움을 준다.

14) 대나무 스틱 14번

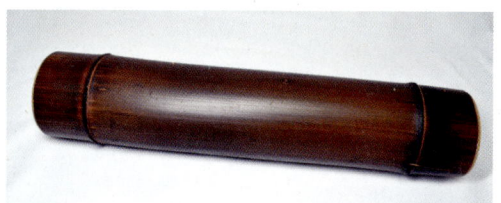

[그림 64] 대나무 스틱 14번

형태: 고정용 원형
길이: 500mm × 100mm

사용법: 대나무 스틱 14번은 길고 두꺼운 도구로, 고객의 발을 올리거나 목베개, 척추뼈 받침 등으로 사용하여 전신 순환 및 바른자세를 만들어주는 역할을 한다.

이 도구는 신체의 혈액순환과 긴장 완화에 효과적이며, 편안한 자세를 유지하는 데 효과적으로 사용할 수 있다.

15) 대나무 스틱 15번

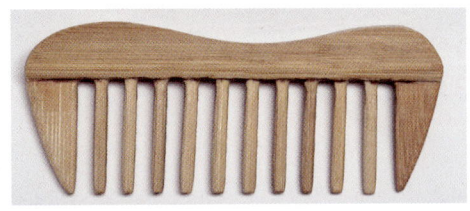

[그림 65] 대나무 스틱 15번

길이: 120mm × 70mm

강도: 유연함

사용법: 대나무 스틱 15번은 굵은 대나무 줄기들을 빗의 형태로 만든 괄사로, 두피 마사지를 통해 근육을 이완시키고 두피의 혈액순환을 촉진하여 탈모 예방과 건강한 머릿결 유지에 효과적으로 사용할 수 있다.

16) 대나무 스틱 16번

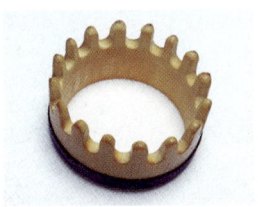

[그림 66] 대나무 스틱 16번

형태: 원형 괄사

길이: 75mm × 40mm

사용법: 둥근 괄사 형태로 제작된 이 도구는 테라피스트가 한 손으로 쉽게 잡을 수 있어 두피 관리에 매우 유용하며, 두피 마사지를 통해 혈액순환을 촉진하여 탈모 예방에 효과적으로 사용할 수 있다.

17) 대나무 스틱 17번

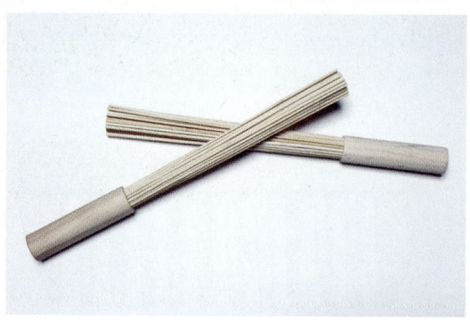

[그림 67] 대나무 스틱 17번

형태: 브러쉬(Brush)

길이: 500mm

사용법: 대나무 스틱 17번은 가는 대나무 줄기들을 브러시 형태로 모아 제작된 도구로, 넓은 부위의 근육을 두드리거나 쓰다듬는 동작에 적합하다. 대나무 브러쉬는 천연 재료인 대나무는 근육의 긴장을 풀어주고, 혈액 순환을 촉진, 셀룰라이트를 개선, 림프 흐름을 개선하는데 도움을 준다.

3. 대나무 온도 조절 방법

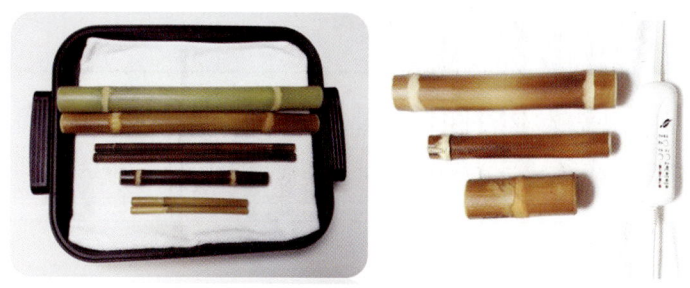

[그림 68] 온열 대나무 스틱

대나무 스틱은 별도의 준비 없이 상온 보관 후 바로 사용할 수 있다. 대나무는 열을 빠르게 흡수하면서도 쉽게 식지 않으며, 따뜻한 상태가 오래 지속되기 때문에 테라피 효과를 더욱 극대화할 수 있다. 또한, 따뜻한 스톤(Hot Stone)과는 달리 데우기 위해 도기 냄비나 물이 필요하지 않아 보다 위생적으로 사용할 수 있다는 장점이 있다.

대나무 스틱을 데울 때는 70도 이상의 고온까지 올리지 않으며, 온습포로 감싸거나 전기 패드(Heating pad)를 이용해 간편하게 데울 수 있으며, 전용 발열기구를 사용할 수 있다. 상황에 따라 차갑게 식혀서 사용할 수도 있어, 냉온 요법 모두에 활용할 수 있다.

4. 대나무 스틱 청소법

① 세척: 사용 후, 스틱에 남아 있는 오일이나 크림을 부드러운 세정제로 깨끗이 닦아낸다.
② 소독: 세척이 끝난 후, 스틱 표면을 알코올 등의 항균제로 철저히 소독한다.
③ 보습 및 보호: 소독 후 건조된 스틱에 호호바 오일, 아몬드 오일, 올리브 오일 등 캐리어 오일을 소량 도포하여 유분감과 영양을 공급한다.
④ 보관: 관리가 완료된 스틱은 전용 보관 용기에 넣거나, 통풍이 잘 되는 장소에 위생적으로 보관한다.
⑤ 정기 점검 및 교체: 표면이 거칠어지거나, 균열이나 변형이 생긴 스틱은 위생과 안전을 위해 교체한다.

대나무 스틱을 세척, 관리 시 위생 유지, 도구 내구성의 수명 연장, 시술 효과 일관성 유지, 그리고 고객 신뢰도 향상에 도움이 된다.

> **Tip.** 대나무 스틱을 장기간 사용하지 않을 경우, 습기와 곰팡이 발생을 방지하기 위해 신문지로 감싼 후 냉동 보관하는 것을 권장한다.

Chapter 02

뱀부 테라피 매뉴얼 테크닉

본 장에서는 대나무 스틱을 활용한 다양한 매뉴얼 테크닉의 기본 동작과 주의사항을 체계적으로 정리하였다.

1. 기본동작

1) 쓸어주기(effleurage) 기법 • 쓸어주기 • 쓸어서 펴바르기

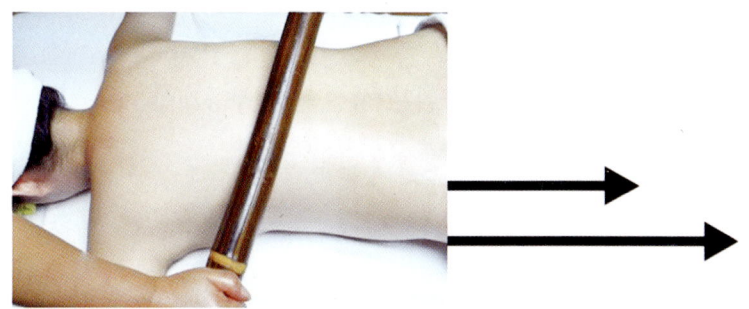

[그림 69] 쓰다듬기와 밀어주기

밀어주기(effleurage) 기법은 테라피의 시작과 끝을 알리는 기본 기법으로, 대나무 스틱을 피부 표층에 부위를 가볍게 밀착하여 밀어주는 동작으로 다양한 기법을 연결하는 데 사용된다. 관리 시 흐름과 리듬을 부드럽게 이어주며, 시술 전·중·후 전환을 자연스럽게 만든다. 이러한 동작은 테라피 전반에서 핵심적인 역할을 하며, 고객의 심리적인 안정감을 줄 수 있다.

〔방법〕

모든 신체 부위에 적용 가능한 테크닉으로, 관리 시 부위에 적합한 길이와 굵기의 대나무(뱀부) 스틱을 선택하여, 부드럽고 일정한 압력과 일정속도로 자극한다. 각 부위의 특성에 맞춰 다양한 응용 기법을 적용한다.

(1) 적용 부위
모든 신체 부위에 적용 가능

(2) 도구 선택
신체 부위와 관리 목적에 맞는 길이와 굵기의 대나무(뱀부) 스틱 선택

(3) 적용 방법
① 피부 표층에 가볍게 밀착 한다.
② 일정한 압력과 일정한 속도를 유지한다.
③ 신체 부위의 관리 목적에 따라 다양한 응용 테크닉을 적용하여 밀어준다.

(4) 응용 방법
신체 부위의 특성과 관리 목적에 따라 다양한 응용 기법과 복합 기법을 병행한다.

(5) 관리 및 효과
혈액 및 림프 순환 촉진, 근육 긴장 이완, 심신 안정, 부종개선

〔주의사항〕
- 표층에 부위 가벼운 마찰 유지
- 일정한 압력 유지
- 피부 손상·질환 부위 회피
- 방향과 속도 조절
- 고객 상태 사전 확인

〔응용테크닉〕
작은 원 쓸어주기 기법, 긴 타원형 쓸어주기 기법, 대각선(사선) 쓸어주기 기법, 가로 쓸어주기 기법, 8자 곡선 쓸어주기 기법, 방사형 아크 쓸어주기 기법 등

〔복합 기법 Composite Technique〕
슬라이딩기법, 롤링기법, 압박기법, 진동기법, 두드리기

① 부드러운 밀어내기: 대나무 스틱을 이용해 해당 부위를 가볍게 밀어주는 동작으로, 클라이언트에게 심리적인 안정감을 줄 수 있다.
② 밀착감 부여: 대나무 스틱과 피부의 접촉 면적을 최대화하여 밀착감을 주는 동작이다. 다만, 너무 강한 압력이나 접촉 면적이 좁을 경우에는 안정감이 떨어지고, 의도한 효과를 얻기 어려울 수 있다.
③ 대나무 스틱을 사용할 때에는 누르는 압력과 속도를 일정하게 유지하는 것이 중요하다.
④ 피부가 예민하거나 얼굴이 쉽게 붓는 사람에게 적용하면, 붓기를 완화시키고 피부를 진정시켜 주며 근육 이완에도 효과적이다.

2) 슬라이딩(sliding) 기법 • 문지르기(friction) • 밀착하여 펴바르기

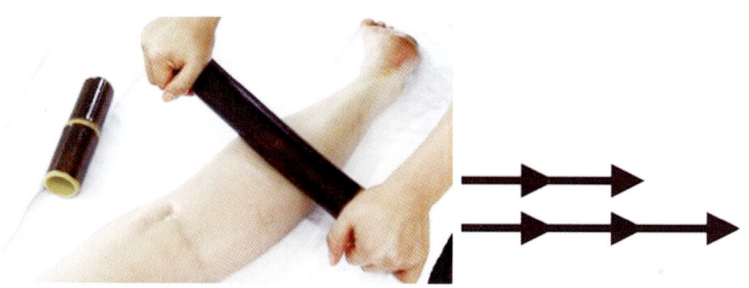

[그림 70] 슬라이딩과 문지르기

슬라이딩(sliding) 기법은 해당 부위의 근육 크기와 형태에 맞는 대나무 스틱을 선택하여 근육에 강하게 밀착한 뒤 약 20cm 전진하고, 전진 거리의 절반(약 10cm)을 되돌아오는 동작을 동일한 패턴으로 반복하는 마사지 기법이다.

〔방법〕

경직되거나 긴장된 신체 부위에 적용 가능한 테크닉으로, 시술 시 해당 부위에 적합한 길이와 굵기의 대나무(뱀부) 스틱을 선택한다. 압력은 약·중·강으로 조절하고, 속도는 느린 동작과 빠른 동작을 교차하여 적용한다. 각 부위의 근육 및 피부 조직 특성에 맞춰 다양한 응용 기법을 활용하여 효과를 극대화한다.

(1) 적용 부위
경직되거나 긴장된 모든 신체 부위(두피, 근육의 힘줄, 근막, 모든 근육 등)

(2) 도구 선택
신체 부위와 관리 목적에 맞는 길이와 굵기의 대나무(뱀부) 스틱 선택

(3) 적용 방법
① 피부 표층또는 근육에 압을 적용하여 밀착하여 압력을 가한다.
② 압력의 강약과 속도을 조절한다.
③ 피부결 또는 근육결 방향으로 밀어주기한다.
④ 관리 복적에 맞게 적절한 횟수로 반복 석용한다.

(4) 응용 방법
신체 부위의 특성과 관리 목적에 따라 다양한 응용 기법과 복합 기법을 병행한다.

(5) 목적 및 효과
경직된 근육과 결합조직의 긴장 완화, 혈액순환 및 림프순환 개선, 체형 및 피부 탄력 개선 효과, 노폐물 제거 효과 등

〔주의사항〕
- 과도한 마찰 주의
- 강약 압력 조절
- 피부 손상·질환 부위 금지
- 방향과 속도 조절
- 고객 상태 사전 확인
- 시술 후 이완 동작 병행

〔복합 기법 Composite Technique〕
쓸어주기기법, 롤핑기법, 압박기법, 진동기법

① 깊은 자극: 단순한 쓰다듬기보다 깊은 조직까지 자극하여 혈액순환을 촉진하고, 뭉친 근육을 효과적으로 이완시켜 준다.
② 주름 및 통증 완화: 주름이 생기기 쉬운 부위나 근육의 긴장, 유착으로 인해 통증이 발생하는 부위에 적용하면 주름 완화와 근육 이완 효과를 기대할 수 있다.
③ 피지선 자극: 다른 동작에 비해 피지선을 자극하는 효과가 있어 피부의 유분 밸런스에도 영향을 줄 수 있다.
④ 다용도 적용: 압력을 조절해 근육, 인대 등 다양한 부위에 적용할 수 있으며, 통증 완화와 혈액순환 촉진에 도움을 준다.

3) 롤핑(Rolfing)기법 • 반죽하기(Petrissage) • 어루만져 펴바르기

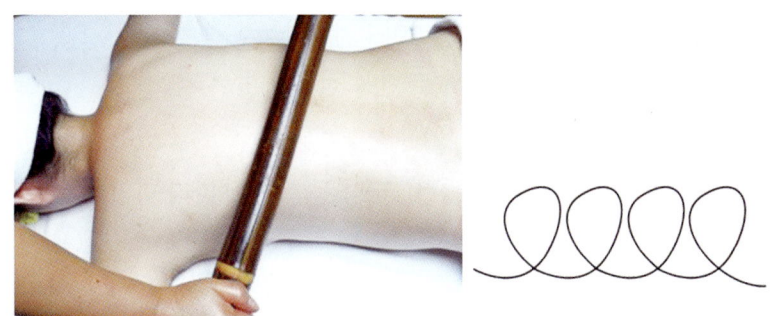

[그림 71] 롤링과 반죽하기

  롤핑(Rolfing) 기법은 Ida Rolf 박사가 개발한 구조통합요법(Structural Integration)의 한 형태로, 심부 조직(Deep Tissue) 마사지를 통해 신체의 자세, 정렬, 움직임을 개선하는 치료, 관리 기법이다. 이러한 접근은 근막과 깊은 근육층의 긴장을 해소하고 신체 균형을 회복하는 데 효과적이다.

〔방법〕
  대나무(뱀부) 스틱을 적용 부위에 단단히 밀착시켜 근막(Fascia)과 심부 근육층(deep tissue)까지 압력을 전달한다. 제자리에서 롤링(Rolling)하듯 부드럽게 혹은 강하게 퍼 올리는 동작을 반복하며, 근육 상태에 따라 느린 속도로 깊게 또는 중

속도로 탄력 있게 진행하여 효과를 극대화한다.

(1) 적용 부위
얼굴 포함한 모든 신체 부위, 경직된 어깨와 목, 만성 통증 부위, 셀룰라이트 집중 부위, 틀어진 근막, 경혈 자리 등

(2) 도구 선택
신체 부위와 관리 목적에 적합한 길이와 굵기의 대나무(뱀부) 스틱 선택. 가는 대나무 스틱 활용이 효과적이다.

(3) 적용 방법
① 근막과 심부 근육층까지 깊게 압을 가하여 밀착한다.
② 느린 속도로 강·약 조절하여 퍼 올리듯 동작을 제자리에서 반복한다.
③ 압력의 강약과 속도을 조합한다.
④ 피부결 또는 근육결 방향으로 밀어주기한다.
⑤ 관리 목적에 맞게 적절한 횟수로 반복 적용한다.

(4) 응용 방법
만성 근육통, 관절 주변 인대, 힘줄(건), 근막 등 목적에 따라 다양한 응용 기법과 복합 기법을 병행한다.

(5) 목적 및 효과
뭉친 근막 이완, 자세 불균형 개선, 만성 통증 완화, 셀룰라이트 제거

〔주의사항〕
· 뼈 돌출·림프절·정맥 부위 강한 자극 금지
· 고혈압, 급성 염증, 심혈관 질환자에게는 강한 압력 금지
· 피부 손상이나 멍이 생기지 않도록 압력 강도 조절 필수
· 처음 시술 시에는 강도를 낮추고 점진적으로 심부 조직까지 접근

〔응용테크닉〕
원그리기 기법(Rolling & Rotating), 스프링(spring) 기법, 스크롤(Scroll) 기법, 스핀 기법 등

[복합 기법 Composite Technique]
진동기법, 압박 기법, 슬라이딩 기법, 방사형 아크 기법.

① 롤링 동작: 국소 부위에 대나무 스틱의 두께만큼 밀듯이 압박한 뒤, 원을 그리듯이 짧게 밀어주고 다시 제자리로 돌아오는 방식으로, 근육을 마치 반죽하듯 자극하는 기법이다.
② 횡단 반죽 동작: 대나무 스틱을 근육에 밀착시킨 후, 근육을 가로지르듯 반죽하며 깊은 자극을 주는 동작이다.
③ 전신 중심 적용: 이 방법은 얼굴 부위에서는 가볍게 적용하고, 상대적으로 전신(Body) 관리에 주로 활용되는 동작이다.
④ 이완 및 순환 촉진: 긴장되고 경직된 근육을 이완시키고, 신진대사 활성화, 결합조직 강화, 혈액순환 개선 등 다양한 효과를 기대할 수 있다.

4) 두드리기(Tapping) • 토닥토닥 펴바르기

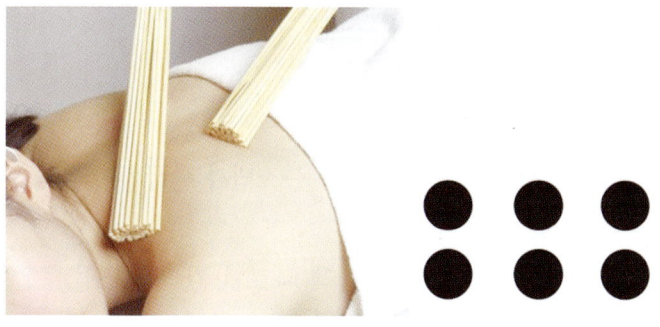

[그림 72] 두드리기

이 동작은 대나무를 가늘게 쪼개어 브러쉬 형태로 만든 대나무 스틱을 가볍고 리듬감 있게 두드려주는 마사지 기법으로 몸의 긴장을 풀어주고 혈액순환을 촉진하는 데 효과적이다.

두드리기 기법은 선택한 대나무(뱀부) 스틱을 피부에 밀착한 상태에서 손목의 스냅과 팔꿈치의 탄력을 활용하여, 강도·속도·간격을 조절하며 리듬감 있게 두드리는 관리 기법이다.

두드리기 기법은 Percussion → Tapotement → Tapping 순으로 강도가 점차 약해지는 특성을 가지며, 관리 목적과 적용 부위에 따라 스틱의 형태와 압력을 달리해야 한다.

이 기법은 주로 신체의 몸통 부위에 적용되며, 근막과 심부 근육층의 긴장을 해소하고 혈액·림프 흐름 개선하고 신경 자극을 유도한다.

〔방법〕

선택한 대나무(뱀부) 스틱을 피부에 밀착한 상태에서 손목 스냅과 팔꿈치 탄력을 이용해 리듬감 있게 두드리며, 강도·속도·간격을 조절하여 자극의 깊이와 범위를 세밀하게 조정한다.

(1) 적용 부위

어깨, 등, 팔, 종아리, 허벅지, 둔부 등 근육량이 많은 부위 순환이 필요한 부종 부위, 셀룰라이트 집중 부위

(2) 도구 선택

짧은 대나무 스틱, 긴길이의 브러쉬 형태로 만든 대나무 스틱, 길이 35cm~50cm의 굵은 스틱

(3) 적용 방법

① 스틱을 피부에 밀착한 상태에서 손목 스냅과 팔꿈치 반발력을 이용해 탄력 있는 두드림을 실시.
② 근육 상태와 부위 특성에 따라 강·약, 빠르기, 간격을 조절.
③ 전신 또는 부위별 관리 시 다른 기법과 연계.
④ 한 부위 30초~1분 진행, 부위별로 골고루 분산하여 적용

(4) 응용 방법

① 점자극 두드림: 특정 경혈 또는 통증 국소 부위 집중
② 면자극 두드림: 넓은 부위를 빠르게 두드려 순환 촉진
③ 리듬 변형: 빠른 동작 → 피부 및 조직 활성화 효과
             느린 동작 → 피부 및 조직 진정 효과

(5) 목적 및 효과

 혈액과 림프 흐름 개선, 세포 대사 촉진, 피부 탄력 증가, 자율신경 안정, 경직·피로 회복, 부종 완화, 셀룰라이트 분해 효과, 체내 노폐물 배출

〔주의사항〕
- 부위·피부 상태에 따라 강도 조절, 민감 부위는 약하게.
- 뼈 돌출·림프절·정맥 부위 주의.
- 일정하고 균일하게 진행, 불규칙 자극 금지.
- 급성 염증·피부질환 부위자극금지.
- 부위별 30초~1분 이내, 전신 균형 있게 적용.

〔응용테크닉〕
 타포트망(tapotement), 퍼커션(Percussion)

〔복합 기법 Composite Technique〕
원그리기 밀어주기 기법, 진동 기법

① 등과 같은 넓은 부위에 브러쉬 형태의 긴 대나무 스틱 활용.
② 강도와 횟수는 각 부위에 따라 다르게 적용하는 것이 중요하다.
③ 대나무 스틱의 리듬감 있는 두드림은 혈액순환을 개선하여 피로 회복, 피부 탄력 및 뭉친 근육을 풀어주는 효과가 뛰어나며, 체내 지방을 고르게 자극하여 지방 축적을 억제하고 체형을 개선하는 데 도움을 줄 수 있다.

5) 진동기법(vibration) • 흔들어주기 • 파동기법 • 떨며 펴바르기

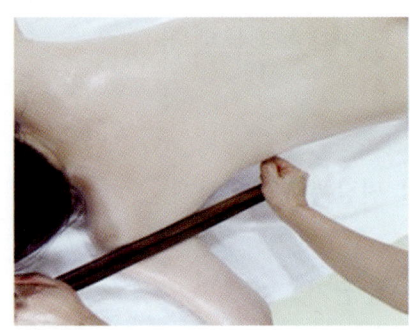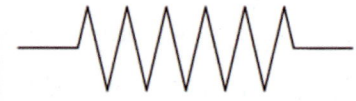

[그림 73] 파동 또는 진동하기

 대나무 스틱을 활용한 파동동작은 근육과 조직에 미세한 자극을 주어, 림프 및 혈액 순환을 효과적으로 촉진시키고 근육 이완에 탁월한 효과를 가져오는 테크닉 기법이다.
 대나무(뱀부) 스틱을 피부 표층 및 근육에 밀착시킨 상태에서 전후·좌우 방향으로 주기적 압력 파동(pressure wave)을 전달하여 부드러운 파장을 형성하고, 동시에 고빈도 미세 진동(micro-vibration)을 부여함으로써 심부 근육층과 신경계를 자극하는 기법이다.

〔방법〕
 대나무(뱀부) 스틱을 피부에 안정적으로 밀착한 뒤, 팔과 손목을 유연하게 움직여 일정한 압력을 전달한다. 손목과 팔의 탄력으로 빠른 왕복 움직임과 전후·좌우의 부드러운 동작을 만들어 파도처럼 연속적인 압력을 주며, 강약 변화를 통해 근육 긴장 부위를 압박하고 흔들어준다.

(1) 적용 부위
 모든 신체 부위에 적용 가능, 만성통증 국소 부위, 유착된 근육부위, 관절 부위, 림프절 부위 등

(2) 도구 선택
 신체 부위와 관리 목적에 맞는 길이와 굵기의 대나무(뱀부) 스틱 선택

(3) 적용 방법

① 대나무(뱀부)스틱을 피부의 표피층 또는 근육, 근막 부위에 압을 가하여 밀착 한다.
② 압력을 표층에서 심부층까지 단계적으로 적용한다.
③ 강도·속도·지속시간을 고객의 근육 상태의 긴장도, 민감도에 맞춰 조절한다.

(4) 응용 방법

신체 부위의 특성과 목적에 따라 다양한 응용 기법과 복합 기법을 병행한다.

(5) 목적 및 효과

근육 이완, 신경계 활성화, 혈액·림프 순환 촉진, 심부 근육 긴장 완화, 국소 통증 완화, 체온 상승, 유연성 증가.

〔주의사항〕
· 과도한 진동 강도 금지
· 민감 부위·손상 부위 주의
· 지속 시간 관리
· 고객 상태 확인 필수
· 강·약 변화로 피로 방지

〔복합 기법 Composite Technique〕
압박 기법, 롤핑 기법, 슬라이딩 기법, 밀어주기 기법.

① 얼굴이나 전신의 피부에 밀착시켜 진동을 주는 방식으로 대칭적인 자극을 줄 수 있어, 얼굴 윤곽이나 팔, 허벅지, 복부 등의 바디 라인에 적용한다.
② 가볍고 리드미컬한 진동을 통해 부드러운 자극을 주는 것이 특징으로 민감한 부위나 림프선 근처에도 안전하게 적용 가능하다.
③ 진동 자극은 조직 내 미세한 시간차 운동을 유도하여 림프 순환을 촉진시키며, 이로 인해 체내 노폐물 배출이 활성화되며. 부종이 감소하고 면역 기능이 강화되며, 지방 조직 내 순환 개선을 통해 셀룰라이트 완화에 기여할 수 있다.

특히 얼굴이나 목 주변의 림프절 부위를 부드럽게 진동 자극할 경우, 붓기 감소 및 윤곽 정리에 효과적이다.

6) 압박 기법(Compression Technique)

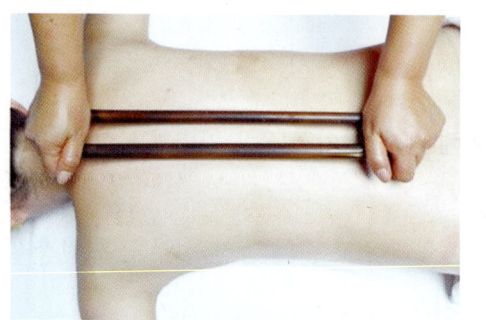 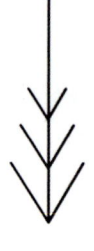

[그림 74] 누르기 압박하기

대나무를 활용한 압박 또는 지압 테크닉은 신체의 작용점이나 긴장된 근육 부위에 적용되어 근육 이완 및 순환 개선에 효과적인 수기기법이다.

대나무(뱀부) 스틱의 면 부위, 또는 45각도, 90각도 대나무스팅 끝을 관리 트리거 포인트에 밀착시킨 후, 상체의 체중과 팔의 안정된 힘을 이용하여 균일하고 깊이 있는 압력을 전달하는 기법이다.

압박기법을 통해 근막 이완, 혈액·림프 순환 촉진, 자율신경계 균형 회복, 심신 안정 효과를 극대화한다.

〔방법〕

대나무(뱀부) 스틱을 관리 부위의 피부와 근육에 밀착시킨 후, 상체의 체중을 실어 어깨와 허리의 안정된 힘을 이용해 압력을 가한다. 압박기법은 일정 시간 유지하거나 완만하게 강도를 변화시키며, 표층에서 심부까지 자극이 고르게 확산되도록 강약을 조절한다.

강도·속도·지속시간은 개별 고객의 근육 상태, 긴장도, 민감도를 종합적으로 고려하여 맞춤 설정하여 적용한다.

(1) 적용 부위

얼굴 부위, 뼈닿는 부위 제외, 경직되거나 긴장된 어깨, 목, 등, 하체 근육, 복부, 관절 사이 등 신체 모든 부위

(2) 도구 선택

신체 부위와 관리 목적에 맞는 길이와 굵기의 대나무(뱀부) 스틱 선택

(3) 적용 방법

① 대나무(뱀부)스틱을 피부의 표피층 또는 근육, 근막 부위에 압을 가하여 밀착한다.
② 압력을 표층에서 심부층까지 단계적으로 적용한다.
③ 강도·속도·지속시간을 고객의 근육 상태의 긴장도, 민감도에 맞춰 조절한다.

(4) 응용 방법

일정 시간 고정 압박, 강·약의 변화를 주는 리듬 압박, 다양한 응용 기법과 복합 기법을 병행한다.

(5) 목적 및 효과

경직된 결합조직의 긴장 완화 및 통증 완화. 혈액·림프 순환 촉진.

〔주의사항〕
· 균형 있는 힘 분배. 과도한 압력 금지
· 관절·뼈 돌출 부위 주의
· 정확한 트리거 포인트 적용
· 고객 상태 확인 필수
· 압박 후 반드시 이완 동작 병행

〔응용테크닉〕
롤핑(Rolfing) 기법, 슬라이딩 기법, 용수철(spring)기법, 스크롤(Scroll) 기법, 진동 기법(vibration) 등

〔복합 기법 Composite Technique〕
① 대나무 스틱을 이용하여 특정 부위를 집중적으로 자극함으로써, 근육 긴장이 완화되고 이완 효과를 얻을 수 있다.
② 대나무 도구는 테라피스트의 손과 손목의 부담을 줄이면서도, 심부 조직에 안정적인 압박 자극을 줄 수 있다.
③ 자극의 강도와 반복 횟수는 부위의 특성과 목적에 따라 조절하는 것이 중요하다.

2. 뱀부 테라피 테크닉의 구성요소

① 방향: 말초에서 중추로 향하는 구심성 방향으로, 근육의 결을 따라 실시한다.
② 압력: 대나무의 두께와 길이, 피부 및 근육의 상태, 고객의 통각 민감도를 고려하여 개별 맞춤형 압력을 조절하여 관리한다.
③ 속도(Speed): 테라피에서 빠른 속도의 움직임은 자극과 긴장을 주는 테크닉이며, 느린 속도는 깊은 이완을 유도하고 안정감을 제공한다.
④ 리듬(Rhythm): 반복적인 압력과 속도의 패턴으로, 일정한 주기와 흐름을 유지하며 고객에게 안정감과 균형을 제공한다.
  예) **약한 압 → 중간 압 → 강한 압 → 약한 압**으로 순서로 반복.

뱀부 테라피는 부드러운 움직임과 충분한 압력을 조화롭게 사용하는 것이 중요하다. 지나치게 강한 압력은 오히려 근육을 더 긴장시킬 수 있으므로, 적당한 압력을 조절하는 것이 중요하다.

3. 매뉴얼 테크닉&뱀부 테라피 테크닉 용어

	메뉴얼 테그닉	NCS 용어	영어표기	뱀부 테라피 테크닉 표기	
1	쓸어주기(경찰법)	쓸어 펴바르기	effleurage	밀어주기 기법	Pushing
2	문지르주기(강찰법)	밀착하여 펴바르기	friction	슬라이딩 기법	sliding
3	반죽하기(유연법)	어루만져 펴바르기	petrissage	롤링 기법	rolling
4	두드리기(고타법)	토닥토닥 펴바르기	toportment	두드리기 기법	Tapping
5	흔들어주기(진동법)	떨며 펴바르기	vibration	파동 기법	wave
6	압박 기법			누르기 기법	Press

Chapter 03

실전 주의사항

본 장에서는 뱀부 테라피를 시행하기 전에 고객 만족도와 테라피스트의 성취감을 극대화하기 위한 필수 체크 사항을 다룬다. 구체적으로 관리 전 주의 사항, 준비 사항, 관리 순서 및 시간, 실전 테크닉 적용에 대한 내용을 상세히 설명한다.

1. 관리 전 주의사항

1) 심리적 준비 및 정보 제공

처음 뱀부 테라피를 받는 고객은 비용 대비 효과에 대한 의구심을 가질 수 있으므로, 관리 방법, 효능, 관리 후 반응 등에 대해 사전 설명을 충분히 제공해야 한다. 이는 서비스에 대한 이해와 신뢰를 높이고, 관리 후 만족도 향상으로 이어질 수 있다.

2) 전용 가운 착용에 대한 안내

고객이 전용 가운 착용에 부담을 느낄 수 있으므로, 편안한 시술을 위한 유니폼임을 사전에 안내해 심리적 긴장을 완화해야 한다. 또한, 이동 동선 안내를 통해 고객이 관리 시간을 효율적이고 여유롭게 활용할 수 있도록 배려한다.

3) 관리 후 반응에 대한 사전 설명

첫 시술 후에는 근육 자극으로 일시적 불편감이나 피로, 숙면 유도, 통증 완화 등이 나타날 수 있음을 사전에 충분히 안내해야 한다. 이를 통해 고객은 신체 반응을 긍정적으로 인식하고, 뱀부 테라피를 신뢰할 수 있는 전문 관리로 받아들일 수 있다. 이러한 안내는 심리적 안정, 신뢰도 향상, 관리 효과에 대한 긍정적 인식으로 이어진다.

2. 마사지 관리 순서 및 시간

1) 고객 준비
고객이 누운 상태에서, U-형 얼굴 받침대(Face cradle)를 사용하여 바디가 기울어지지 않도록 한다.

2) 관리 순서
등부터 시작하여 양쪽 등 부위에 테라피를 적용한다. 그 후, 다리, 복부, 팔 순으로 진행하며, 마지막으로 얼굴 관리로 마무리한다.

관리 시간: 전체 바디와 얼굴을 관리할 때는 90~120분 정도가 소요되며, 90분 정도가 적당하다. 그러나 개인차가 있으므로 고객과 상담을 통해 원하는 시간과 부위를 협의하고, 맞춤형 관리를 제공하는 것이 중요하다.

3. 뱀부 테라피의 관리 빈도

1) 고객의 상태에 따른 빈도 조절
피로 회복 및 근육 이완을 목적으로 하는 경우, 주 1~2회
장기적인 건강 관리 및 예방을 원하는 경우, 주 1회 또는 2주에 한 번의 빈도로 꾸준히 관리하는 것이 효과적이다.

2) 목표에 따른 빈도 조정
특정 불편함(예: 통증, 부종, 근육 경직 등)을 개선하려는 경우, 초기에는 주 2~3회의 빈도로 집중 관리가 필요하며. 이후 점차 주 1회로 빈도를 줄여 관리한다.
예방적 관리 및 스트레스 완화를 원한다면, 2주에 한 번 정도의 빈도로 관리할 수 있다.

3) 개인화된 접근 필요
고객과 상담을 통해 개인의 생활 패턴, 업무 강도, 스트레스 수준 등을 고려해 적합한 맞춤형 관리 주기를 설정한다.

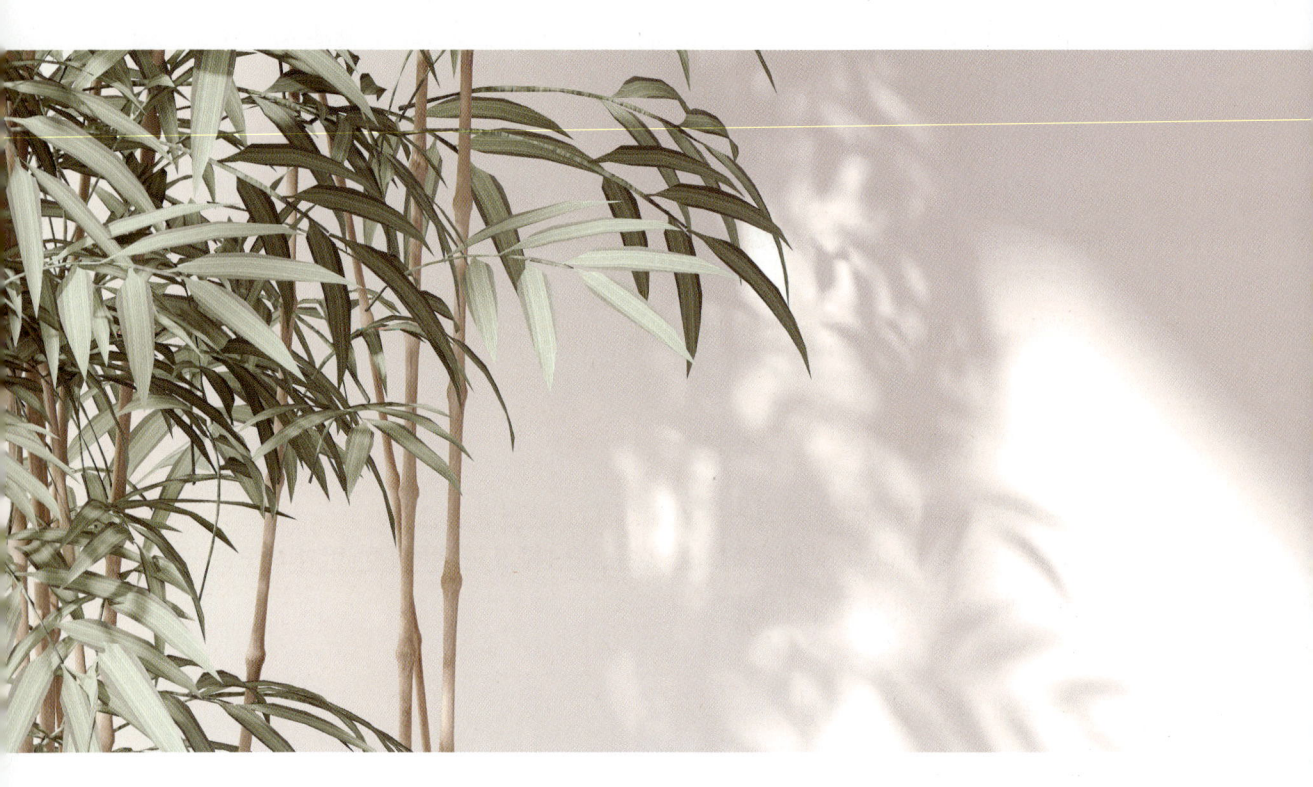

실기편

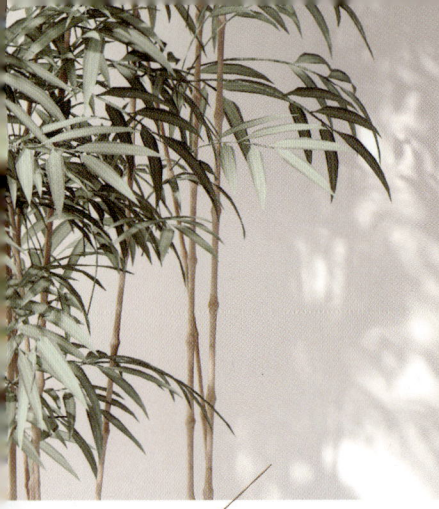

Part 01

뱀부 테라피 실기

Chapter 01. 뱀부 테라피 준비과정
Chapter 02. 오일을 활용한 뱀부 테라피
Chapter 03. 에너지 리바이브 힐링 테라피
Chapter 04. 뱀부 테라피&스톤 테라피
Chapter 05. 뱀부 테라피 응용 기법

Chapter 01

뱀부 테라피 준비과정

1. 고객 상태 사전 점검(상담)

뱀부 테라피를 안전하고 효과적으로 진행하기 위해, 시술 전 고객의 신체 상태를 면밀히 확인하는 과정은 필수적이다. 이를 통해 고객의 안전을 확보하고, 시술의 적합성을 판단하며, 개인별 맞춤 테라피 계획을 수립할 수 있다. 다음과 같은 항목에 대해 반드시 사전 확인이 이루어져야 한다.

1) 주요 확인 사항

① 현재 통증이 있는 부위 또는 과거의 부상 이력
② 알레르기 반응이 있을 수 있는 물질(예: 마사지 오일, 아로마 등)
③ 특정 부위의 근육 긴장도 및 통증 여부
④ 감염성 질환 보유 여부(예: 피부 질환, 바이러스성 질환 등)
⑤ 임신 여부 및 주수
⑥ 혈액순환 관련 질환(고혈압, 저혈압, 혈전 등)
⑦ 심장질환 또는 신경계 질환의 유무
⑧ 최근 수술 또는 의료 처치 이력

2) 주의사항

고객의 상태에 따라 뱀부 테라피가 제한되거나, 특정 부위 시술을 피해야 할 수 있다. 따라서 상담 시 고객의 건강 상태에 대해 충분한 커뮤니케이션을 진행하고, 필요한 경우 의료 전문가의 의견을 참고해야 한다.

2. 관리 전 준비 및 갈아입기 안내

상담 후 고객이 관리복(전용 가운)으로 갈아입고, 테라피를 받을 수 있도록 프라이버시를 보장하며 준비 시간을 제공한다.

고객은 테라피 테이블에 편안히 누울 수 있도록 유도하며, 테라피스트는 이 과정에서 편안하고 전문적인 분위기를 조성해야 한다.

3. 드레이핑(Draping) 적용

뱀부 테라피를 적용하는 부위만 노출되도록 하고, 나머지 부위는 수건이나 시트 등으로 덮는 드레이핑 기법을 사용하여 보온과 고객의 심리적 안정을 제공한다.

드레이핑은 테라피의 집중도 향상 및 신체 노출에 대한 불안감 해소를 위한 기본 매뉴얼이다.

4. 도구 준비 및 배치

대나무 스틱과 오일 등 필요한 도구를 손이 잘 닿는 위치에 준비해 두어야 한다.

이는 시술 중 동선 최소화와 집중도 유지, 관리의 흐름과 리듬을 안정적으로 유지하기 위한 실무적 준비이다.

이 과정을 철저히 준수하면 고객은 신뢰와 안정감을 느끼며, 테라피스트는 안전하고 효과적인 시술 환경을 조성할 수 있다.

강한 압박이나 깊은 자극이 필요한 경우, 대나무 스틱을 따뜻하게 준비하면 심부까지 열을 전달해 혈액순환과 근육 이완에 효과적이다. 여기에 따뜻한 오일이나 로션등 통증 크림을 함께 사용하면 피부 자극을 줄이고 더 부드럽고 유연한 자극을 줄 수 있어 고객의 이완감과 만족도를 더욱 높일 수 있다.

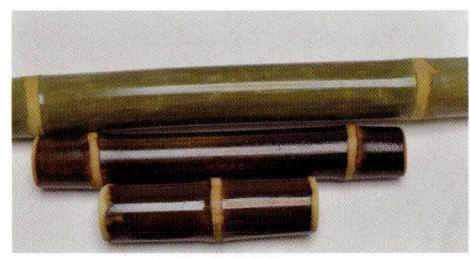

[그림 75] 뱀부 도구

5. 뱀부 테라피 시 주의사항

① 정확한 기술 습득: 시술 전, 부위별 테크닉과 압력 조절법을 정확히 익힌다.

② 강한 압력 금지: 처음부터 강한 압은 금지하며, 점진적으로 자극을 조절한다.

③ 양손 힘 균형유지: 양손 사용시 힘의 균형을 맞추고 과도한 압력은 피한다.

④ 민감 부위 주의: 관절과 인대등 민감 부위는 부드럽고 정확한 위치에 적용한다.

⑤ 고객 반응 체크: 자극이 강하므로 고객의 반응을 수시로 주의 깊게 살핀다.

⑥ 멍·피부손상 예방: 압력 강도를 조절해 모세혈관 손상 및 멍 발생을 방지한다.

⑦ 림프 흐름 방향 준수: 림프 순환 방향(심장 쪽)에 따라 시술을 진행해야 한다.

Chapter 02

오일을 활용한 뱀부 테라피

1 등 관리 : 빛나는 드레스 라인 만들기

> **학습목표**
> 1. 피부 유형에 적합한 제품을 정확히 선택할 수 있다.
> 2. 선택한 제품을 피부에 적절히 도포할 수 있다.
> 3. 대나무 스틱을 활용한 매뉴얼 테크닉을 적용할 수 있다.
> 4. 피부 상태와 체형에 따라 리듬, 강약, 속도, 밀착도를 조절하여 뱀부 테라피를 효과적으로 수행할 수 있다.

1) 등 관리의 효과

등은 신체 지지, 자세 유지, 중추신경 보호, 상지 및 목 조절, 호흡 보조, 혈액 및 림프 순환을 돕는 중요한 부위로, 스트레스로 인한 경직된 승모근과 척추기립근은 혈액순환 저하와 독소 축적을 유발해 기능 저하와 불편을 초래한다. 이를 관리하면 근육 이완, 통증 완화, 자세 개선, 피로 회복 등 신체 밸런스 회복에 효과적이다.

① 스트레스 해소와 심신 안정을 통해 승모근과 척추기립근을 이완시키고, 체내 독소 및 노폐물을 배출하여 혈액순환과 신체 기능을 개선, 도움을 준다.
② 두통, 눈 피로, 생리통, 중추신경 이완, 체지방 분해, 어깨 및 허리 통증 완화에 도움을 준다.
③ 현대인의 스트레스로 경직된 승모근과 척추기립근을 이완시켜, 노폐물 배출과 함께 문제성 피부 및 척추 질환 예방에 도움을 줄 수 있다.

2) 등 관리 주의사항

① 관리실의 조명은 간접 조명을 사용하여 밝기를 조절, 고객이 편안함을 느낄 수 있도록 적절한 조도로 조절한다.
② 관리사의 손을 따뜻하게 유지한 후, 크림이나 오일을 손바닥으로 덜어 목경추부터 허리 아래까지 부드럽게 감싸듯 도포하여, 피부에 고르게 흡수되도록 한다.
③ 근육 결에 따라 테크닉을 적용하여, 효율적인 근육 이완과 순환 촉진을 유도한다.

3) 등 관리 비적용 피부

① 상처 또는 염증이 있는 피부
② 예민하거나 피부과 시술 후 피부
③ 알레르기 반응이 있는 피부
④ 임산부, 고열, 감염증

4) 등 관리 순서

① 오일 도포하기
② 긴 목선 만들기
③ 오픈 숄더 라인(Open shoulder line) 만들기
④ 우아한 등 라인 만들기
⑤ 등의 옆 날개 라인 만들기
⑥ 등의 날개 라인 만들기
⑦ 등의 넓은 라인 잡아주기
⑧ 골반 라인 만들기
⑨ 전체 긴장 풀어주기

1. 오일 도포하기

효과 : 긴장된 마음을 안정화시키고, 림프 순환을 촉진하여 신체의 독소 배출을 돕고, 피로 회복과 면역력 강화에 도움을 줄 수 있다.

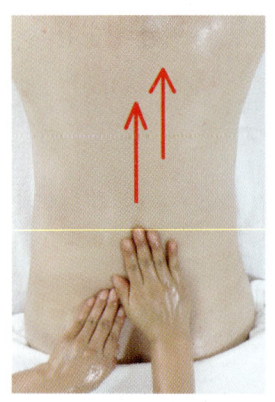

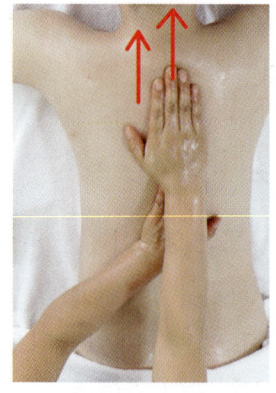

① 관리사의 손을 따뜻하게 한 후, 양손으로 크림이나 오일을 엉덩뼈(천골)에서 척추세움근(기립근)을 따라 도포한다.

② 관리사의 손을 따뜻하게 한 후, 양손으로 크림이나 오일을 엉덩뼈(천골)에서 척추세움근(기립근)을 따라 제7번 목뼈(경추 7번) 방향으로 도포한다.

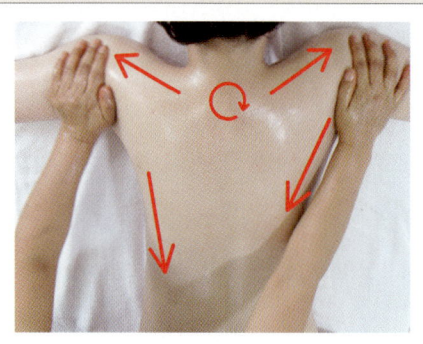

③ 제 7번 목뼈(경추 7번)에서 시계방향으로 롤링하며, 양쪽 어깨와 팔을 감싸 겨드랑이 방향으로 쓸어주면서 등 전체를 감싸듯 도포한다.

2. 긴 목선 만들기

효과 : 목뼈(경추) 라인은 목 부분을 구성하는 척추로, 1번부터 7번까지의 목(경추)를 포함하는 부위를 말한다. 이 부위의 라인을 아름답게 만들어 주면, 목뼈(경추)와 목(경부)근육의 이완을 돕고, 일자목, 불면증, 거북목 등을 예방할 수 있다. 또한, 굽은 등으로 인한 어깨 통증을 완화시켜 자세 개선과 통증 감소에 효과적이다.

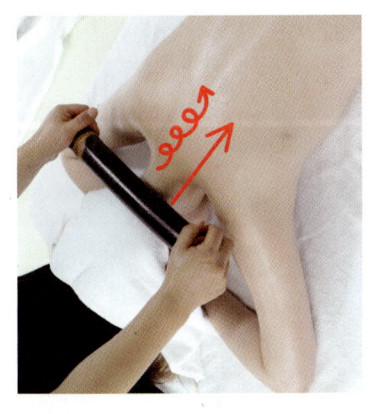

① 뒤통수뼈(후두골) 라인 근육을 롤링 기법과 슬라이딩 기법으로 목뼈(경추) 방향으로 부드럽게 쓸어내린다.

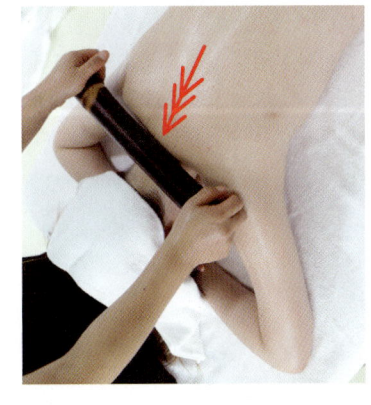

② 목뼈(경추) 1c ~ 7c까지 뼈 사이(관절)를 따라 이동하며, 수직으로 지그시 눌러준다.

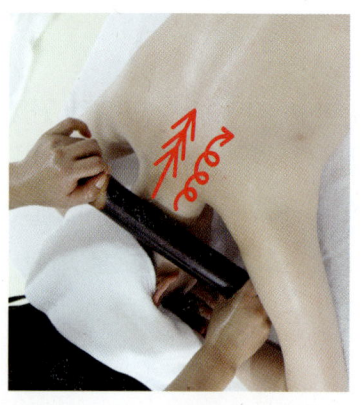

③ 목뼈(경추)를 감싸고 있는 주변 경부 근육을 슬라이딩 기법과 롤링 기법으로 제 7번 목뼈(경추 7번) 방향으로 부드럽게 쓸어내린다. 반대편 경부 근육도 같은 방법으로 관리한다.

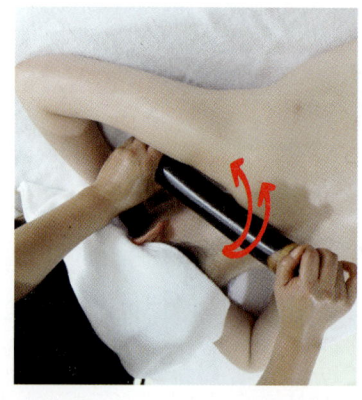

④ 경추후부근육(두반극근)과 널판근(판상근) 아래에 위치한 머리가장긴근(두최장근), 목가장긴근(경최장근), 어깨올림근(견갑거근), 그리고 가시위근(극상근)까지 슬라이딩 기법으로 부드럽게 쓸어준다.

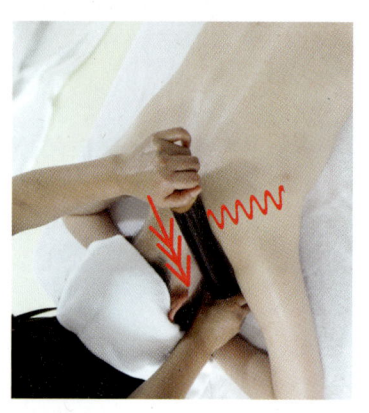

⑤ 경추후부근육(두반극근)과 널판근(판상근) 밑에 있는 머리가장긴근(두최장근 → 목가장긴근(경최장근) → 어깨올림근(견갑거근) → 가시위근(극상근)까지 압박기법, 파동기법으로 쓸어준다.

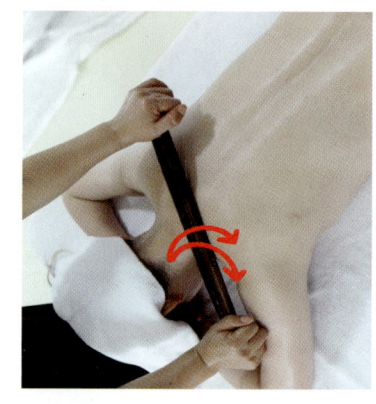

⑥ 제 7번 목뼈 주변 근육을 어깨 방향으로 슬라이딩 기법과 롤링 기법으로 쓸어내려 준다.

3. 오픈 숄더 라인(Open shoulder line) 만들기

효과 : 어깨 부분의 근육은 과도한 수축과 이완 작용을 반복하는데, 이로 인해 근육 긴장이 발생한다. 이를 이완시킴으로써, 목 디스크 예방, 두통 완화, 그리고 스트레스 해소에 도움을 준다.

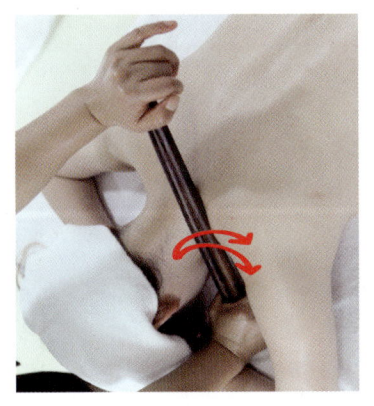

① 어깨올림근(견갑거근) → 가시위근(극상근) 압을 조절하며 슬라이딩 기법, 압박 기법. 파동 기법으로 어깨 방향으로 쓸어준다.

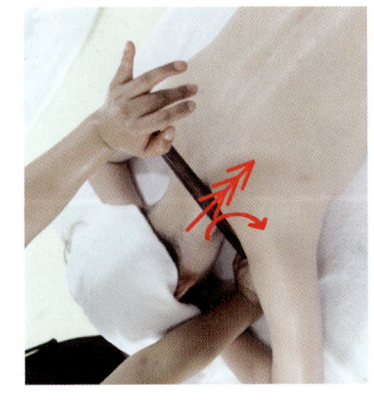

② 뱀부 바닥에 고정 45각도로 승모근을 압박 후 어깨방향으로 슬라이딩해준다.

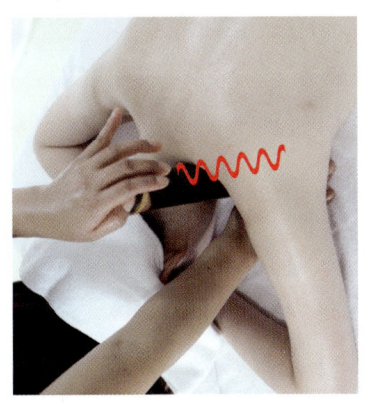

③ 뱀부를 바닥에 고정하고 압을 유지하면서 90도 각도로 세워 뱀부가 쇄골에 닿지 않도록 파동 기법을 적용한다.

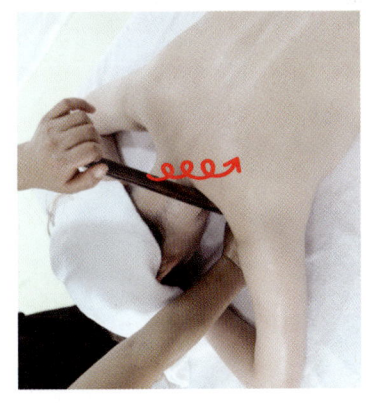

④ 지렛대 원리를 이용해 쇄골 외측 근육에 밀착해 수직으로 고정시킨 후 힘점을 이용해 압통을 조절하며 제자리 롤링한다.

4. 우아한 등 라인 만들기

효과 : 목뼈(,경추), 복장뼈(흉추), 가슴뼈(늑골), 허리까지 연결되는 드레스 라인을 형성하면, 척추의 자연스러운 정렬을 돕고, 척추질환 예방에 효과적이다. 이는 자세 개선과 함께 전신의 균형을 맞추는 데 기여한다.

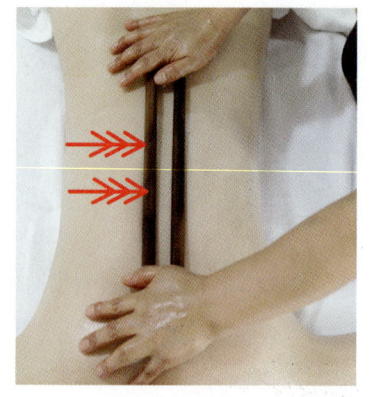	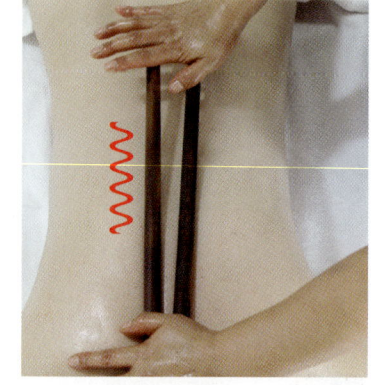
① 척추를 중심으로 뱀부 2개를 동시에 양 방광경에 대나무 스틱을 고정시킨 후에 압박을 적용한다.	② ①번을 압을 유지한 상태에서 파동 기법을 적용한다.

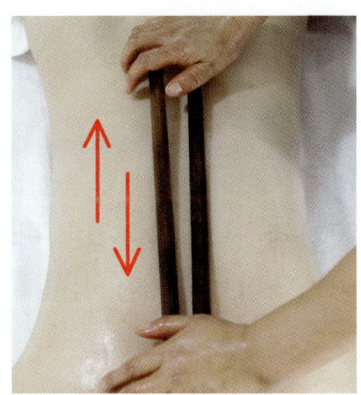
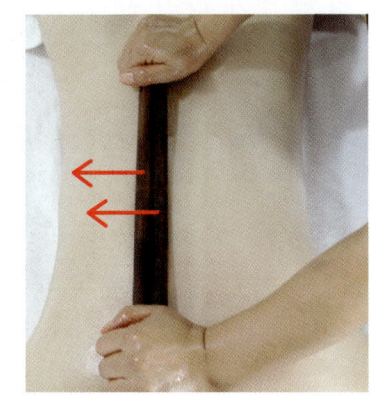

③ 대나무 스틱 2개를 동시에 잡고 양쪽방광선 근육을 압박 후 위아래 양방향으로 쓸어준다.

④ 대나무 2개를 모아 잡고 한쪽 방광선에서 등세모근(승모근) → 마름근(능형근) → 위뒤톱니근(상후거근) → 넓은등근(광배근) 등을 슬라이딩 기법으로 사이드 방향으로 슬라이딩 기법을 적용한다. 반대편도 같은 방법으로 관리한다.

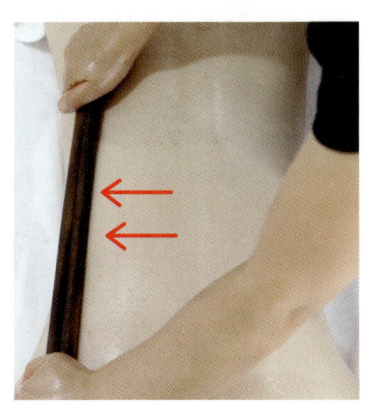

⑤ 넓은등근(광배근) 부위를 ④번 동작을 연결하여 사이드 방향으로 슬라이딩해준다.

5. 등의 옆 날개 라인 만들기

효과 : 어깨세모근(삼각근)은 어깨 관절을 보호하고, 어깨 관절의 모든 움직임에 중요한 역할을 하는 근육이다. 그러나 과도한 수축과 이완 작용을 반복하면서 등 라인을 왜곡시킬 수 있다. 이 근육을 이완시켜 주면, 견 비통과 목 통증을 예방하고, 어깨의 기능을 회복하는 데 도움이 된다.

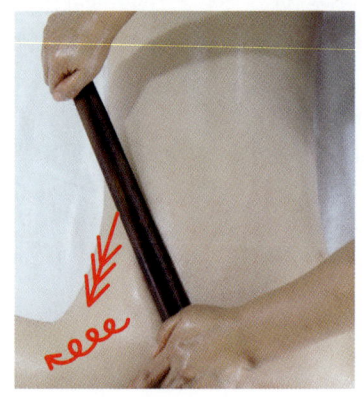

① 가시아래근(극하근), 어깨뼈아래 내측에서 어깨방향으로 롤링 기법과 슬라이딩 기법을 적용한다.

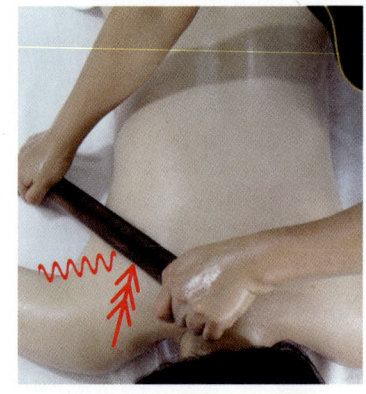

② 가시아래근(극하근), 작은원근(소원근) 근막을 압박 기법 적용 후 파동 기법을 적용한다.

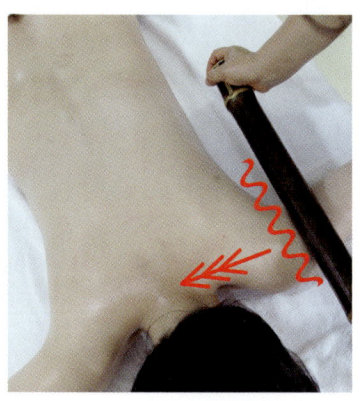

③ 어깨세모근(삼각근)을 어깨방향으로 파동 기법 적용 후 슬라이딩 기법을 적용한다.

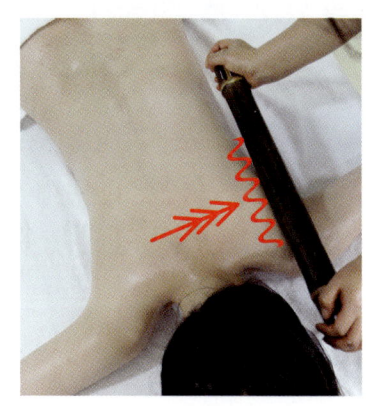

④ 어깨세모근(삼각근)을 압박하여 파동 기법을 적용한다.

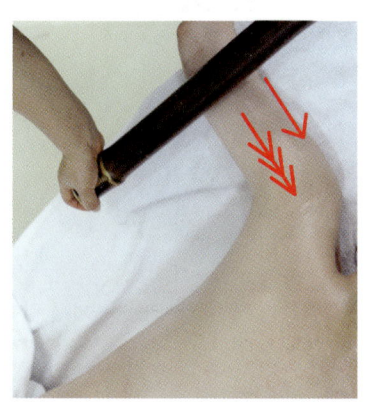

⑤ 어깨세모근(삼각근) 외측과 내측을 팔꿈치 방향으로 슬라이딩 기법을 적용한다.

6. 등의 날개 라인 만들기

효과 : 큰원근(대원근)과 앞톱니근(전거근) 관리는 등의 날개 라인 개선, 팔 회전 기능 향상, 어깨 통증 완화에 효과적이다. 특히 앞톱니근(전거근)은 림프 순환에 관여해, 여성의 유방 건강과 모유 수유에 도움을 준다.

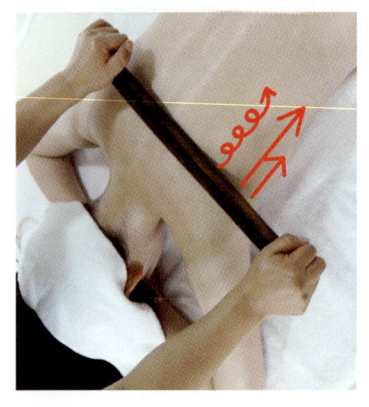

① 큰원근(대원근) 슬라이딩 기법과 롤링 기법으로 적용한다.

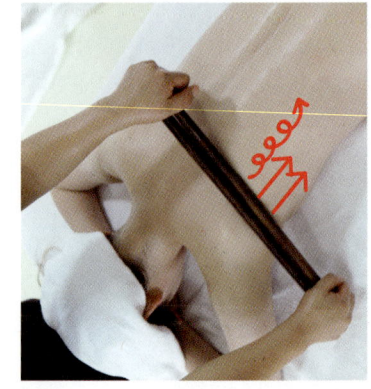

② 앞톱니근(전거근) 슬라이딩 기법과 롤링 기법으로 적용한다.

7. 등의 넓은 라인 잡아주기

효과 : 넓은등근(광배근)은 날개뼈(어깨뼈) 움직임과 상체 안정성에 관여하며, 등 라인의 대부분을 형성하는 주요 근육이다. 이 부위를 이완하면 등 라인 개선은 물론, 어깨 및 허리 통증 예방에도 효과적이다.

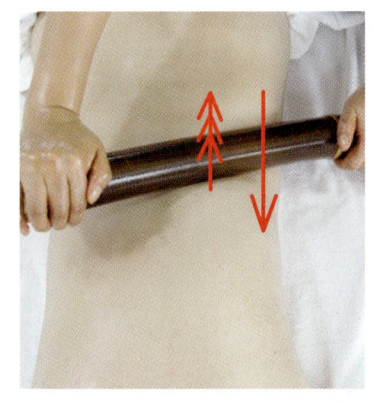

① 중간볼기근(중둔근) 시작점에서 엉덩뼈(장골능)을 따라 슬라이딩 기법과 압박 기법을 적용해준다.

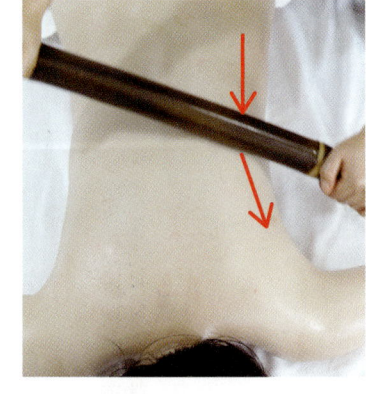

② 넓은등근(광배근)을 힘조절을 하여 슬라이딩 기법을 적용한다.

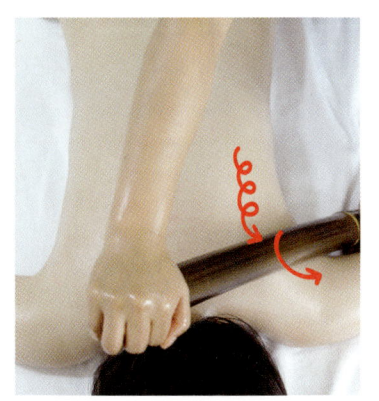

③ 작은원근(소원근)을 을 조절하여 슬라이딩 기법을 적용 후 제자리 롤링 기법을 적용한다.

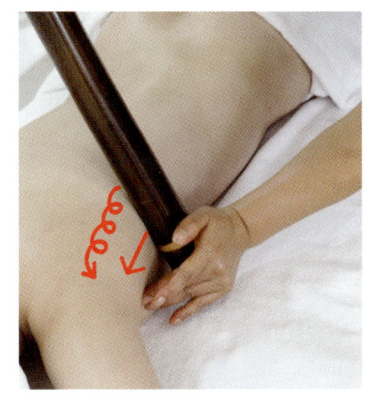

④ 대나무 스틱을 넓은등근(광배근) 측면에 밀착시켜 롤링 기법과 슬라이딩 기법을 적용한다.

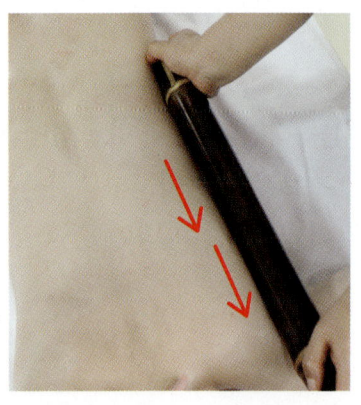	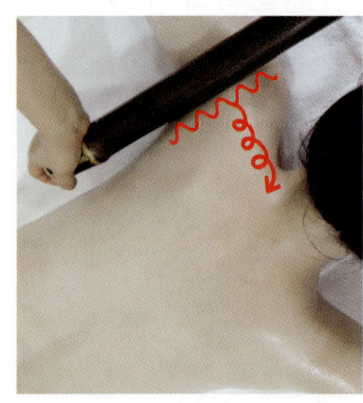
⑤ 배바깥빗(외복사근)과 넓은등근(광배근)을 어깨방향으로 슬라이딩 기법을 적용한다.	⑥ 대원근 소원근 삼각근을 깊이 압박하여 제자리 롤링 기법 적용 후 파동 기법을 적용한다.
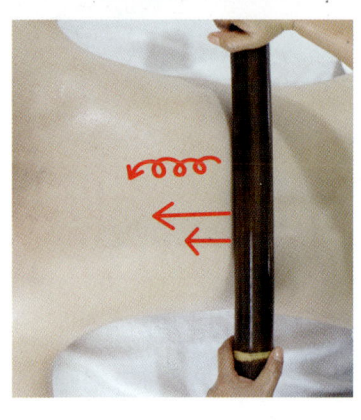	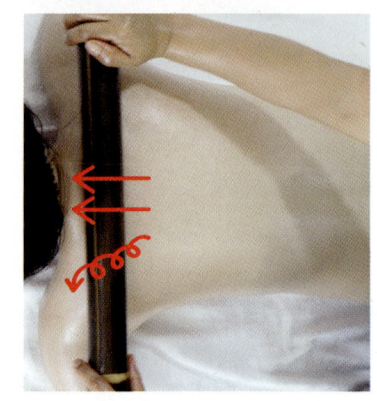
⑦ 척추세움근(기립근) 하부를 압력을 조절하며 어깨방향으로 슬라이딩 기법과 롤링 기법을 병행하여 부드럽게 쓸어준다.	⑧ 척추세움근(기립근) 상부를 압조절을 하면서 슬라이딩 기법과 롤링 기법을 병행하여 부드럽게 쓸어준다.

8. 골반 라인 만들기

효과 : 애플 힙을 형성하는 기본 라인은 골반 주위와 꼬리뼈 주변 신경을 이완시켜 근육과 혈류 순환을 촉진하며, 이를 통해 요실금과 빈뇨(오줌소태) 등의 예방에 도움을 준다.

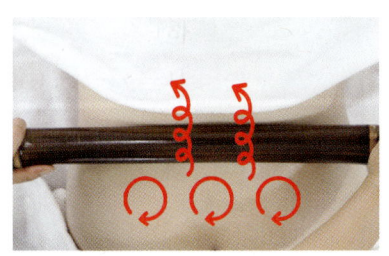

① 꼬리뼈와 허리 사이의 허리등뼈(요추) 부위를 원을 그리듯이 롤링해준다.

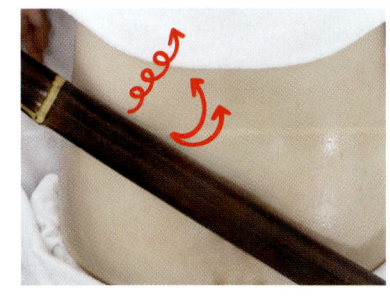

② 엉치뼈(천골) 주변 근육을 중둔근 방향으로 슬라이딩 기법과 롤링 기법을 적용한다.

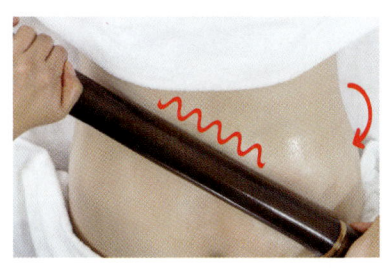

③ 엉치뼈(천골)주변 근육을 중간볼기근(중둔근) 방향으로 파동 기법을 적용한다.

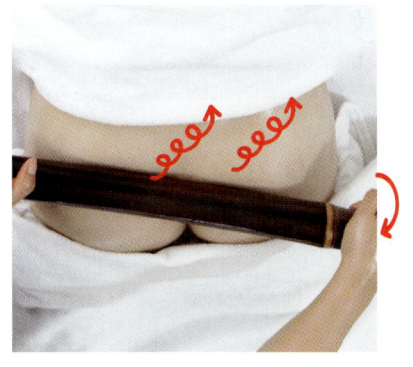

④ 꼬리뼈 사이와 항문 주변 근육 제자리 롤링 기법을 적용한다.

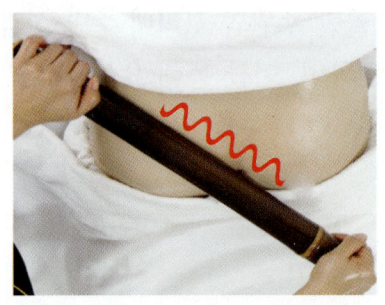

⑤ 꼬리뼈 사이와 항문 주변 근육 파동기법을 적용한다.

9. 전체 긴장 풀어주기

효과 : 관리 후 스트레칭은 심부 근육의 이완, 혈액 및 림프 순환 촉진, 근막 긴장 완화, 근·골격계 유연성 향상, 자세 정렬 개선에 효과적이며, 전신의 회복력과 기능성 향상을 돕는다.

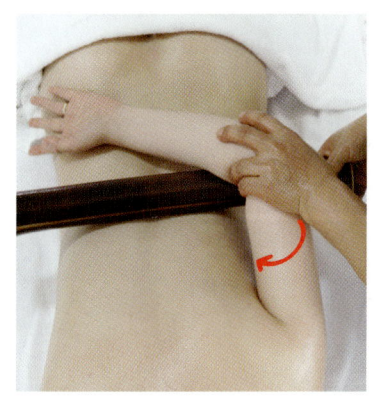

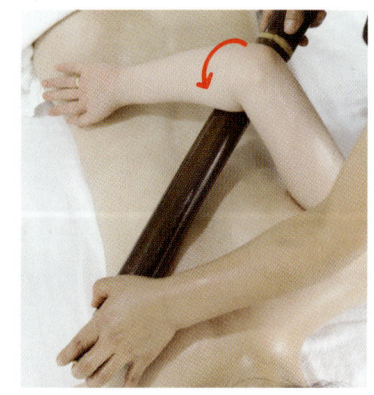

① 손등이 엉치뼈위에 닿도록 한다. 팔 사이로 대나무 스틱을 그림과 같이 올려놓고 들어올려 스트레칭한다.

② ①번 동작과 연결하여, 대나무 스틱을 이용해 대각선 방향으로 겨드랑이 쪽을 향해 스트레칭한다.

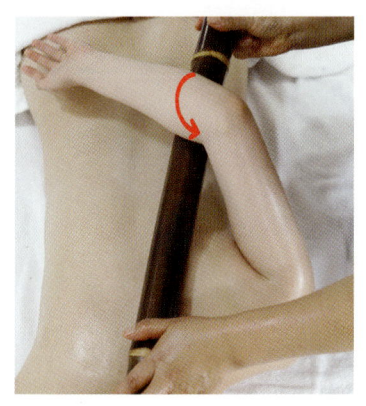

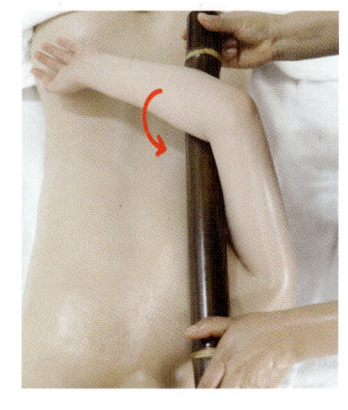

③ ②번 동작에 이어, 대나무 스틱을 어깨에 고정 한 뒤 천천히 스트레칭한다.

④ 팔과 대나무 스틱이 같은 방향을 향하도록 한 뒤, 어깨에 스틱을 고정시키고 팔 근육을 최대한 스트레칭한다.

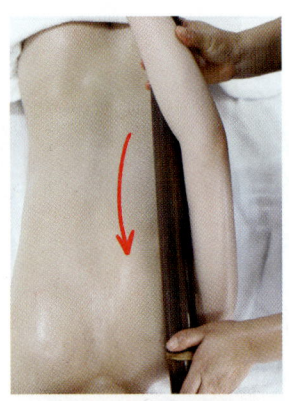 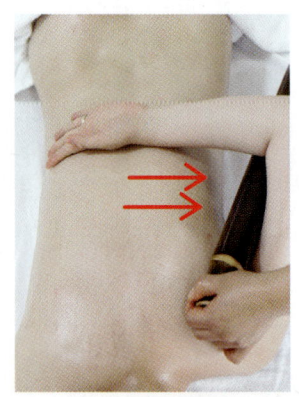

⑤ 팔과 대나무 스틱이 일직선이 되도록 하여, 팔과 어깨 근육을 스트레칭한다.

⑥ 피시술자는 손등이 허리에 닿게 하고 대나무 스틱을 끼운 뒤, 시술자는 손을 허리에 고정한 상태에서 대나무 스틱을 당겨 팔 근육을 스트레칭한다.

2 | 11자 다리 만들기

> **학습목표**
> 1. 피부 유형에 따라 적합한 제품을 정확히 선택할 수 있다.
> 2. 선택한 제품을 피부에 균일하게 도포할 수 있다.
> 3. 대나무 도구를 활용하여 매뉴얼 테크닉을 적용할 수 있다.
> 4. 피부 상태와 체형에 맞춰 리듬, 압, 속도, 밀착도를 조절하여 뱀부 매뉴얼 테크닉을 효과적으로 수행할 수 있다.

1) 다리 관리의 효과

하체는 신체를 지지하는 근본적인 구조로, 특히 허벅지 근육은 가장 큰 근육군으로서 기초대사율 및 활동대사를 촉진하고 성장호르몬 분비와 밀접한 관련이 있어 건강 관리에 중요한 부위이다.

혈액순환 저하 시 하체 부종, 저림, 림프 기능 저하, 호르몬 대사 이상, 하지정맥류 등이 발생할 수 있으며, 허벅지와 종아리 근육을 이완 및 자극함으로써 혈액순환 개선, 근력 강화, 피로 회복, 탄력 있는 다리 라인 유지에 효과적이다.

① **셀룰라이트 관리는 림프 기능 저하 및 호르몬 대사 이상으로 인한 말초 순환 저하를 개선하여 부종 완화에 효과적이다.**
② **미용 효과로는 매끄러운 11자 다리 라인 형성, O자 다리 개선, 골반 정렬 및 체형 교정 효과가 있다.**
③ **건강 효과로는 림프 순환 촉진을 통한 부종 감소, 체지방 분해, 생리 기능 활성화에 도움이 된다.**
④ **체내 독소 배출, 하체 혈류 개선, 근육 이완, 혈관벽 강화, 탄력 및 보습 효과를 통해 셀룰라이트 분해와 하체 비만, 하지정맥류, 다리 경련 예방에 기여한다.**

2) 다리 관리 시 주의사항

① **간접조명으로 조도를 낮춰 편안한 분위기를 조성한다.**

② 따뜻한 손으로 크림이나 오일을 팔에 부드럽게 도포한다.
③ 근육 결을 따라 테크닉을 적용해 이완과 순환을 돕는다.

3) 다리 관리 비적용 피부
① 상처가 있는 피부
② 피부 염증이 있는 피부
③ 예민하거나 피부과 시술을 받은 피부

4) 다리 관리의 수행 순서(전면~후면)
(1) 다리 전면
① 오일 도포하기
② 발가락 풀어주기
③ 아름다운 하이힐 라인(Highheel line) 만들기
④ 우아한 다리 앞 라인 만들기
⑤ 처진 무릎 라인 바로 잡아주기
⑥ 말벅지 만들기
⑦ 매끈한 발뒤꿈치 만들기
⑧ 매끈한 종아리 만들기
⑨ 모델 다리 라인 만들기

(2) 다리 후면
① 오일 도포하기
② 발바닥 풀어주기
③ 아름다운 하이힐 옆 라인 만들기
④ 가는 발목 만들기
⑤ 매끈한 종아리 만들기
⑥ 발레리나 허벅지 만들기
⑦ 처진 무릎 옆 라인 바로 잡아주기
⑧ 사과 엉덩이 라인 만들기

[하체 전면]

1. 오일 도포하기

효과 : 긴장된 마음을 안정시켜 주고 림프 순환을 촉진하여 혈액 순환을
  개선에 도움을 준다.

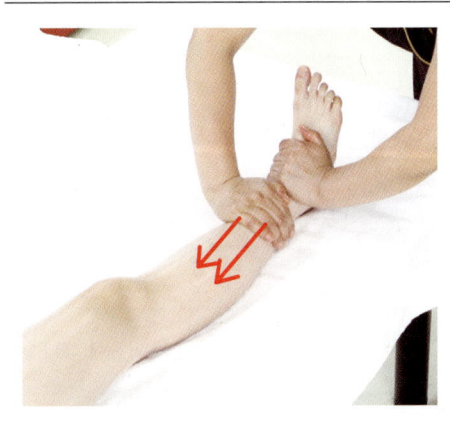

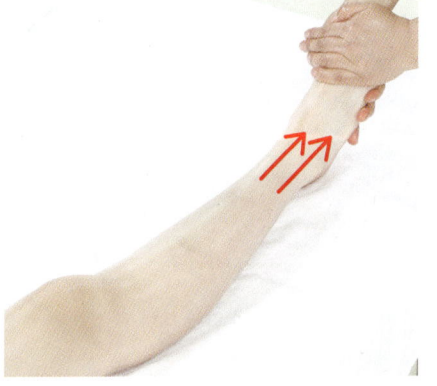

① 관리사의 손을 따뜻하게 하여 다리를 양손으로 부드럽게 감싸듯이 쓸어 올리면서 도포해 준다.

② 양손으로 발바닥 발등을 감싸듯이 쓸어준다.

2. 발가락 풀어주기

효과 : 발가락과 발바닥 관리는 우리 몸의 반사구가 집중된 부위로, 신경을 자극하여 두통, 뇌졸중, 불면증 예방에 도움을 준다.

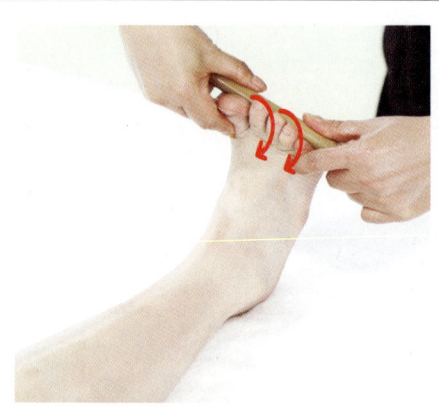

① 양손을 이용하여 후면에 대나무 스틱을 고정시키고 스트레칭한다.

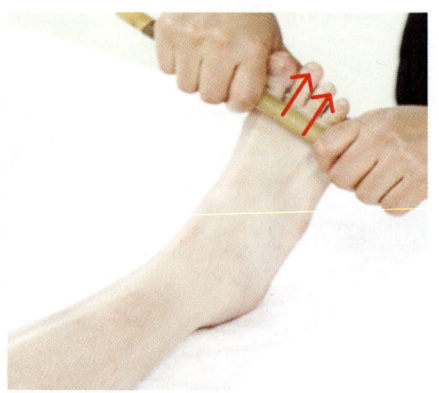

② 양손을 이용하여 발가락뿌리 위쪽에 대나무 스틱을 고정시키고 스트레칭한다.

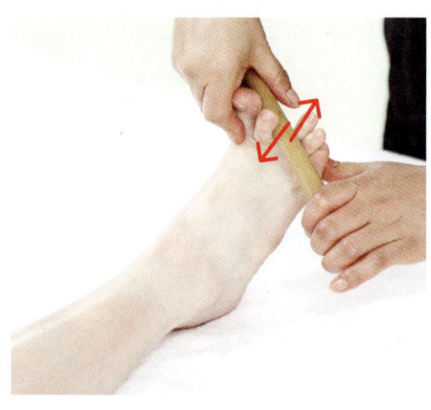

③ 양손을 이용하여 1, 2지 발가락 사이에 뱀부 스틱을 고정시키고 스트레칭한다.

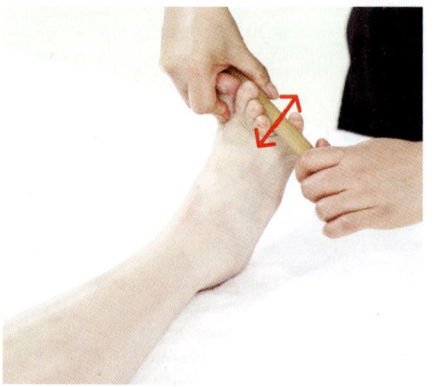

④ 양손을 이용하여 3, 4, 5지 발가락 사이에 뱀부 스틱을 고정시키고 스트레칭한다.

3. 아름다운 하이힐 라인(Highheel line) 만들기

효과 : 발등과 발목 관리는 아름다운 하이힐 라인을 만들어주며, 반사구가 집중된 부위로 중추신경을 자극하여 불면증 예방에 도움을 줄 수 있다.

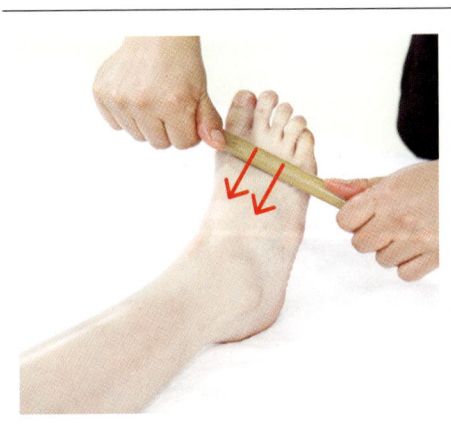

① 대나무 스틱을 발가락 뿌리 끝에서 발목 방향으로 슬라이딩 기법을 적용한다.

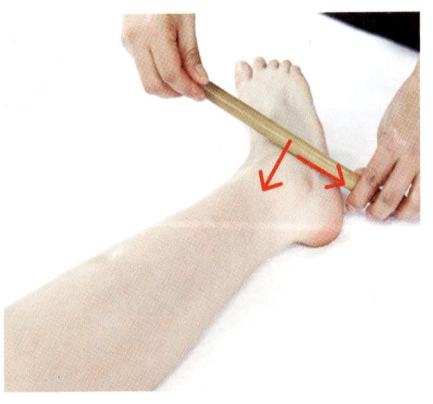

② 대나무 스틱을 발등 외측을 발끝에서 발목 방향으로 슬라이딩 기법을 적용한다.

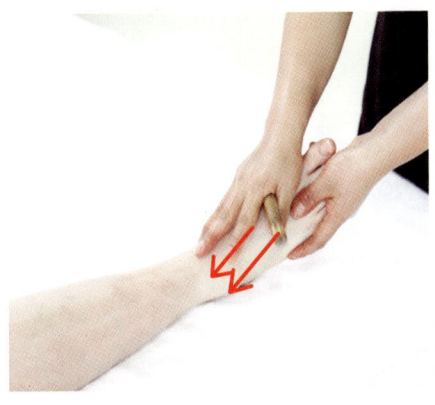

③ 대나무 스틱을 발등내측을 발끝에서 발목 방향으로 슬라이딩 기법을 적용한다.

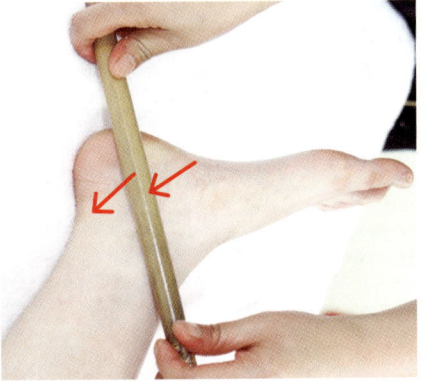

④ 대나무 스틱을 발뒷꿈치를 발끝에서 발목 방향으로 롤링 기법과 슬라이딩 기법을 적용한다.

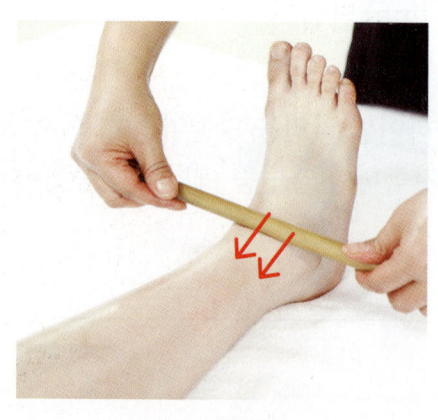

⑤ 대나무 스틱을 발목을 부드럽게 쓸어주는 롤링 기법과 슬라이딩 기법을 적용한다.

4. 우아한 다리 앞 라인 만들기

효과 : 경직된 다리 앞면 근육을 이완시켜 발목을 안정시키고, 발목과 발등의 심부 통증을 예방할 수 있다.

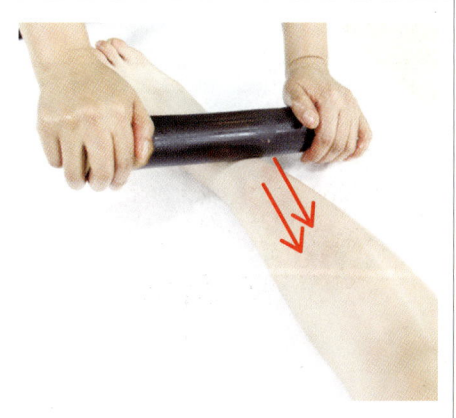

① 발목에서 무릎 방향으로 압력을 조절하며 슬라이딩 기법을 적용해 근육을 이완시켜 준다.

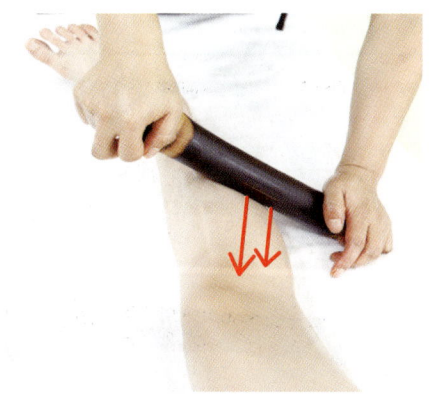

② 대나무 스틱을 바닥에 고정하고, 강한 압으로 발목에서 무릎 방향으로 부채 모양의 슬라이딩 기법을 적용해 근육을 이완시켜 준다.

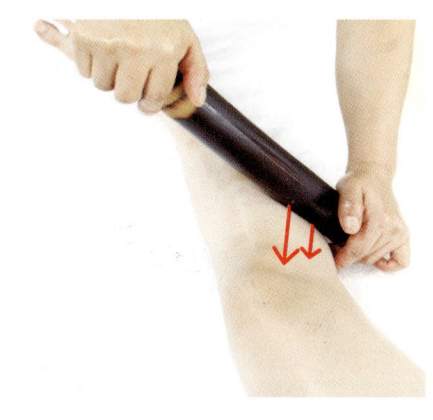

③ 앞정강근의 바깥쪽 부위에 대나무 스틱을 밀착시킨 상태에서, 부드럽게 슬라이딩 기법을 적용하여 근육을 이완시켜 준다.

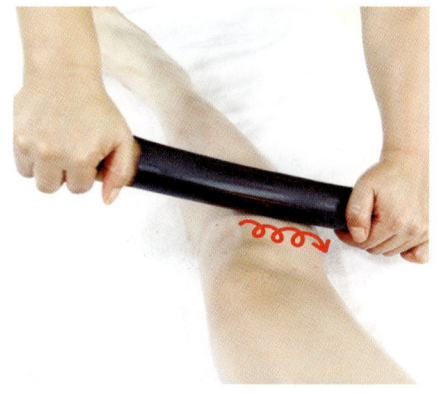

④ 종아리근의 대나무 스틱을 밀착시킨 상태에서, 롤링 기법과 슬라이딩 기법을 적용하여 근육을 이완시켜 준다.

5. 처진 무릎 라인 바로 잡아주기

효과 : 슬개골근과 연결된 근육을 자극하여 인대와 힘줄을 부드럽게 하고, 관절의 유동성을 개선하여 무릎 통증 예방에 도움을 줄 수 있다.

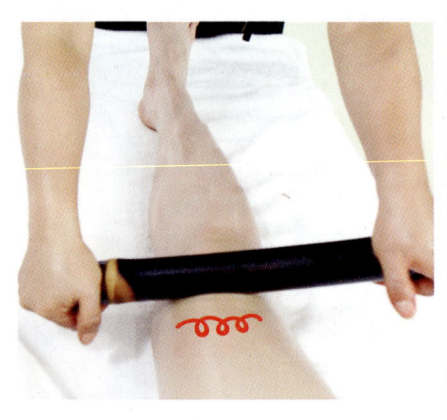

① 무릎뼈를 감싸고 있는 전면인대와 근막 주변에 대나무 스틱을 밀착하여 롤링 기법과 슬라이딩 기법을 적용한다.

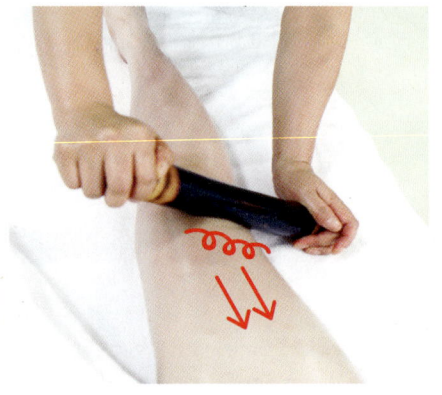

② 무릎뼈를 감싸고 있는 인대와 근막을 롤링 기법과 슬라이딩 기법을 적용한다.

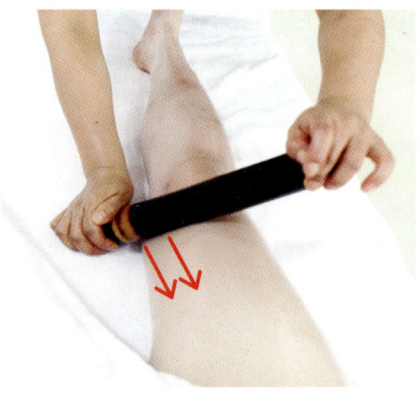

③ 넙다리빗근(봉곤근) 닿는(정지점) 부위를 일정한 압력을 주며, 롤링 기법을 적용 근육(근막)을 이완시킨다.

④ 넙다리빗근(봉곤근) 닿는(정지점) 부위에 대나무 스틱을 밀착시켜 슬라이딩 기법을 적용한다.

6. 말벅지 만들기

효과 : 허벅지의 넓은 근육을 이완시켜 림프 순환을 촉진하여 림프 순환 개선에 도움을 준다.

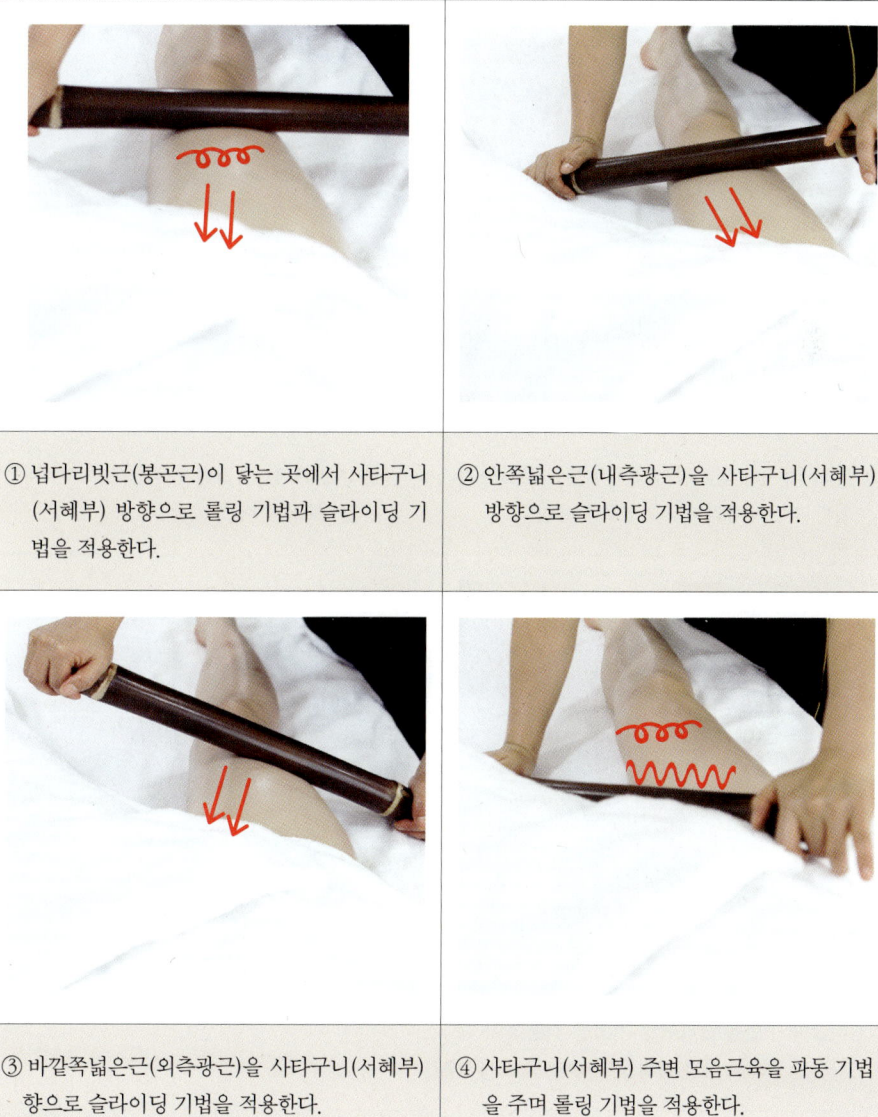

① 넙다리빗근(봉공근)이 닿는 곳에서 사타구니(서혜부) 방향으로 롤링 기법과 슬라이딩 기법을 적용한다.

② 안쪽넓은근(내측광근)을 사타구니(서혜부) 방향으로 슬라이딩 기법을 적용한다.

③ 바깥쪽넓은근(외측광근)을 사타구니(서혜부) 향으로 슬라이딩 기법을 적용한다.

④ 사타구니(서혜부) 주변 모음근육을 파동 기법을 주며 롤링 기법을 적용한다.

7. 매끈한 발뒤꿈치 만들기

효과 : 발의 내측은 척추 반사구로, 자극을 통해 척추 질환 완화, 족저근막염 예방 및 발의 피로와 긴장 완화에 도움을 줄 수 있다.

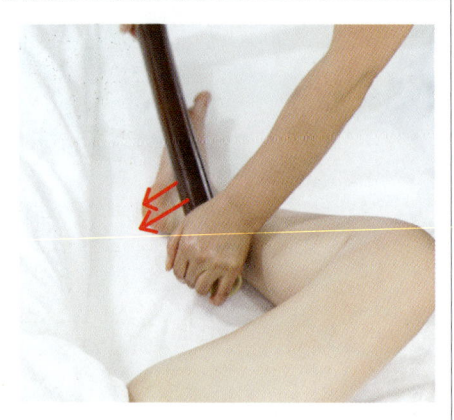

① 발의 내측의 엄지발가락부터 발뒤꿈치까지 압박 기법과 슬라이딩 기법을 적용한다.

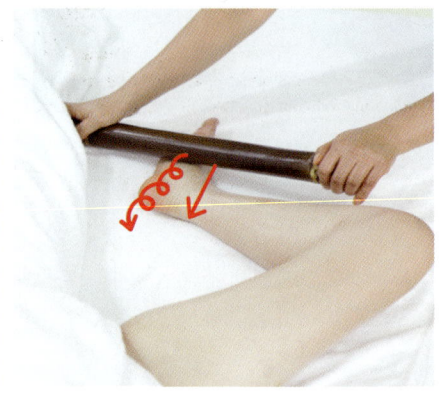

② 압박 기법과 롤링 기법을 적용하여 발 아치 부분을 이완시킨다.

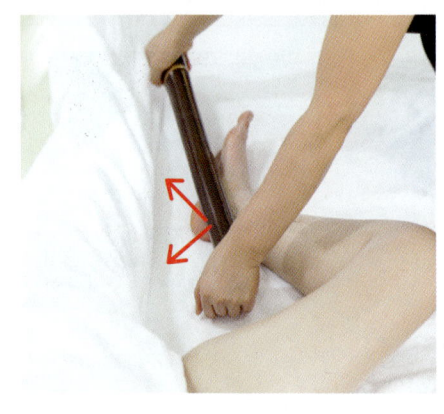

③ 뒤꿈치 주변을 슬라이딩 기법을 적용하여 발 바닥 방향으로 압박 기법을 적용한다.

8. 매끈한 종아리 만들기

효과 : 가자미근은 족관절을 굽히고 발을 아래로 향하게 하여 무릎을 펴고 접는 동작을 돕는다. 이 근육을 이완시키면 혈액 순환이 개선되어 다리 부종과 경직을 예방할 수 있다.

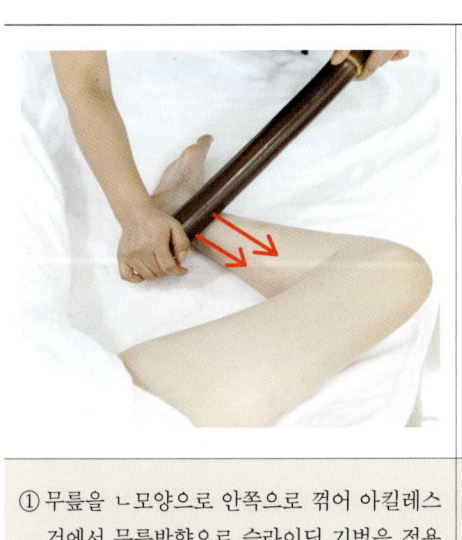

① 무릎을 ㄴ모양으로 안쪽으로 꺾어 아킬레스건에서 무릎방향으로 슬라이딩 기법을 적용한다.

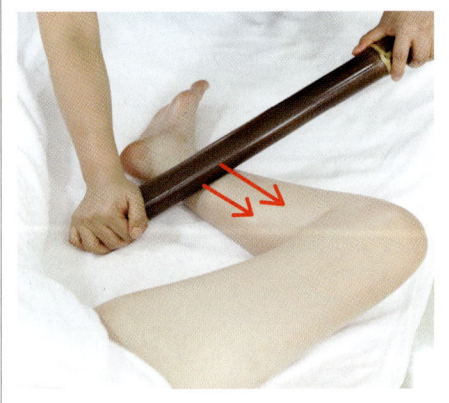

② 대나무 스틱을 바닥에 고정 부채꼴 모양으로 슬라이딩 기법을 적용한다.

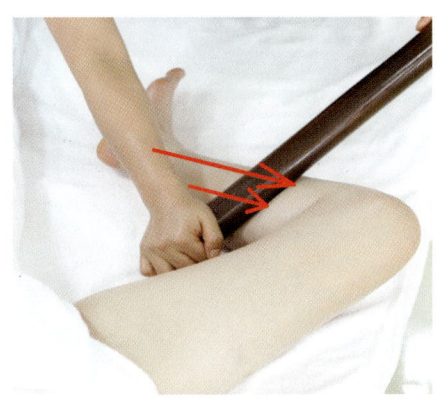

③ 장딴지근(비복근) 슬라이딩 기법을 적용하여 이완시켜 준다.

9. 모델 다리 라인 만들기

효과 : 대퇴 내전근을 자극하고 이완시키면 노폐물 제거, 혈행 개선, 걷는 중 통증 및 다리 부종 예방에 도움을 주며, 림프 순환 개선에도 도움을 준다.

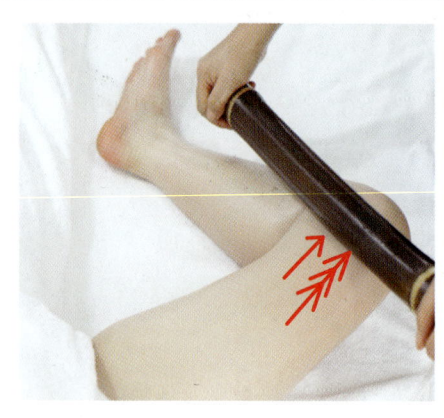

① 무릎을 ㄴ자 모양 유지상태에서 무릎을 수직으로 압박 기법을 적용한다

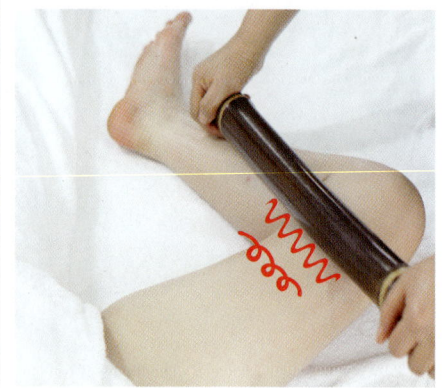

② 넓다리빗근(봉공근)이 닿는(정지점) 근막과 힘줄 부위를 파동 기법을 적용한다.

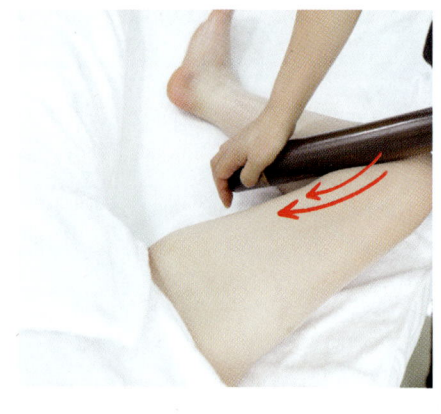

③ 무릎안쪽 오금근(슬아근)이 닿는 정강쪽으로 대나무 스틱을 밀착하여 슬라이딩 기법을 적용한다.

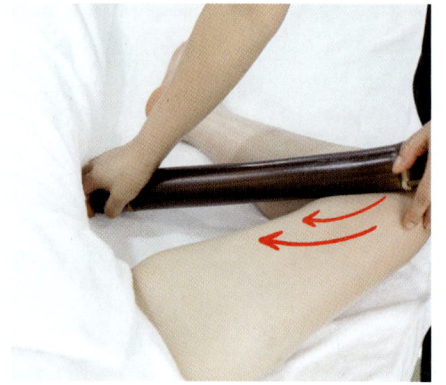

④ 무릎 안쪽 오금근(슬아근)이 닿는 정강이 쪽 부위에 대나무 스틱을 밀착시킨 후, 무릎 윗 방향으로 롤링 기법을 적용한다.

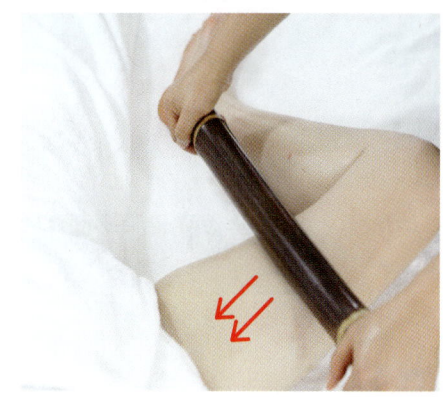 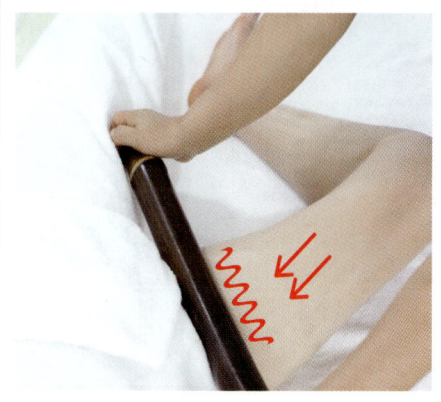

⑤ 넙다리네갈래근(대퇴사두근)을 사타구니(서혜부) 방향으로 슬라이딩 기법을 적용한다.

⑥ 사타구니(서혜부)를 따라 파동의 리듬을 유지하며 파동 기법과 롤링 기법을 적용하고, 압은 부드럽게 점진적으로 조절한다.

[하체 후면]

1. 오일 도포하기

효과 : 긴장된 마음을 안정시키고, 림프 및 혈액 순환을 개선하는 데 도움을 준다.

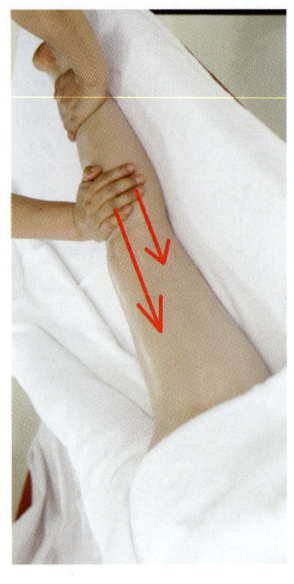

① 관리사의 손을 따뜻하게 한 후, 종아리, 허벅지 순서로 부드럽게 터치하듯이 오일을 도포한다.

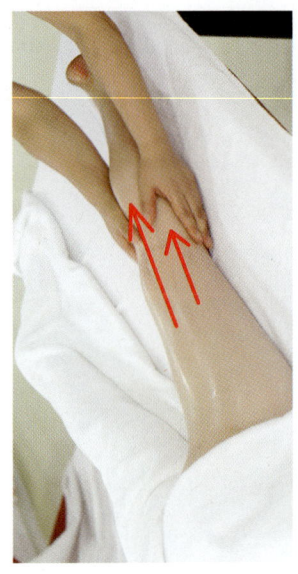

② 관리사의 손을 따뜻하게 한 후, 다리 전체를 감싸듯 부드럽게 오일을 도포한다.

2. 발바닥 풀어주기

효과 : 발바닥의 반응점을 자극하고 발 부위 관절을 스트레칭하면 족저근막이 이완되어 발의 유연성이 회복되고, 피로를 풀어 혈액순환을 촉진하는 데 도움을 준다.

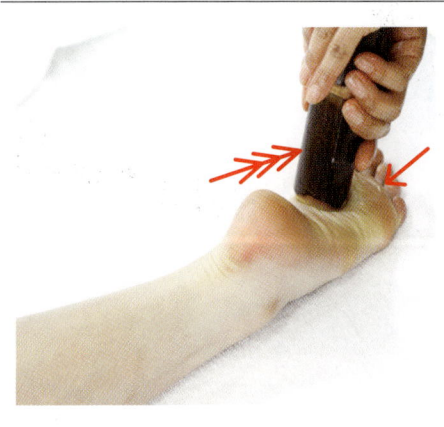

① 대나무 스틱이 발바닥에서 떨어지지 않도록 밀착시킨 채 이동하며, 용천혈과 발 반사구를 압을 조절하며 눌러준다.

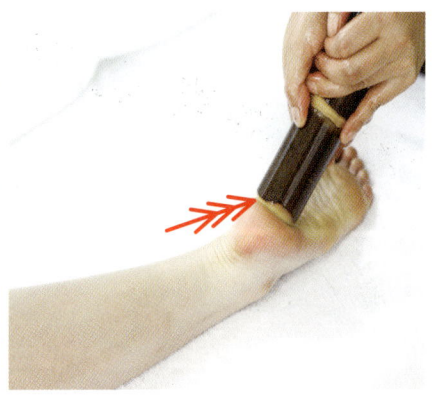

② 대나무 스틱이 발바닥에서 떨어지지 않도록 밀착시킨 채 이동하며, 발뒤꿈치를 압을 조절하며 눌러준다.

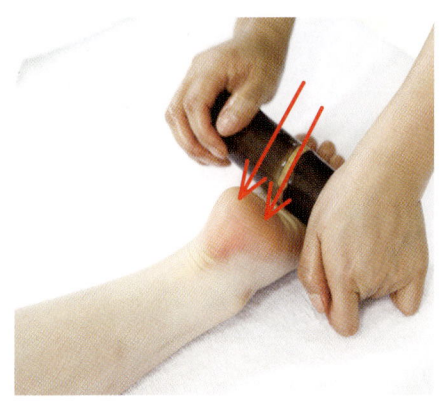

③ 발바닥을 따라 압통의 조절하며, 깊은 슬라이딩 기법으로 근막과 근육을 이완시킨다.

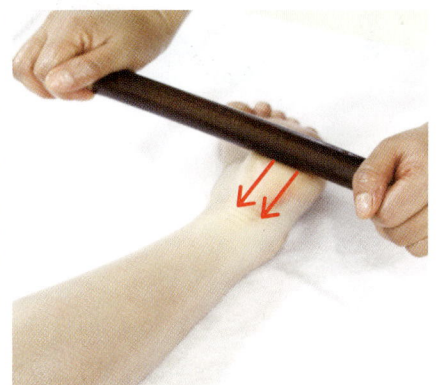

④ 발뒤꿈치 라인을 따라 자극을 주며, 발목 방향으로 부드럽게 슬라이딩 기법을 적용한다.

3. 아름다운 하이힐 옆 라인 만들기

효과 : 발뒤꿈치와 발목 반사구 자극은 발목 통증 완화, 혈액순환 촉진, 부종 해소에 도움을 준다.

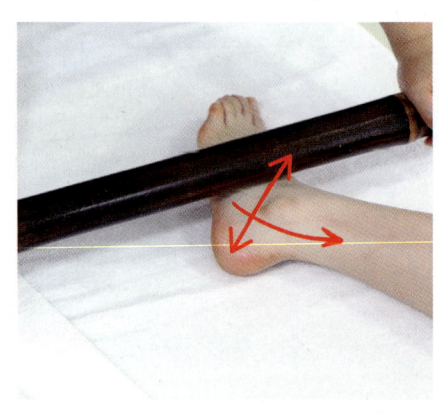

① 발등에 부드러운 압을 가하며, 일정한 방향으로 슬라이딩 기법을 적용한다.

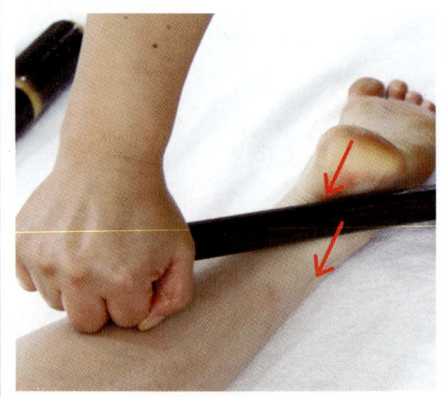

② 발 외측과 발뒤꿈치 부위를 슬라이딩 기법으로 부드럽게 자극한다.

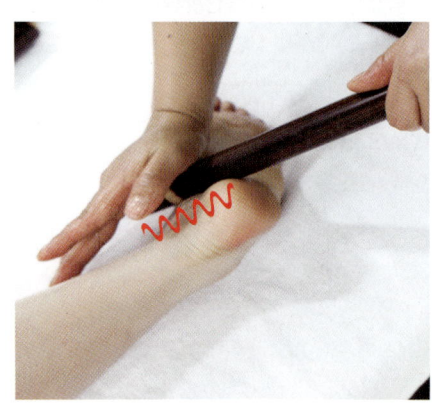

③ 발뒤꿈치 주변을 압통에 따라 압력을 조절하며 압박 기법을 적용한다.

4. 가는 발목 만들기

효과 : 긴장된 아킬레스건을 자극하여 이완시켜 관절 기능을 활성화하고, 장딴지 및 발꿈치 통증 예방에 도움을 준다.

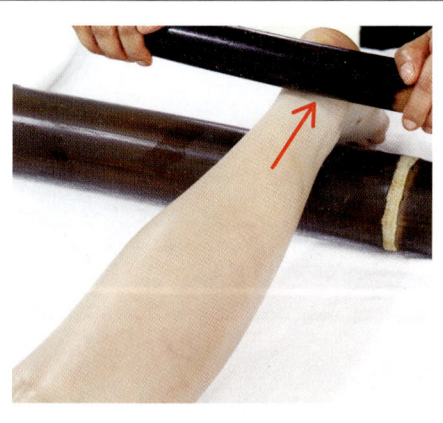

① 발목 아래에 힐링용 대나무 스틱을 받쳐 발뒤꿈치 힘줄(아킬레스건)이 자연스럽게 스트레칭되도록 유도한다.

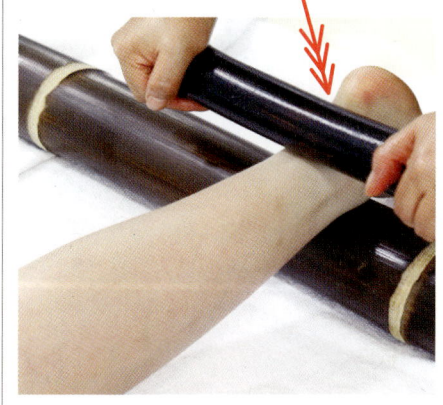

② 압을 조절하면서 발뒤꿈치 힘줄에 수직 방향(위에서 아래)으로 발뒤꿈치 힘줄(아킬레스건)에 압박 기법을 적용한다.

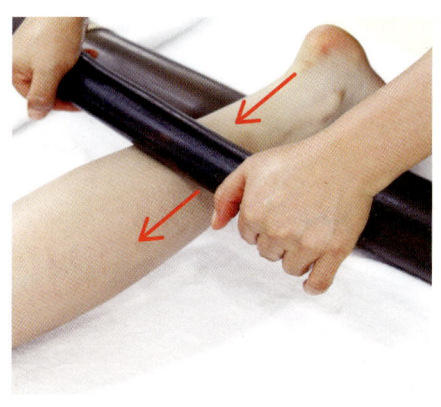

③ ①번 동작 연결하여 장딴지근(비복근)방향으로 슬라이딩 기법을 적용한다.

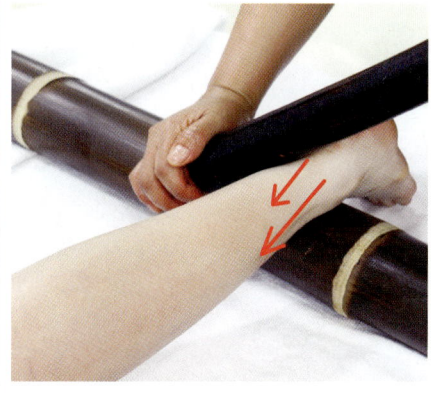

④ 대나무 스틱을 45도 각도로 세운 상태에서 발뒤꿈치 힘줄(아킬레스건) 안쪽과 바깥쪽 부위를 부드럽게 슬라이딩 기법을 적용한다.

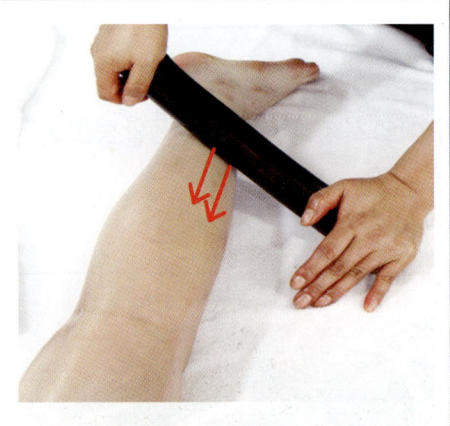

⑤ 대나무 스틱을 바닥에 안정적으로 고정한 후, 발뒤꿈치 힘줄(아킬레스건) 안쪽과 바깥쪽 부위를 롤링 기법과 슬라이딩 기법을 적용한다.

5. 매끈한 종아리 만들기

효과 : 종아리근을 이완시키 줌으로 혈액순환이 촉진되고, 무릎 관절의
　　　 안정화에 도움을 준다.

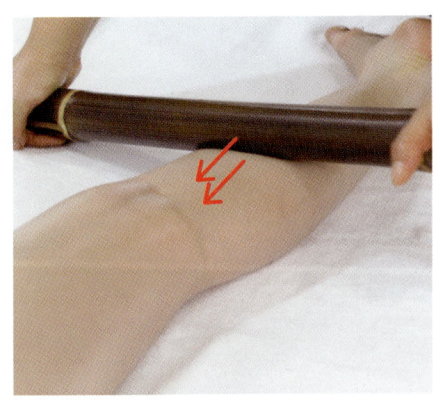

① 장딴지 근육(비복근)에 압력을 적절히 조절하면서 슬라이딩 기법을 적용한다.

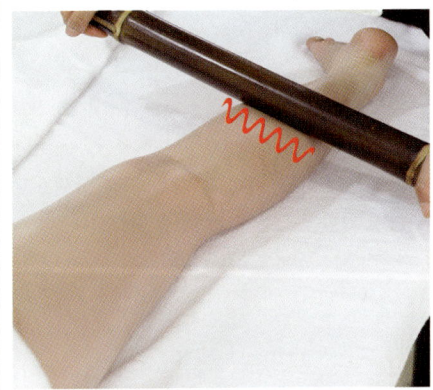

② 장딴지 근육(비복근)에 깊은 압박을 가하면서 파동 기법을 적용한다.

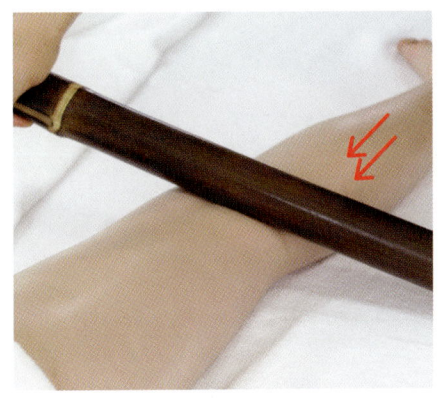

③ 대나무 스틱을 바닥에 고정한 후, 장딴지 근육(비복근)의 안쪽과 바깥쪽 부위를 부채꼴 모양으로 동일하게 슬라이딩 기법을 적용한다.

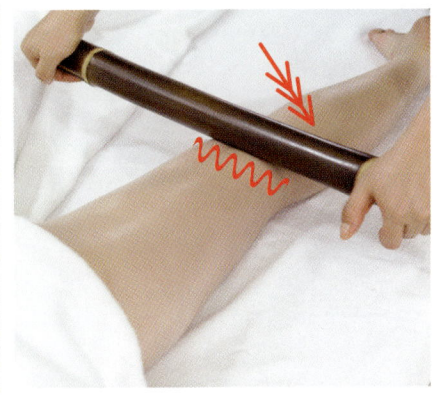

④ 오금근(슬아근)에 깊은 압박 기법과 롤링 기법을 적용 후 파동 기법으로 마무리한다.

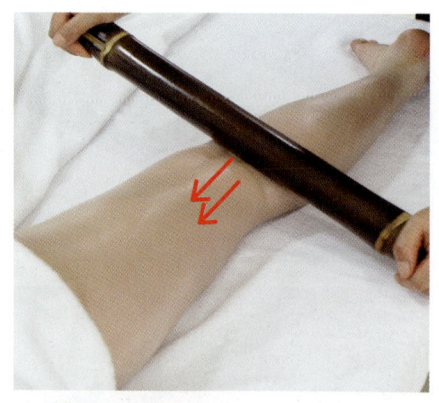

⑤ 오금근(슬아근) 주변을 따라 깊은 압력으로 롤링 기법을 적용하여 이완을 유도한다.

6. 발레리나 허벅지 만들기

효과 : 대퇴근막은 정맥 순환을 돕고, 자극을 통해 뭉친 부위를 풀어주면 좌골신경통 및 무릎 관절통 완화에 도움을 준다.

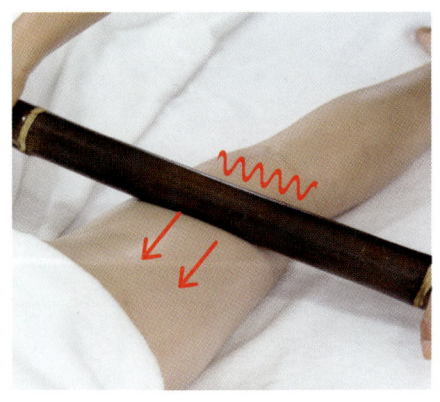

① 오금근(슬와근) 부위에서 큰볼기(대둔근) 방향으로 파동 기법과 슬라이딩 기법을 병행하여 근육을 이완시킨다.

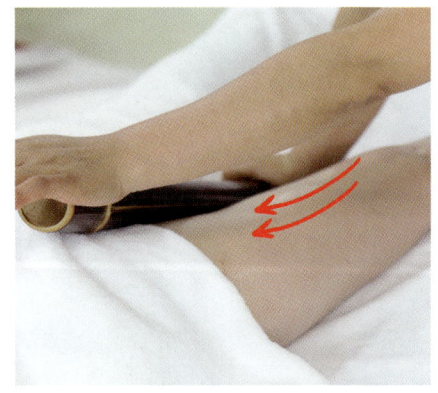

② 대나무 스틱을 바닥에 고정시키고 안쪽넓은근(내측광근)을 부채꼴 모양으로 슬라이딩 기법을 적용한다.

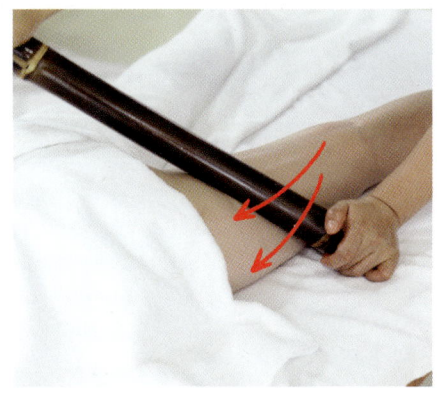

③ 대나무 스틱을 바닥에 고정시키고 바깥쪽 넓은근(외측광근)을 부채꼴 모양으로 슬라이딩 기법을 적용한다.

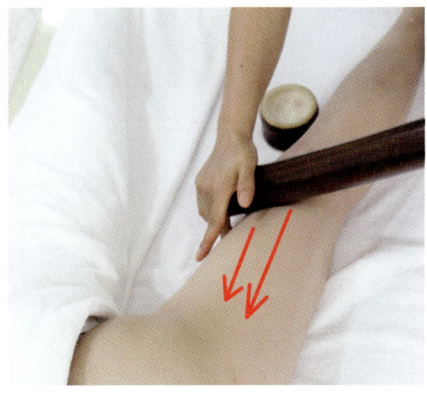

④ 대나무 스틱을 손바닥에 안정적으로 고정한 뒤, 넓적다리(대퇴부)가 쪽넓은근(내측광근)을 따라 밀착시켜 슬라이딩 기법을 적용한다.

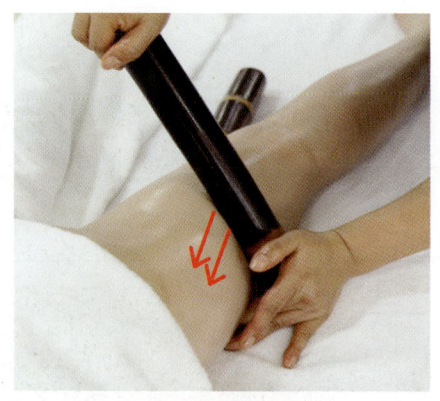

⑤ 대나무 스틱을 넓적다리가쪽(대퇴 외측광근)에 밀착하여 손바닥으로 고정한 후 슬라이딩 기법을 적용한다.

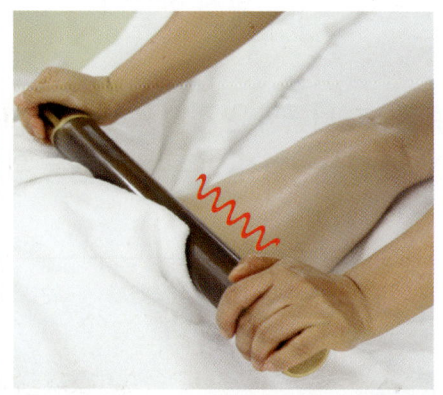

⑥ 궁둥뼈(좌골)이 위치한 볼기근(둔근) 부위에 대나무 스틱으로 압박을 가한 후, 압을 유지한 상태에서 파동 기법을 적용한다.

7. 처진 무릎 옆 라인 바로 잡아주기

효과 : 경직된 다리 외측 근육을 이완시켜 줌으로 혈액순환이 촉진되고, 무릎 관절 통증 완화 및 기능 안정화에 도움을 준다.

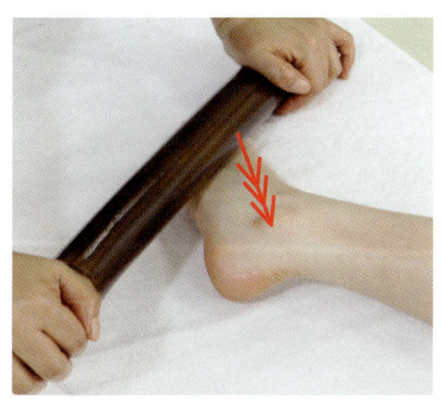

① 다리를 ㄱ자 모양으로 접고 발 안쪽이 바닥을 향하게 유지한다.

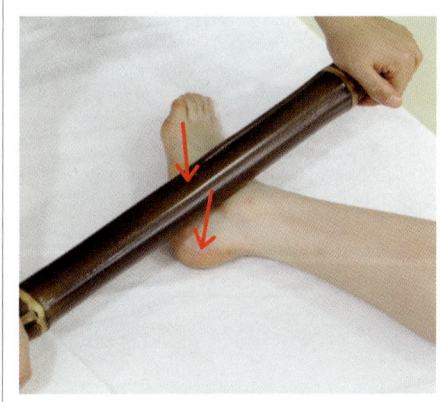

② 발등부터 시작하여 발의 가쪽, 발목까지 순차적으로 슬라이딩 기법을 적용한다

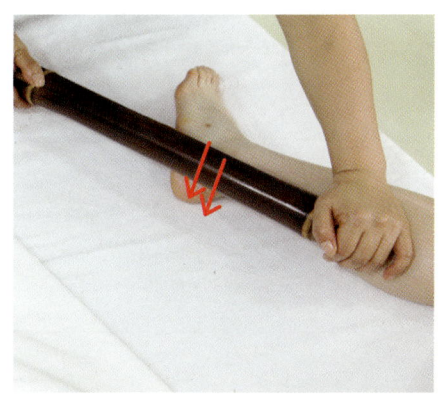

③ 발뒤꿈치 부위를 안쪽에서 바깥쪽 방향으로 롤링 기법을 적용한다.

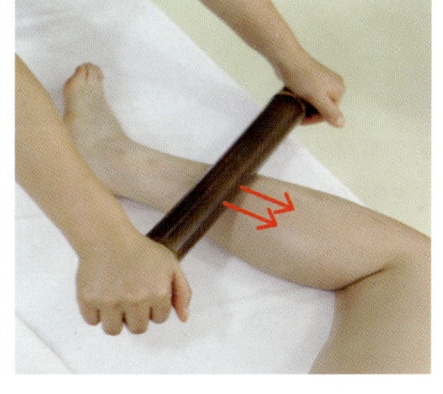

④ 정강이근과 가자미근을 따라 압력을 조절하며 슬라이딩 기법을 적용한다.

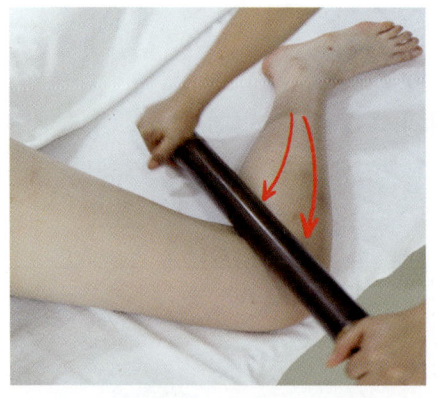

⑤ 대나무 스틱을 장딴지근육(비복근)의 가쪽의 을 발목 부위에서부터 오금근(슬와근) 방향으로 천천히 슬라이딩 기법을 적용한다.

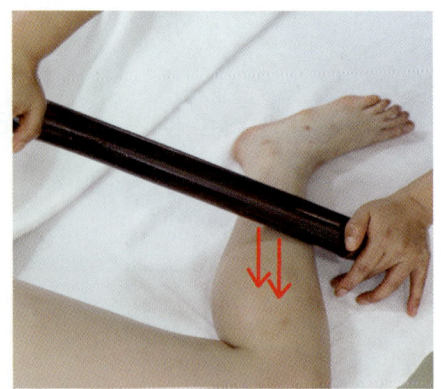

⑥ 대나무 스틱을 정강이근에 밀착하여 발목 부위에서부터 오금근(슬와근) 방향으로 천천히 슬라이딩 기법을 적용한다.

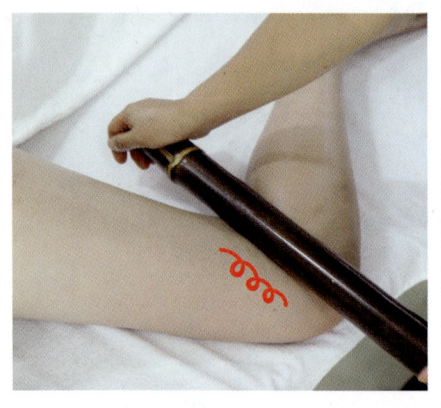

⑦ 오금근(슬와근)의 바깥쪽 부위를 압박한 상태에서 제자리에서 천천히 롤링 기법을 적용한다.

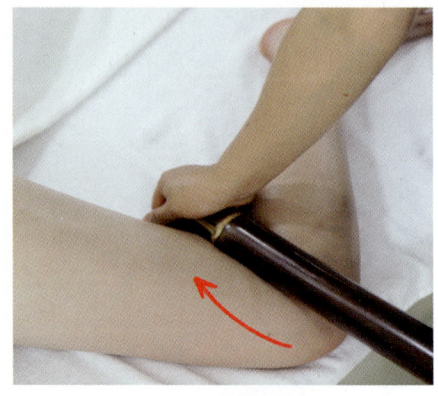

⑧ 오금근(슬와근)의 가쪽에서 뒤쪽방향으로 밀듯이 슬라이딩 기법을 적용한다.

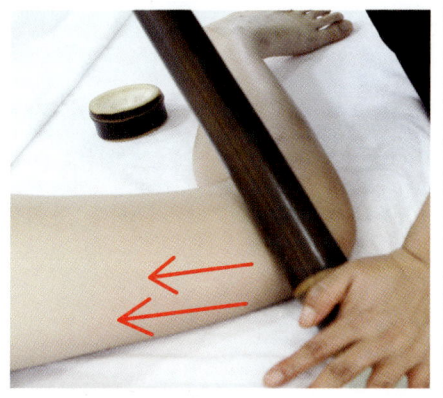

⑨ 엉덩정강띠(장경인대) 무릎에서 볼기 방향으로 부드럽게 슬라이딩 기법을 적용한다.

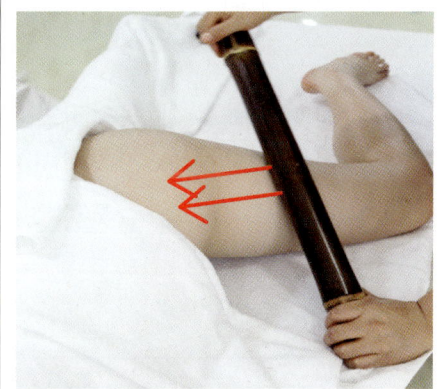

⑩ 대나무 스틱을 바닥에 고정시키고 엉덩정강띠(장경인대)쪽을 부채꼴 모양으로 슬라이딩 기법을 적용한다.

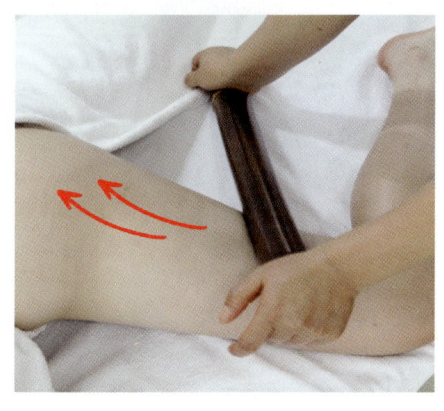

⑪ 대나무 스틱을 바닥에 고정시키고 넙다리근육쪽을 부채꼴 모양으로 슬라이딩 기법을 적용한다.

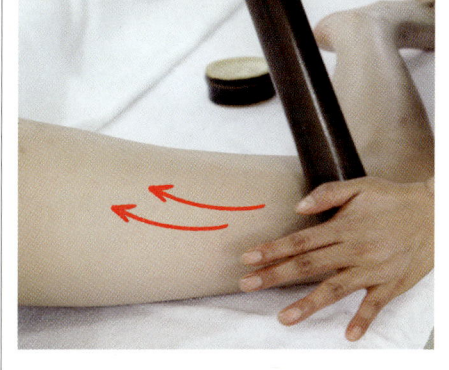

⑫ 손바닥으로 대나무 스틱 넙다리근육에 밀착시켜 주고 넙다리 넓은근육을 슬라이딩 기법을 적용한다.

8. 사과 엉덩이 라인 만들기

효과 : 엉덩이 근육은 체중 지지와 자세 유지에 중요한 역할을 하며, 장시간 앉아 있을 경우 좌골신경 압박으로 통증이 발생할 수 있다. 엉덩이 근육을 자극하여 통증을 예방하고 혈액순환 및 기능 활성화에 도움을 준다.

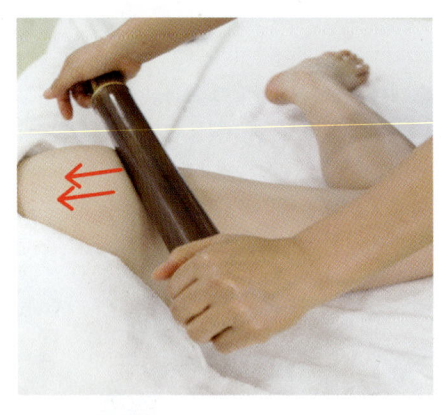

① 큰볼기근(대둔근)을 엉치뼈(천골) 방향으로 롤링 기법과 슬라이딩 기법을 적용하여 근막을 이완시킨다.

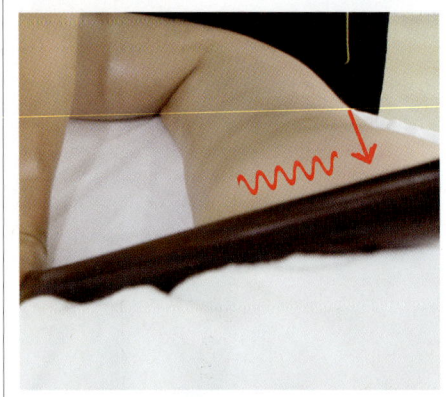

② 궁둥뼈(좌골) 볼기근을 꼬리뼈 방향으로 파동 기법과 슬라이딩 기법을 적용한다.

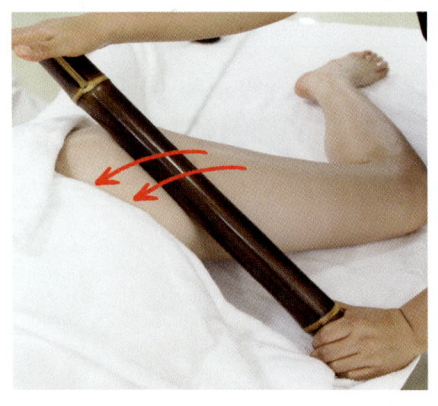

③ 중간볼기근(중둔근)과 작은볼기근(소둔근)을 슬라이딩 기법을 적용한다.

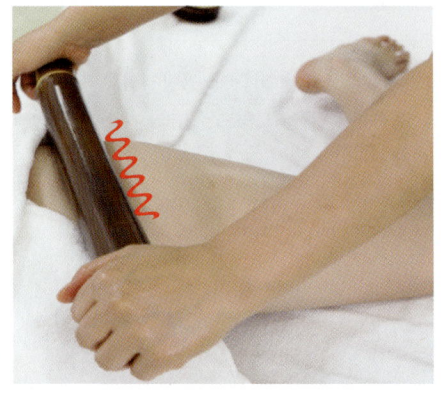

④ 큰볼기근(대둔근)을 모두 끌어올려 둔부 중앙 부위에서 압박 기법과 파동 기법을 적용한다.

3 해바라기 복부 만들기

> **학습목표**
> 1. 피부 유형에 적합한 화장품을 선택할 수 있다.
> 2. 선택한 제품을 피부에 정확히 도포할 수 있다.
> 3. 대나무 스틱을 활용하여 매뉴얼 테크닉을 적용할 수 있다.
> 4. 피부 상태에 따라 리듬, 강약, 속도, 밀착도를 조절해 뱀부 테크닉을 효과적으로 적용할 수 있다.

1) 복부 관리의 효과

복부는 깊은 림프관이 지나가는 부위로, 깊은 압을 이용한 자극은 림프 배농을 촉진하고 뭉친 근육과 기 순환을 풀어 복부 근육 이완과 체온 상승, 산소 및 물질 대사율 증가로 신진대사를 활성화시킨다. 또한 장운동을 촉진해 변비와 숙변 제거에 도움을 주며, 혈액순환 개선을 통해 문제성 피부 및 복부 비만 예방에도 효과적인 중요한 관리 부위이다.

다음은 미용적인 측면과 건강적인 측면에서 본 효과이다.

2) 미용적 효과

① 체형 관리: 내장지방 감소를 도와 복부 라인을 정리하고 슬림한 복부 유지에 기여
② 피부 미용 개선: 혈액 및 림프 순환 개선으로 피부톤 개선 및 문제성 피부 예방
③ 복부 탄력 증가: 근육 이완과 체온 상승을 통해 피부와 근육의 탄력성 향상

3) 건강적 효과

① 기능 개선: 장 연동운동 촉진으로 소화불량, 변비 완화
② 신진대사 활성화: 산소 및 물질대사율 증가로 전신 대사 개선
③ 혈액 및 림프 순환 촉진: 노폐물 배출과 부종 감소
④ 복부 근육 이완: 긴장 완화로 복부 통증 및 경직 해소
⑤ 스트레스 완화: 부교감신경 자극으로 심신 안정

4) 복부 관리 시 주의사항

　① 관리실 조명은 간접조명으로 조절하여 부드럽고 편안한 분위기를 연출한다.
　② 관리사는 손을 따뜻하게 준비한 후, 크림이나 오일을 복부의 대장경 경락 방향을 따라 부드럽게 도포한다.
　③ 복부 근육의 해부학적 구조와 방향에 맞춰 테크닉을 적용한다.

5) 복부 관리 시 부적용피부

　① 상처가 있는 피부
　② 피부 염증이 있는 피부
　③ 예민하거나 피부과 시술을 받은 피부

6) 복부 관리의 수행 순서

　① 오일 도포하기
　② 복부 장 순환시켜 주기
　③ 둥근 배꼽 만들기
　④ 복부의 11라인 풀어주기
　⑤ 갈비뼈 라인 풀어주기
　⑥ 독소 배농시켜 주기

1. 오일 도포하기

효과 : 위축된 심리와 근육의 긴장을 이완시켜 자율신경계의 균형을 도모하고 림프 흐름을 원활하게 하여 심신의 이완을 유도하며, 트리트먼트의 효과를 극대화한다.

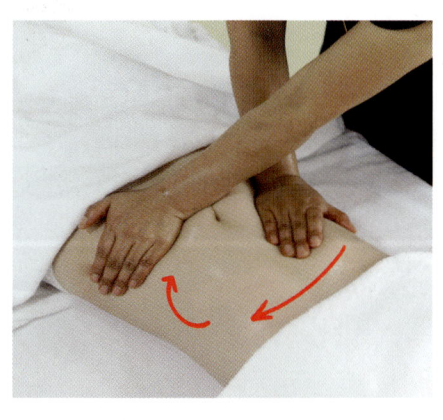

① 관리사의 손을 따뜻하게 한 후, 양손으로 오일 또는 크림을 복부의 대장의 순환 방향을 따라 부드럽게 장을 감싸듯이 도포한다.

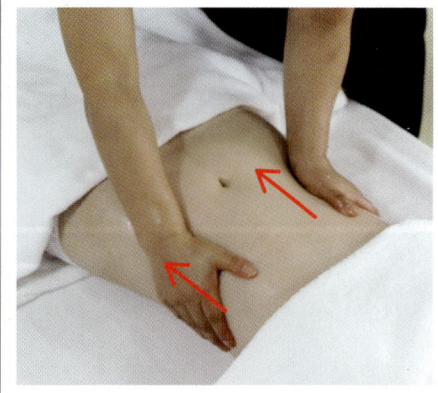

② 관리사의 손을 따뜻하게 하여 양손으로 가슴뼈밑(늑간)과 골반뼈의 높은굴곡(장골능)을 따라 마름모형으로 쓸어준다.

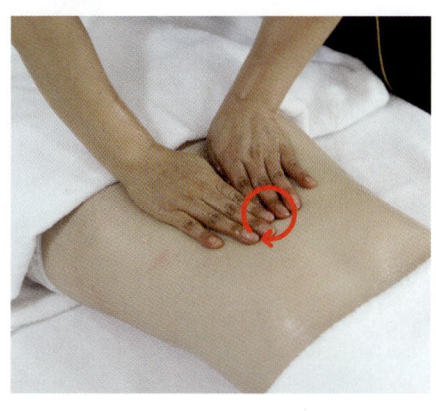

③ 관리사의 손을 따뜻하게 하여 양손으로 배꼽을 감싸듯 쓸어주며 장의 긴장감을 이완시켜 준다.

2. 복부 장 순환시켜 주기

효과 : 복부 장순환 운동은 소화 개선, 변비 완화, 혈액 및 림프 순환 촉진, 내장지방 감소와 스트레스 해소에 도움을 준다.

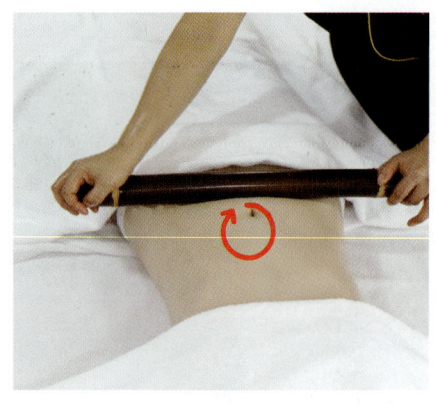

① 대나무 스틱을 단전 상행결장을 따라 시계방향으로 부드럽게 원을 그리듯이 슬라이딩 기법을 한다.

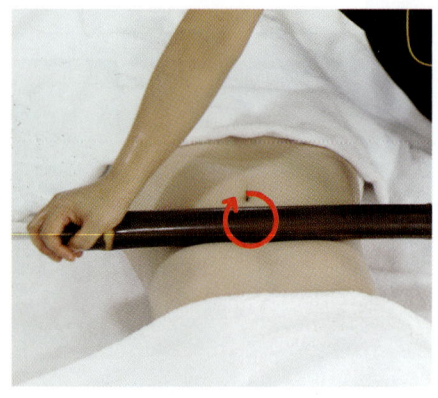

② 대나무 스틱을 횡행결장을 따라 시계방향으로 부드럽게 원을 그리듯이 슬라이딩 기법을 적용한다.

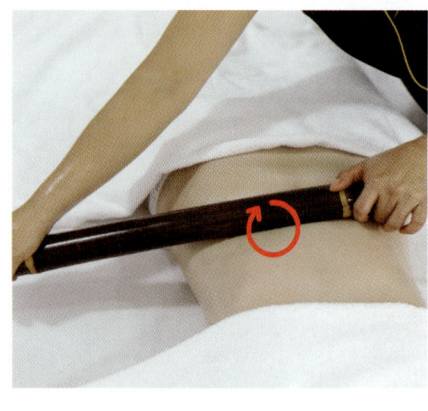

③ 복부 전체를 하행결장, S결장을 따라 시계방향으로 부드럽게 원을 그리듯이 슬라이딩 기법을 적용한다.

④ 복부 전체를 부드럽게 압을 주어 점진적으로 깊은 압을 조절하여 슬라이딩 기법을 적용한다.

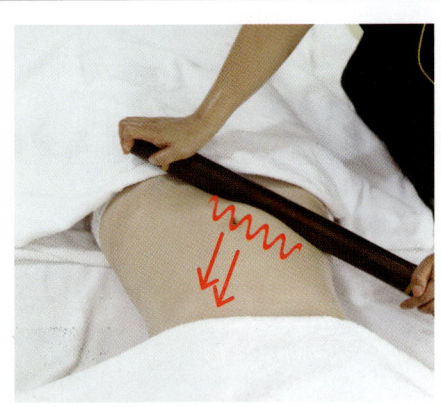

⑤ 복부의 깊은 림프관을 자극하기 위해 피시술자에게 호흡을 유도하고, 강한 압력을 가해 파동 기법을 적용하여 림프 순환을 촉진시켜 준다.

3. 둥근 배꼽 만들기

효과 : 배꼽 관리는 소화 촉진, 변비 완화, 혈액 순환 개선, 체내 독소 배출을 도움을 준다.

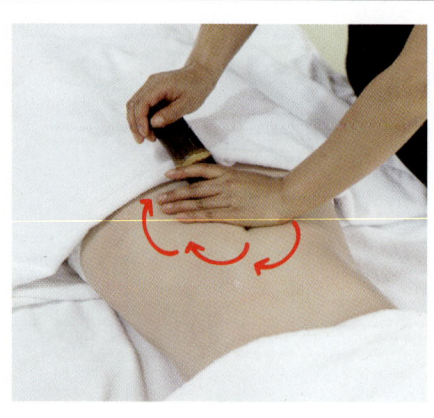

① 뱀부를 45도로 세운 후, 압력을 조절하면서 배꼽 주변을 원을 그리듯 롤링 기법을 적용하여 부드럽게 마사지한다.

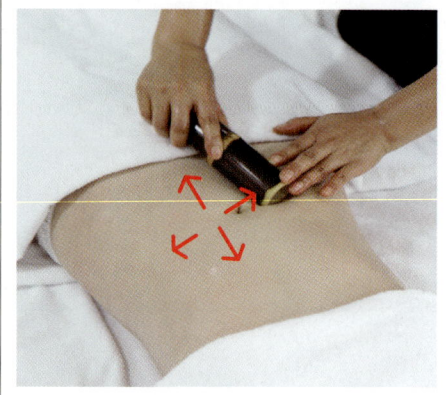

② 배꼽을 중심으로 뱀부를 45도 각도로 세운 뒤 가쪽 방향으로 깊은 자극이 전달될 수 있도록 압박 기법과 롤링 기법을 적용한다.

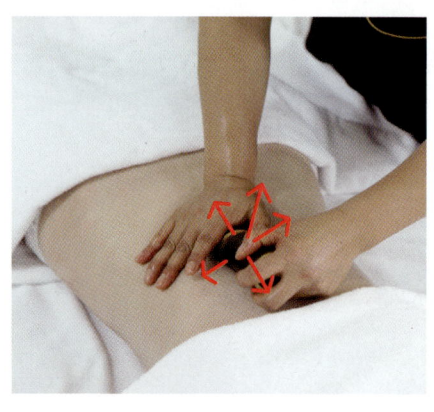

③ 배꼽 주변을 깊은 압을 점진적으로 적용하며 슬라이딩 기법을 적용한다.

4. 복부의 11라인 풀어주기

효과 : 복부의 배가로근(복횡근)과 배곧은근(복직근)을 이완시켜 내장기관의 활동을 돕고, 허리 라인을 정리하며, 11자 복부 라인을 만들어 준다.

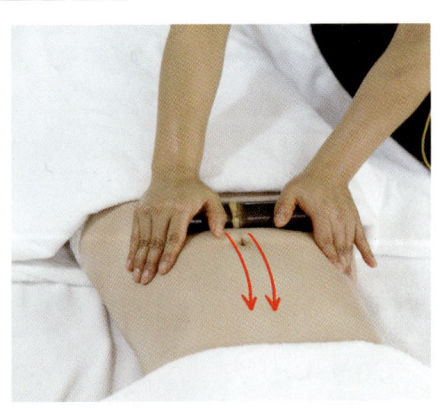

① 배곧은근(복직근)을 단전에서 부드러운 압을 적용하여 가슴 밑까지 슬라이딩 기법을 적용한다.

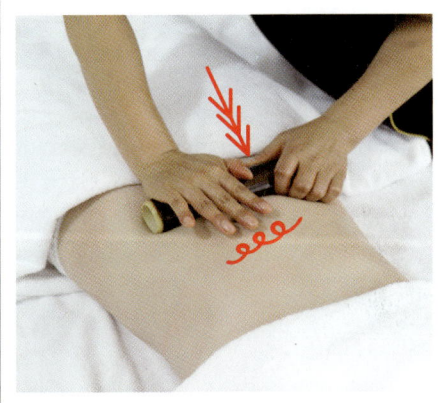

② ①번 동작에 이어 더 깊은 압을 적용 롤링하면서 작은 동작으로 슬라이딩 기법을 적용한다.

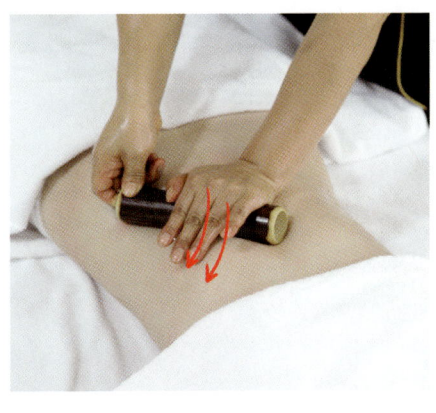

③ 복부의 깊은 림프관을 자극하기 위해서는 좀 더 강한 압으로 배빗근(복사근), 배가로근(복횡근)을 슬라이딩 기법을 적용한다.

④ 대나무 스틱을 늑골 위치에 밀착시킨 후, 깊은 압을 조절하면서 대각선 방향으로 배꼽을 지나 서혜부 방향으로 듯 쓸어내린다(오른쪽 왼쪽 순차적으로 관리한다).

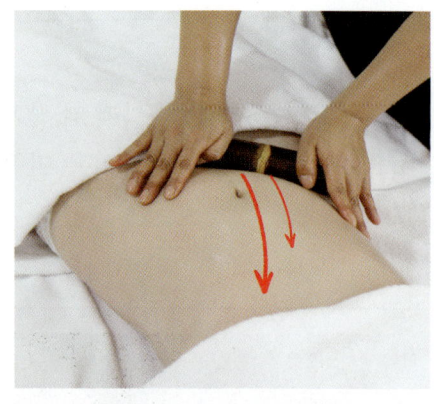 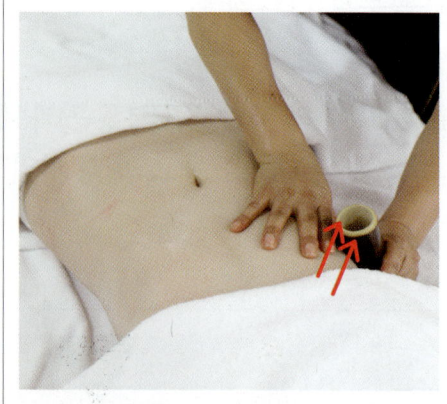

⑤ 대나무 스틱을 맹장의 위치에 밀착시킨 후, 깊은 압 조절하면서 대각선 방향으로 배꼽을 지나 왼쪽 가슴 밑방향으로 슬라이딩하듯 쓸어 올린다(오른쪽 왼쪽 순차적으로 관리한다).

⑥ 대나무 스틱을 배가로근(복횡근)에 밀착 배빗근(복사근) 슬라이딩 기법을 적용한다.

5. 갈비뼈 라인 풀어주기

효과 : 늑골 마사지는 호흡을 개선하고, 근육 긴장을 완화시키며, 혈액순환을 촉진해 통증을 감소시키고 스트레스를 해소하는 데 도움을 준다.

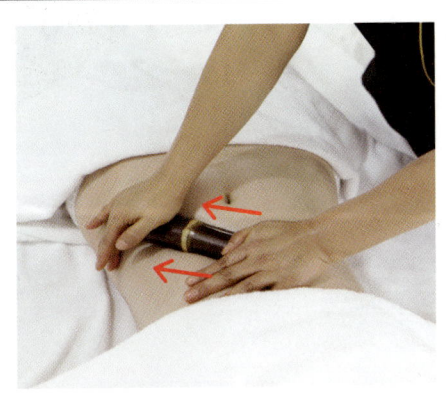

① 명치에서 시작하여 허리 방향으로 옆을 따라 부드럽게 슬라이딩 기법을 적용한다.

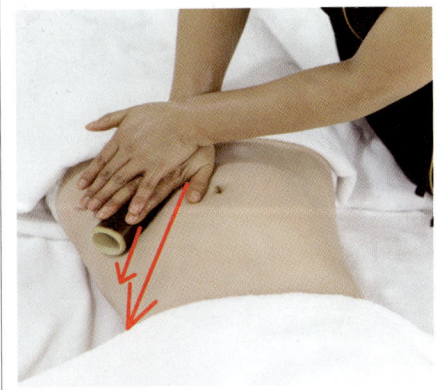

② 단전에서 골반 라인을 따라 허리방향으로 슬라이딩 기법을 적용한다.

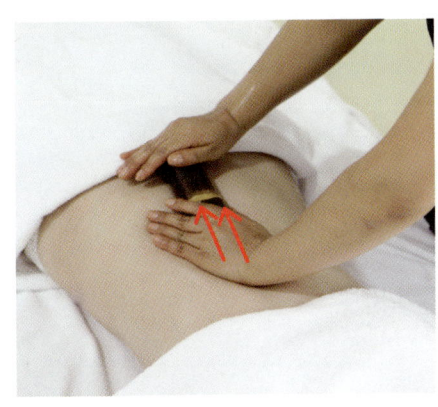

③ 명치에서 단전까지 점진적 압을 적용하여 슬라이딩 기법을 적용한다.

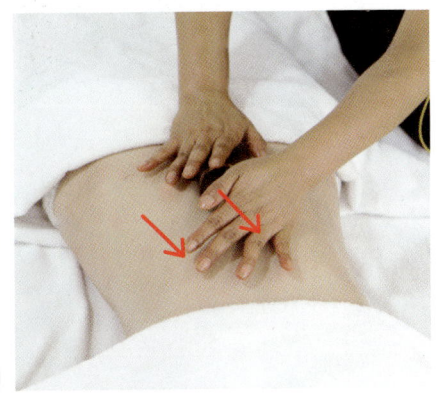

④ 단전에서 명치까지 점진적 압을 적용하여 슬라이딩 기법을 적용한다.

6. 독소 배농시켜 주기

효과 : 마사지 후 배농 관리는 림프 순환을 촉진시켜 체내 노폐물과 독소 배출을 도와 몸의 해독 작용을 강화하는 데 도움을 준다.

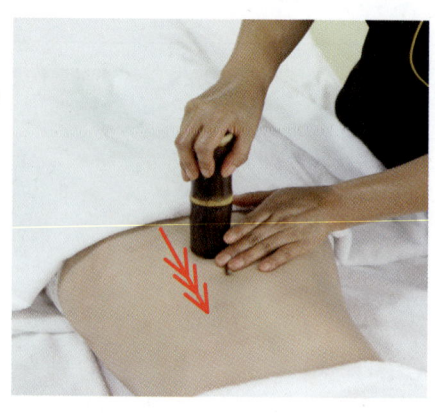

① 대나무 스틱을 세워 시술자와 호흡과 함께 혈자리에 깊은 압을 점진적으로 자극한다.

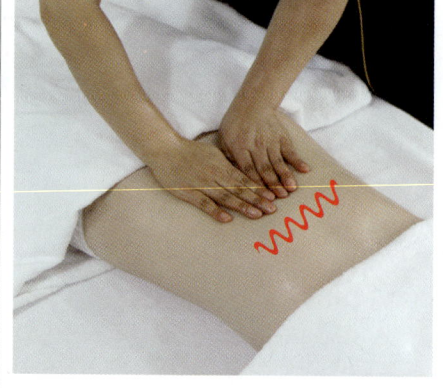

② 피시술자의 호흡과 함께 파동 기법을 적용하여 복부 근육을 이완시켜 준다.

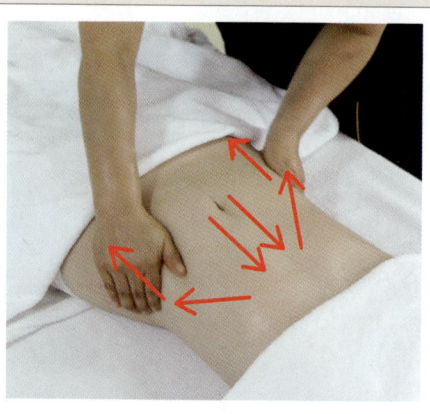

③ 따뜻한 손바닥을 이용하여 림프순환시켜 마무리한다.

4 │ 탄력 있게 조각된 팔 윤곽 만들기

> **학습목표**
> 1. 피부 유형에 적합한 제품을 정확히 선택할 수 있다.
> 2. 선택한 제품을 피부에 균일하게 도포할 수 있다.
> 3. 대나무 스틱을 활용한 매뉴얼 테크닉을 숙련되게 적용할 수 있다.
> 4. 피부 상태와 체형에 따라 리듬, 압, 속도, 밀착도를 조절하여 맞춤형 뱀부 테크닉을 구현할 수 있다.

1) 팔 관리의 효과

팔 관리는 어깨, 액와부, 흉부 및 등의 관련 근육을 이완시켜 림프 및 혈액순환을 촉진하고, 체내 노폐물 배출을 통해 근육 기능 향상, 셀룰라이트 감소, 피부 탄력 개선에 기여하며, 상지 관절의 가동성을 유지하여 어깨 통증 및 관절 기능 저하를 예방하는 데 효과적이다.

2) 팔 관리 시 주의사항

① 관리실 조명은 심리적 안정 유도를 위해 간접조명으로 조절한다.
② 시술 전, 관리사의 손을 따뜻하게 하여 제품을 팔 전체에 부드럽게 밀착 도포한다.
③ 근섬유 방향에 따라 일관된 테크닉을 적용하여 근육 이완 효과를 극대화한다.

3) 팔 관리 시 부적용피부

① 외상성 병변이 있는 피부
② 급성 염증성 피부 질환
③ 과민성 또는 민감성 피부
④ 최근 피부과 시술 후 회복기 피부

4) 팔 관리의 수행 순서

① 오일 도포하기
② 슬림한 손목 만들기
③ 슬림한 팔 만들기
④ 우아한 민소매 라인 만들기
⑤ 탄력 있는 어깨 라인 만들기
⑥ 날렵한 민소매 라인 만들기

1. 오일 도포하기

효과 : 근육의 이완을 유도하여 신체 긴장 해소와 림프 흐름을 촉진시켜 준다.

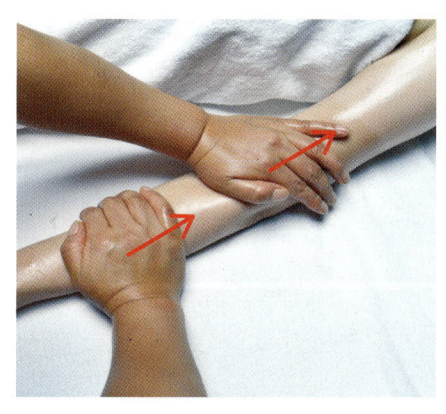

① 관리사의 손을 따뜻하게 한 후, 양손으로 팔의 손등에서부터 어깨 방향으로 가볍게 터치하며 오일을 도포한다.

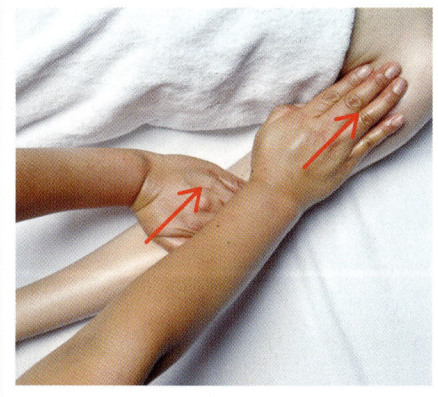

② 양손으로 팔을 부드럽게 감싸듯이 쓸어올리며 오일을 도포한다.

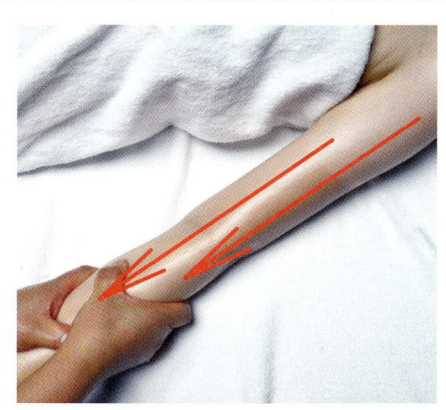

③ 한손은 팔의 바깥쪽, 한손은 팔의 안쪽 양손으로 부드럽게 감싸듯이 쓸어내린다.

2. 슬림한 손목 만들기

효과 : 손등 자극과 손목 관절 이완을 통해 혈류 개선을 유도하고, 손목터 널증후군을 예방한다.

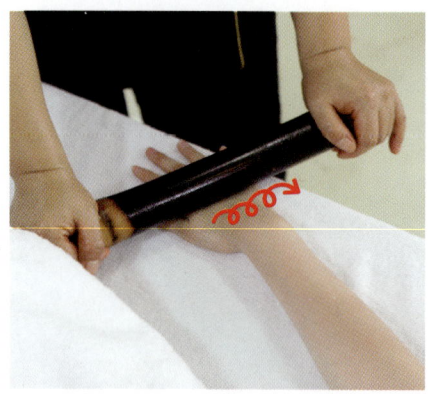

① 손등을 롤링하듯이 슬라이딩 기법을 적용한다.

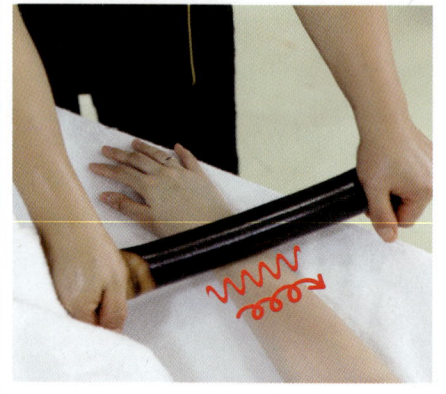

② 손목 깊은 근막에 파동 기법과 병행하여 제자리 롤링 기법을 적용한다.

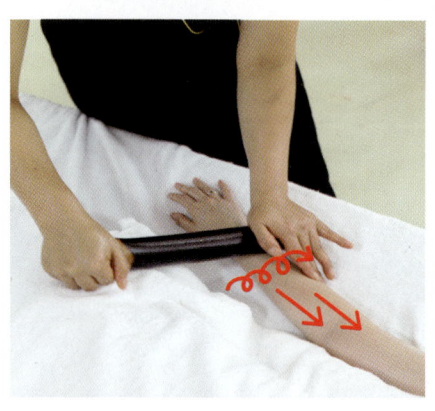

③ 손목을 제자리 롤링 기법을 적용한다.

3. 슬림한 팔 만들기

효과 : 림프 순환을 촉진하고 손목 관절의 통증을 완화하며, 팔꿈치 바깥쪽에 발생한 염증으로 인한 테니스 엘보(tennis elbow) 통증 예방에 도움을 준다.

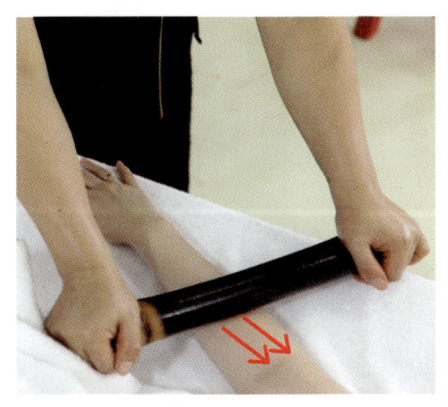

① 손목에서 팔꿈치 방향으로 슬라이딩 기법을 적용한다.

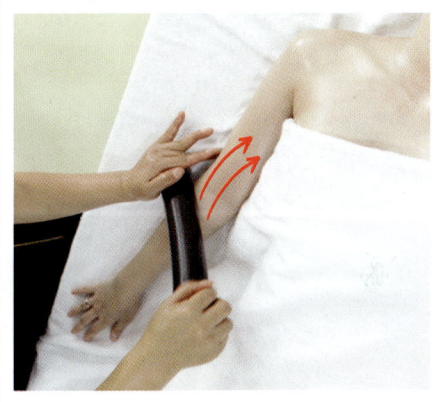

② 위팔노근(요골근)쪽과 안쪽과 교차하여 슬라이딩 기법을 적용한다.

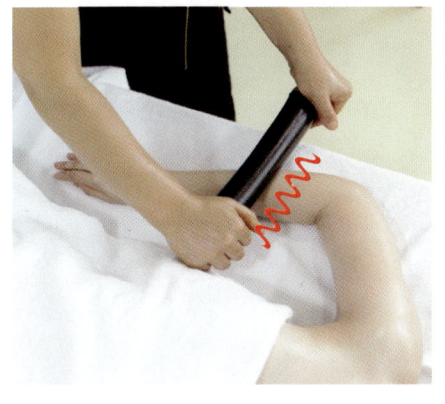

③ 위팔노근(요골근) 중앙부에 파동 기법을 적용한다.

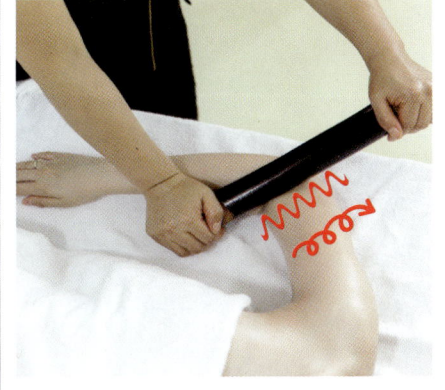

④ 팔꿈치 주변 근막과 인대를 제자리 롤링 기법으로 시작한 뒤, 파동 기법을 적용하고 압을 조절하여 롤링 기법을 적용한다.

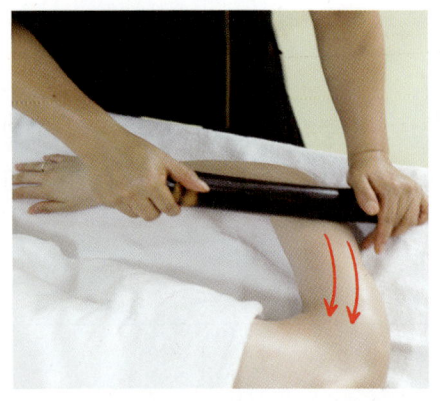 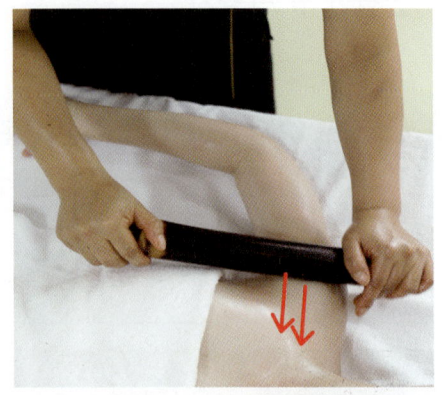

⑤ 위팔근(상완근) 바깥쪽과 안을 어깨 방향으로 슬라이딩 기법을 적용한다.

⑥ 팔을 45도로 굽힌 상태에서 손바닥이 바닥을 향하도록 하고, 어깨 방향으로 슬라이딩 기법을 적용한다.

4. 우아한 민소매 라인 만들기

효과 : 윗팔세갈래근(상완삼두근)과 윗팔두갈래근(상완이두근)의 근육 이완을 통해 어깨 및 상지 통증, 특히 테니스 엘보와 같은 염증성 통증을 완화하며 예방하는 데 도움을 준다.

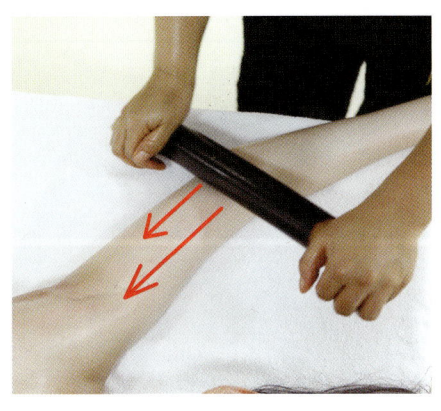

① 위팔두갈래근(상완이두근) 쪽에서 겨드랑이와 방향으로 슬라이딩 기법을 적용한다.

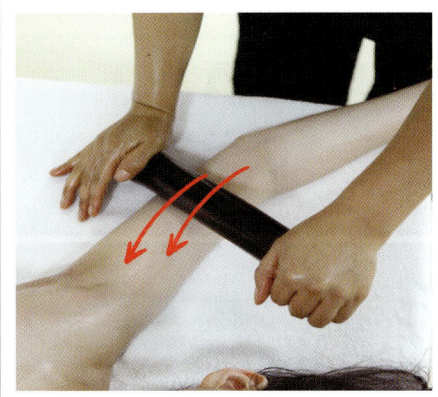

② 대나무 스틱을 바닥에 고정한 후, 팔꿈치에서 겨드랑이까지 부채꼴 모양으로 슬라이딩 기법을 적용한다.

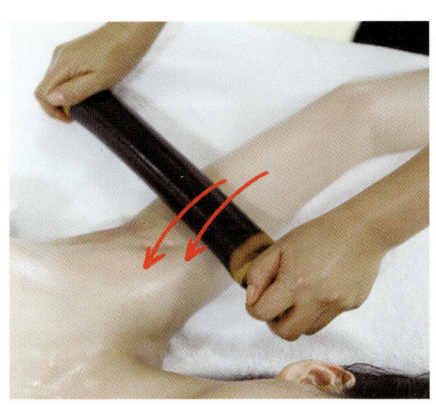

③ 위팔세갈래근(상완삼두근) 팔꿈치에서 겨드랑이 방향으로 슬라이딩 기법을 적용한다.

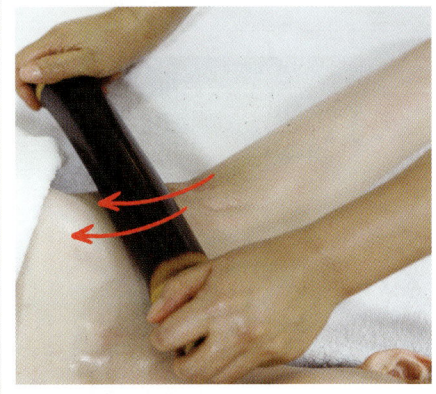

④ 겨드랑이 중앙부에 대나무 스틱을 압박하여 파동 기법을 적용하고 제자리 롤링 기법을 적용한다.

5. 탄력 있는 어깨 라인 만들기

효과 : 어깨세모근(삼각근)은 어깨 관절의 안정성을 유지하고, 다양한 방향으로의 움직임에 관여하는 주요 근육으로, 과도한 긴장을 완화하면 어깨와 경부 통증을 예방하고, 관절의 기능을 최적화하는 데 도움을 준다.

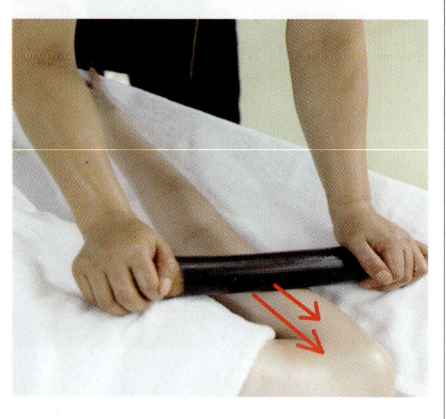

① 어깨세모근(삼각근)을 어깨 방향으로 슬라이딩 기법을 적용한다.

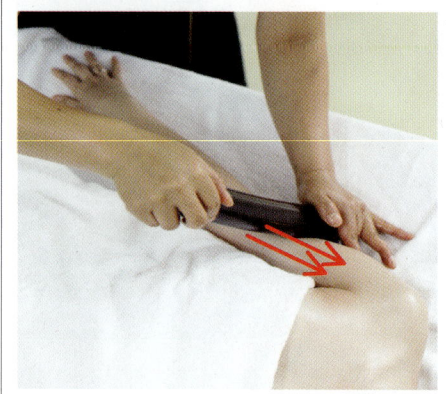

② 어깨세모근(삼각근)에 대나무 스틱을 밀착시킨 후, 어깨방향으로 슬라이딩 기법을 적용한다.

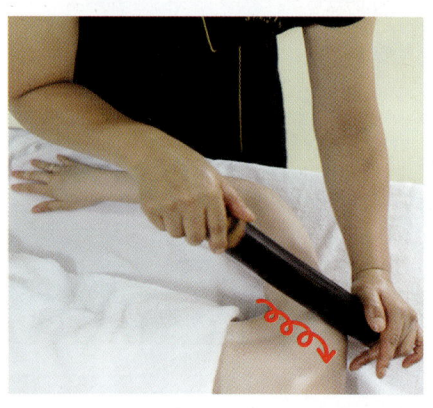

③ 어깨세모근(삼각근) 이는곳의 어깨뼈 가시주변을 제자리 롤링 기법을 적용한다.

6. 날렵한 민소매 라인 만들기

효과 : 과도하게 수축된 팔 근육을 이완시켜 어깨 관절의 안정성을 향상시키고, 어깨 통증과 목 통증 완화에 도움을 준다.

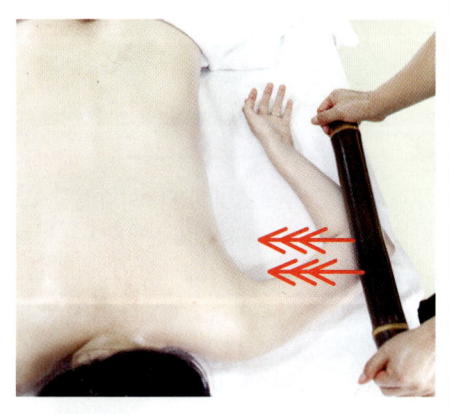

① 엎드린 자세에서 팔을 45도로 굽힌 상태에서, 팔꿈치 부위를 압박하며 파동 기법과 제자리 롤링 기법을 적용한다.

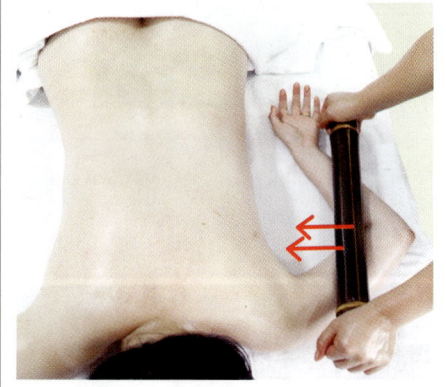

② 팔꿈치 부위에서 안쪽 방향으로 슬라이딩 기법을 적용한다.

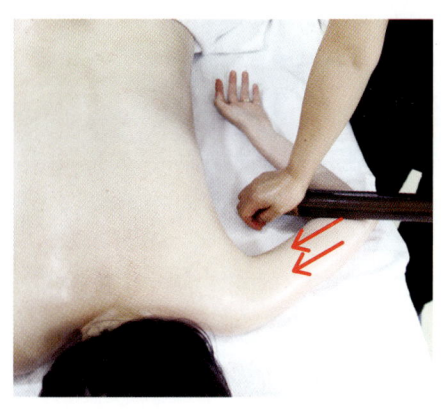

③ 엎드린 자세에서 팔을 45도로 굽히고 손바닥이 천장을 향하게 한 후, 팔꿈치 부위를 압박하며 제자리 롤링 기법을 적용한다.

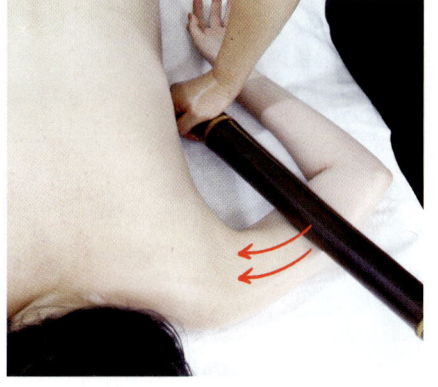

④ 위팔두갈래근(상완 이두근)의 중앙부위에 대나무 스틱을 바닥에 고정한 후, 팔꿈치에서 겨드랑이까지 부채꼴 모양으로 슬라이딩 기법을 적용한다.

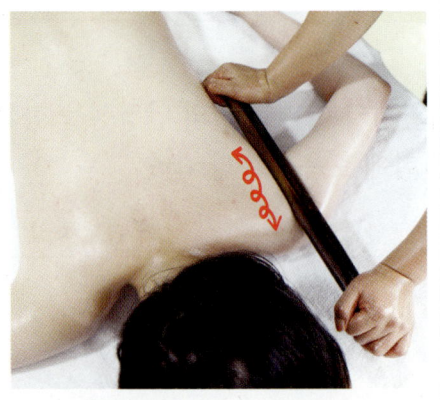

⑤ 어깨 관절 주변 근육을 압박하며 제자리 롤링 기법을 적용한다.

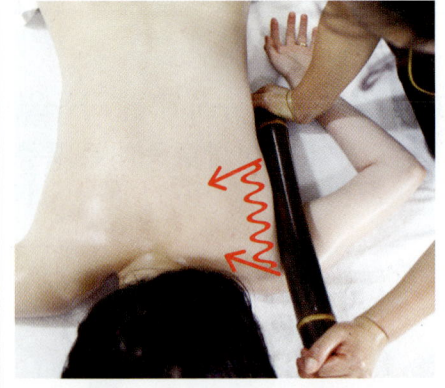

⑥ 어깨 주변 근육을 압박하며 위아래 방향으로 슬라이딩 기법과 파동 기법을 적용한다.

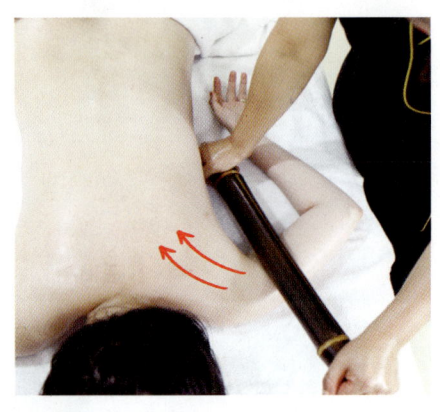

⑦ 겨드랑이 하부 근육을 위팔두갈래근(상완이두근)에서 가시아래근(극하근)까지 부채꼴 모양으로 슬라이딩 기법을 적용한다.

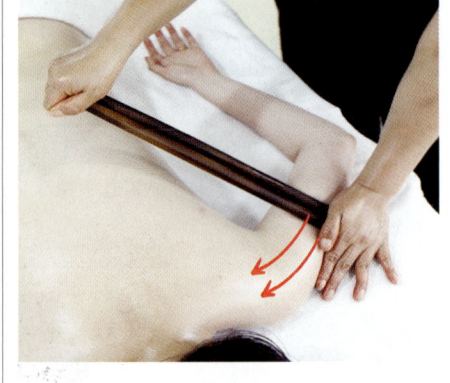

⑧ 어깨세모근(삼각근)에 대나무 스틱을 밀착시켜 어깨세모근 상부 방향으로 슬라이딩 기법을 적용한다.

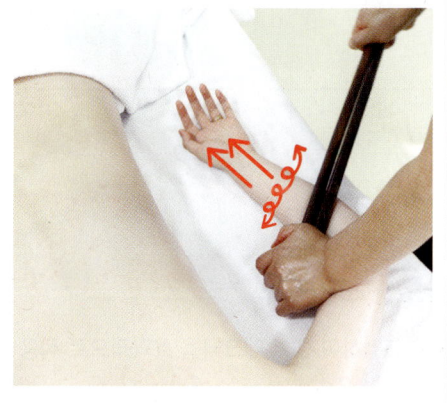

⑨ 노근(요골근) 내측을 손목 방향으로 롤링하며 슬라이딩한다.

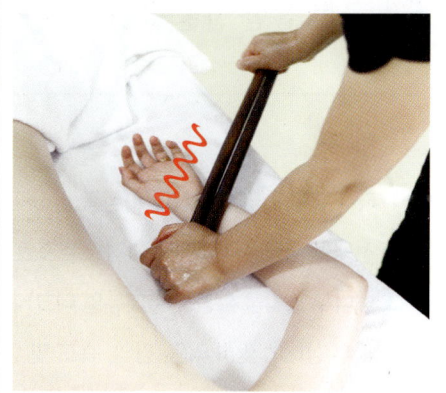

⑩ 손목 관절을 압박하며 파동 기법과 제자리 롤링 기법을 적용한다.

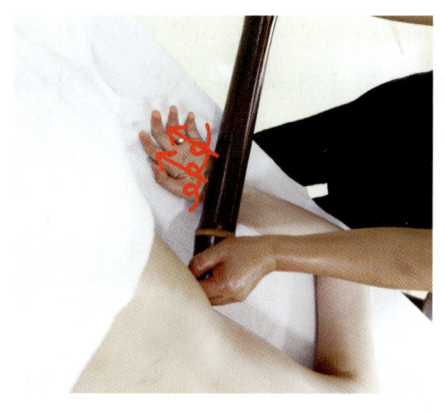

⑪ 손바닥 뿌리에서 손가락 끝 방향으로 롤링 기법과 슬라이딩 기법을 적용한다.

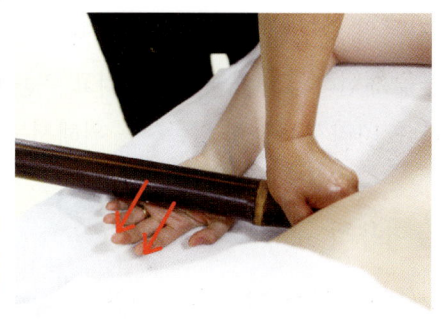

⑫ 손바닥에 부드러운 슬라이딩 기법을 적용하여 배농을 유도한다.

5 균형 잡힌 얼굴 윤곽 만들기

> **학습목표**
> 1. 피부 유형에 맞는 적절한 화장품을 선택할 수 있다.
> 2. 선택한 제품을 피부에 효과적으로 도포할 수 있다.
> 3. 대나무 스틱을 활용하여 매뉴얼 테크닉을 적용할 수 있다.
> 4. 피부 상태에 맞춰 리듬, 강약, 속도 및 밀착을 조절하여 뱀부 테크닉을 효과적으로 적용할 수 있다.

1) 얼굴 관리 효과

잘못된 습관으로 인해 얼굴 근육과 골격에 악영향을 주며, 이를 이완시키고 순환을 개선하면 노폐물이 제거되고 부종이 감소하여 얼굴이 작아지는 효과가 나타난다. 따라서 매끈한 얼굴선을 위해서는 얼굴 관리가 필요하다.

2) 미용적 효과

① 피지조절, 피부 혈색 개선
② 부종 예방, 얼굴 라인 개선
③ 턱선 및 목주름 예방, 목선 개선
④ 피부 탄력 개선, 리프팅 효과
⑤ 피부재생 촉진

3) 건강적 효과

① 눈 피로 완화, 뇌혈관 질환 예방
② 축농증, 비염, 코골이 증상 완화
③ 편두통, 두통, 안면 마비 및 경련 완화
④ 목 관련 질환 예방

4) 얼굴관리 시 주의사항

　① 관리실의 조명은 간접조명으로 설정하여 너무 밝지 않게 조절한다.
　② 관리사는 손을 따뜻하게 한 후, 양손으로 크림이나 오일을 얼굴, 목, 가슴에 부드럽게 감싸듯이 도포한다.
　③ 근육의 방향을 따라 적절한 테크닉을 적용한다.

5) 얼굴관리 시 부적용피부

　① 상처가 있는 피부
　② 피부 염증이 있는 피부
　③ 예민하거나 피부과 시술을 받은 피부

6) 관리순서

　① 오일 도포하기
　② 슬림한 목선 만들기
　③ 부드러운 어깨선 만들기
　④ 우아한 쇄골 곡선 만들기
　⑤ 탄력 있는 목선 만들기
　⑥ 뚜렷한 턱선 만들기
　⑦ 탄력 있는 에그볼 만들기
　⑧ 아름다운 눈매 만들기
　⑨ 빛나는 이마 만들기
　⑩ 탄력 있는 얼굴 윤곽선 만들기

1. 오일 도포하기

효과 : 긴장된 마음을 진정시키고 림프 순환을 촉진시켜 준다.

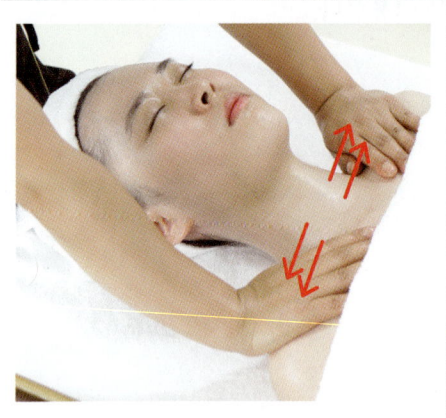

① 관리사는 손을 따뜻하게 한 후, 크림이나 오일을 가슴 전체에 부드럽게 감싸듯 도포한다.

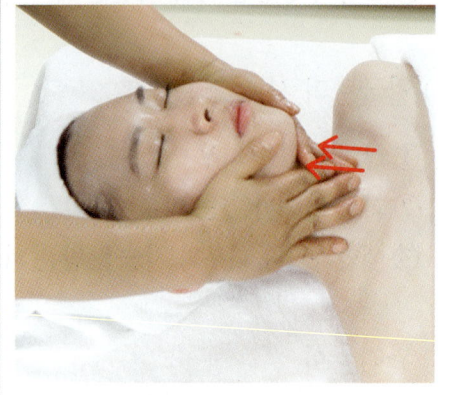

② 관리사는 손을 따뜻하게 한 후, 크림이나 오일을 목 전체에 부드럽게 감싸듯 도포한다.

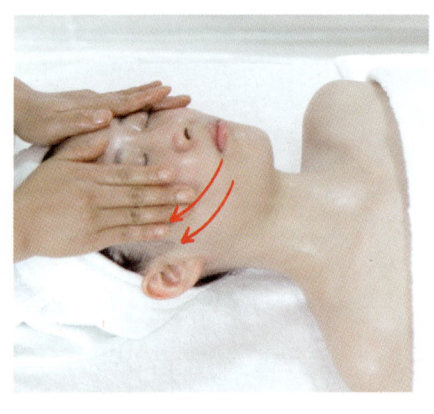

③ 관리사는 손을 따뜻하게 한 후, 크림이나 오일을 얼굴 전체에 부드럽게 감싸듯 도포해준다.

2. 슬림한 목선 만들기

효과 : 경추는 C1부터 C7까지의 7개 척추뼈로 구성되며, 경부근육의 긴장을 완화하고, 경추 정렬을 개선하여 일자목 예방 및 불면증 완화에 도움을 준다.

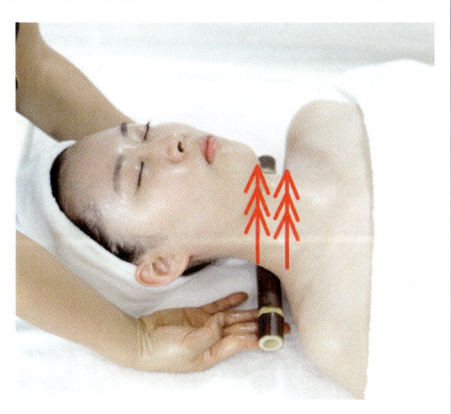 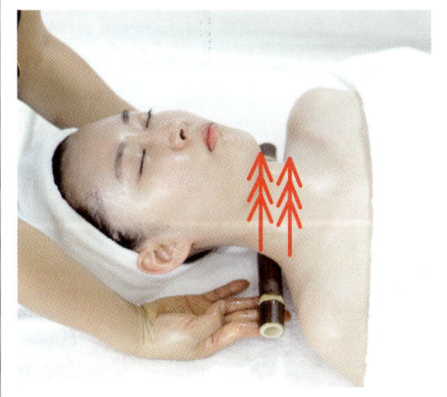

① 격추 7번에 위치한 대추혈에서부터 1번 경추까지 관절 사이에 압박 기법을 적용하여, 관절 간의 긴장을 완화하고 이완을 유도한다(3~5회 반복).

② ①번 동작연결상태에서 뒤통수의 아문혈에서 천주, 풍지, 완골, 예풍까지 압박 기법을 이용해 자극을 주면서, 점진적으로 압통을 조절하며 끌어당기듯 롤링 기법을 적용한다.

3. 부드러운 어깨선 만들기

효과 : 과도하게 긴장된 경부 근육을 이완시켜 부종을 완화하고, 혈액 및 림프순환을 촉진하여 피부 탄력을 증진시킴으로써 목 주름 개선에 도움을 준다.

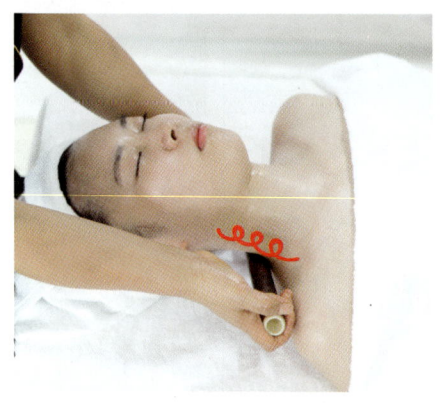

① 왼쪽 대나무 스틱을 바닥에 고정하고, 반대편 대나무 스틱은 45도 각도로 지렛대 원리를 활용하여 등세모근(승모근) 상부와 목 근육에서 뒤통수 근육(후두근) 라인까지 견인하듯 적용해 근육을 이완시킨다.

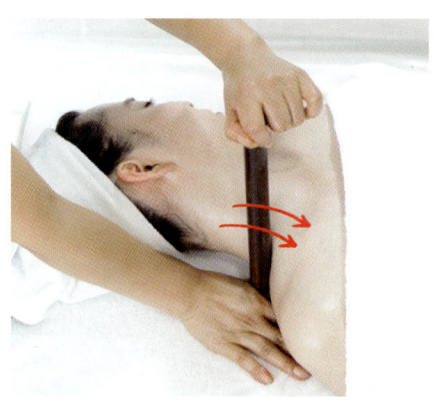

② 시술자는 피시술자의 어깨 방향과 같은 쪽 손으로 대나무 스틱을 엄지와 검지로 잡고 어깨 밑으로 밀어 넣은 뒤, 약 45도로 세워 밀착시킨 상태에서 고정 압박 기법을 적용한다.

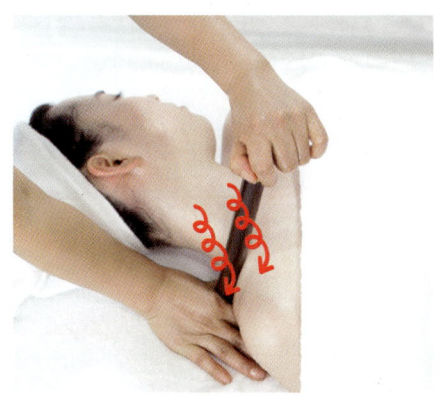

③ 한손은 대나무 스틱의 지지대의 적용점으로 사용하며 힘점으로 적용되는 손목을 이용해 피시술자의 어깨근육 밑으로 압을 가해 주며, 대나무 스틱을 어깨중간 부위를 제자리 롤링 기법을 적용한다.

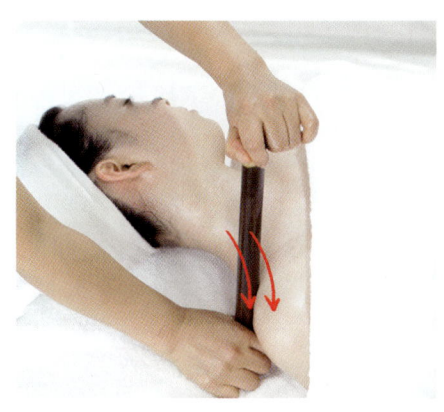

④ ③번 동작을 연결하며 ④, ③번 동작을 연결하며 어깨 방향과 같은 쪽 손으로 대나무 스틱을 엄지와 검지로 잡고 어깨 아래로 밀어 넣은 후, 약 45도 각도로 세워 밀착시킨 상태에서 슬라이딩 기법을 적용한다.

4. 우아한 쇄골 곡선 만들기

효과 : 쇄골라인 관리는 림프순환과 혈액순환을 촉진하여 부종을 완화하고, 탄력 있는 데콜테 라인을 형성해 세련된 상체 실루엣을 만들어 준다.

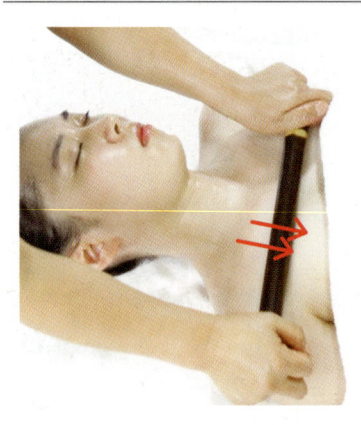

① 쇄골 아래쪽에서 대나무 스틱을 밀착시켜 가슴 방향으로 슬라이딩 기법을 적용하여 롤링 기법을 적용한다.

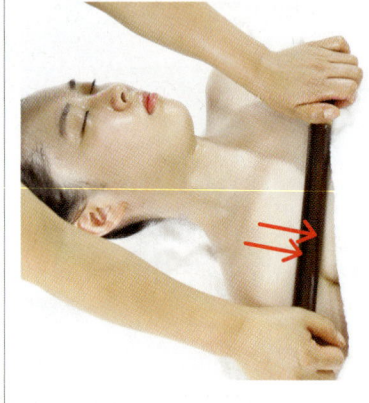

② 시술자와의 압통을 조절하여 큰가슴근육(대흉근)을 밀착시켜 슬라이딩 기법을 적용하여 롤링 기법을 적용한다.

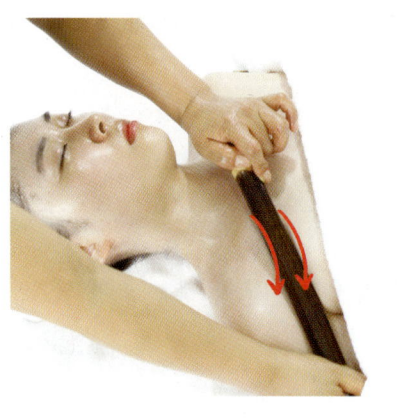

③ 대나무 스틱을 밀착시킨 상태에서 압통을 조절하며, 겨드랑이 방향으로 밀듯이 작은가슴근(소흉근)에 슬라이딩 기법을 적용한다.

5. 탄력 있는 목선 만들기

효과 : 혈액 및 림프순환을 촉진하여 피부 탄력을 증진시킴으로써 목 주름 개선에 도움을 준다.

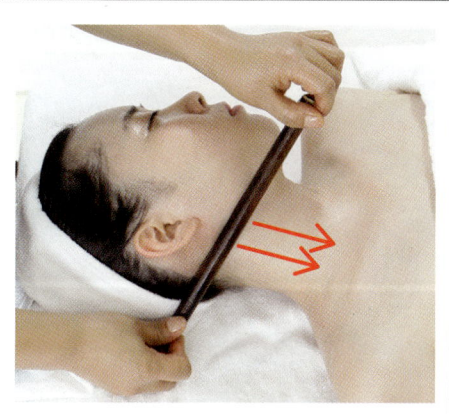

① 대나무 스틱을 유양돌기 아래에서 쇄골 위까지 밀착시킨 상태로, 목 전체에 압을 조절하며 쇄골 방향으로 쓸어내리듯 슬라이딩 기법을 적용한다.

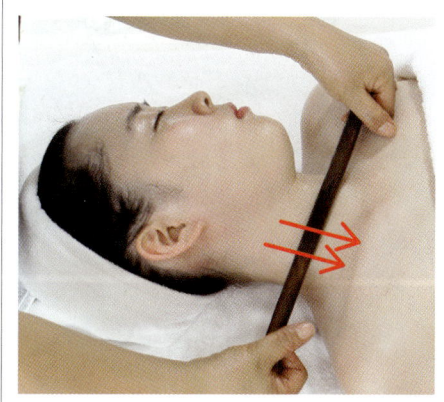

② 목갈비근(사각근) 부위에 롤링 기법과 슬라이딩 기법을 적용하여, 빗장뼈(쇄골) 방향으로 쓸어주며 림프 순환을 유도한다.

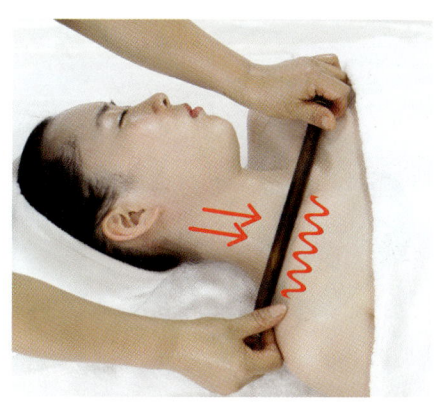

③ 넓은목근(광경근)부위를 림프 흐름 방향으로 쓸어주어 림프 순환을 촉진한다.

6. 뚜렷한 턱선 만들기

효과 : 구륜근에 자극을 주어 아래턱과 교근을 이완시키면 이중턱과 늘어진 볼을 개선하고, 슬림한 턱선을 만들어 얼굴 라인을 탄력 있게 해준다.

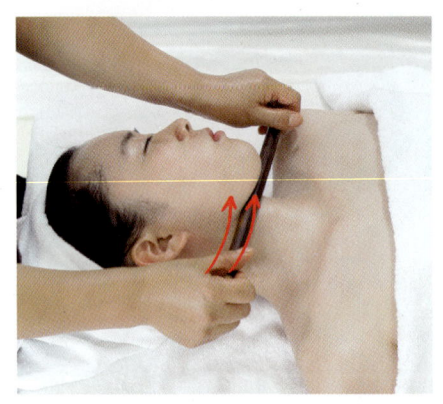

① 넓은목근(광경근)이 닿는 부위인 턱뼈 끝 밑에 대나무 스틱을 밀착시켜, 귀 밑에서 턱 밑 중앙부 방향으로 밀듯이 슬라이딩 기법을 적용한다.

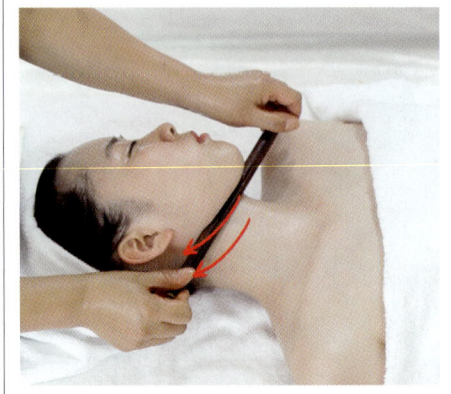

② 턱선을 따라 미세한 석선으로 깊은 근막을 자극하며 롤링 기법을 적용하고, 귀 뒤 후두부 라인까지 부드럽게 연결한다.

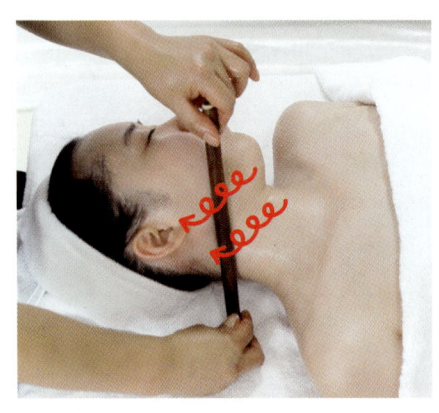

③ 턱선 라인을 따라 미세한 석선을 이용해 슬라이딩 기법과 롤링 기법을 적용하여 귀 밑까지 쓸어 올려준다.

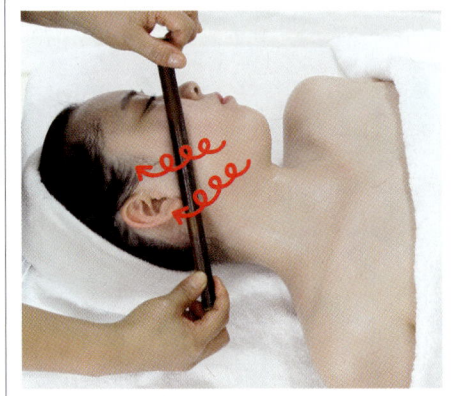

④ 미세한 석선과 슬라이딩, 제자리 롤링 기법을 턱선을 따라 적용하여 귀 앞까지 부드럽게 쓸어 올려준다.

7. 탄력 있는 에그볼 만들기

효과 : 턱선 라인을 잡아주면 입술 부위 근육의 혈액순환이 활발해져 팔자주름 개선과 탄력있는 볼살을 기대할 수 있다.

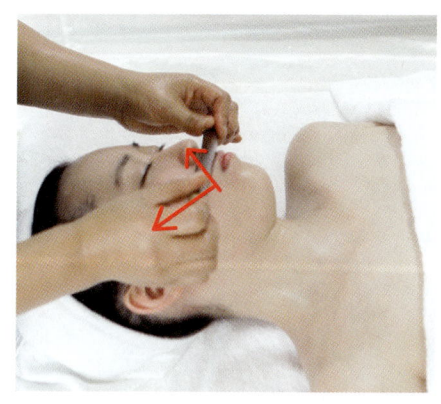

① 인중과 입둘레근(구륜근)을 슬라이딩 기법을 적용하여 위쪽 방향으로 쓸어준다.

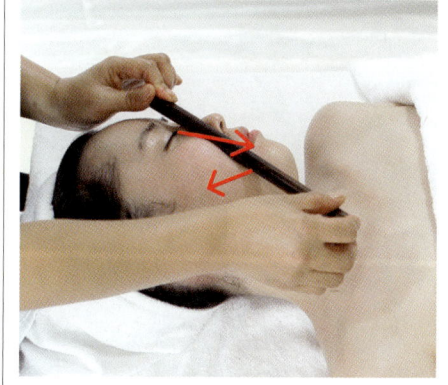

② 코근(비근)에서 입꼬리 방향으로 슬라이딩 기법을 적용한다.

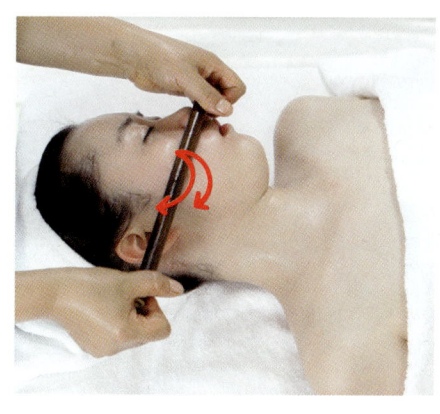

③ 입꼬리 부분에서 귀 앞부분 방향으로 슬라이딩 기법을 적용한다.

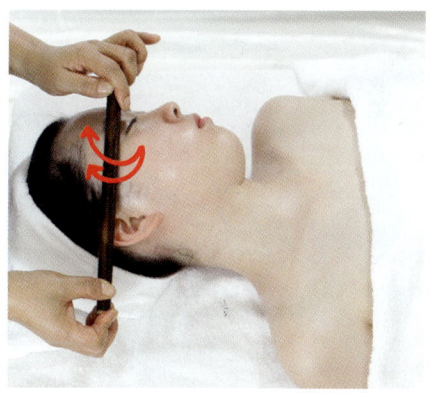

④ 눈꼬리에서 헤어 라인 방향으로 슬라이딩 기법을 적용한다.

8. 또렷한 눈매 만들기

효과 : 안면 근육의 경직을 완화하고 피부색을 정화하며, 눈 떨림을 예방하고 눈가 주름과 다크 서클 개선에도 도움을 준다.

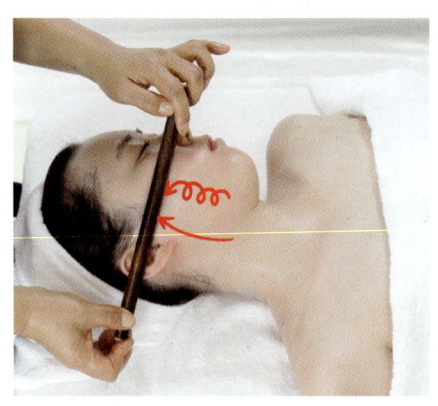

① 눈 밑 광대 근육을 적절한 강약으로 압을 조절하며 롤링 기법을 사용해, 눈꼬리 방향으로 부드럽게 쓸어 올려준다.

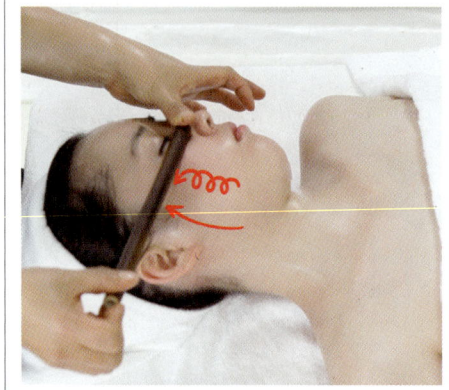

② 눈둘레근(안륜근)에 적당한 강약 압조절하며, 작은 석선을 주어 롤링하며 눈꼬리 방향으로 슬라이딩 기법을 적용한다.

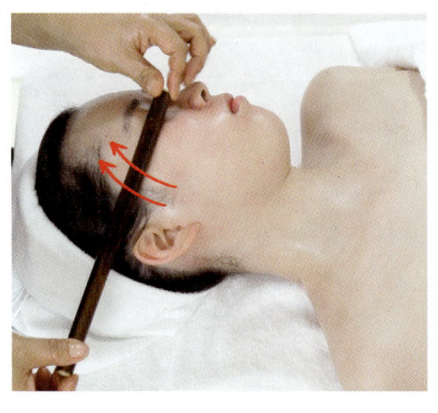

③ ②번 동작과 연결하여, 눈꼬리 밑에서 눈썹 고리 방향으로 연속적으로 슬라이딩 기법을 적용한다.

④ 미간과 윗눈썹을 제자리 롤링 기법을 적용하여 이마 방향으로 슬라이딩 기법을 적용한다.

9. 빛나는 이마 만들기

효과 : 주름 예방, 피부 탄력 증진, 스트레스 완화, 두통 완화, 리프팅 효과 및 혈액순환 개선에 도움을 준다.

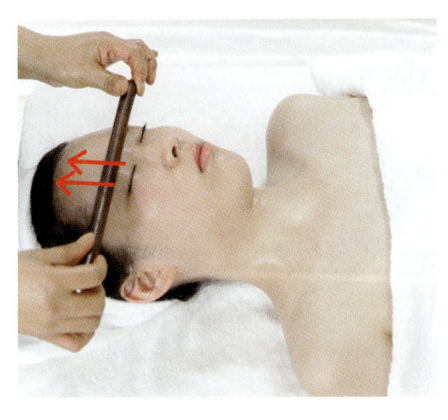

① 미간에서 전두근 방향으로 뱀부를 밀착시키고 슬라이딩 기법으로 헤드라인 방향으로 쓸어 올려준다.

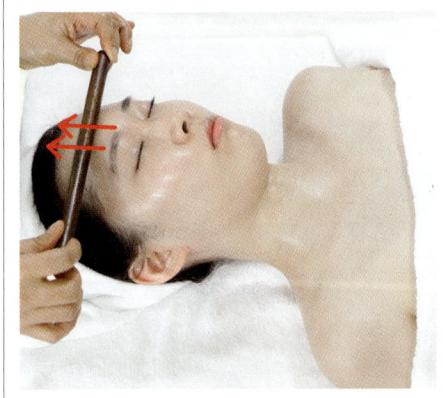

② 전두근을 지나 헤드라인을 백회 방향으로 슬라이딩 기법으로 쓸어 올려준다.

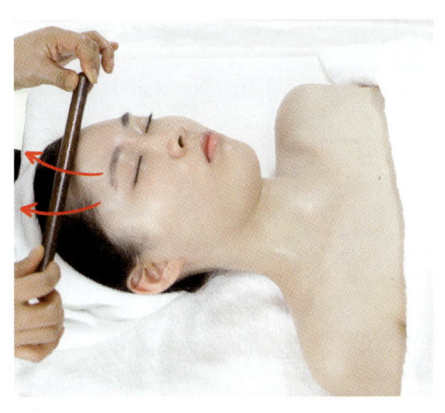

③ 백회와 두피 전체를 이완시킨다.

10. 탄력 있는 얼굴 윤곽선 만들기

효과 : 얼굴 부종 감소, 피부 탄력 증진, 혈액순환 촉진, 이중턱 개선, 림프순환, 피프팅 효과, 얼굴 윤곽선 정리

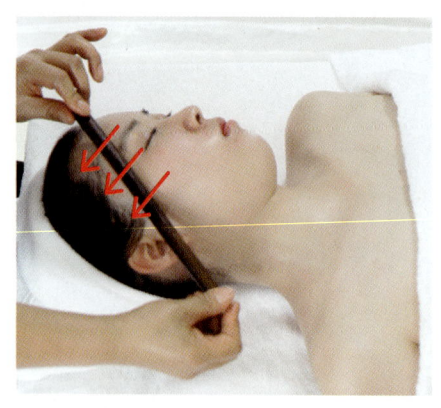

① 눈썹 꼬리부분에서 측면 헤어라인까지 슬라이딩 기법을 적용한다.

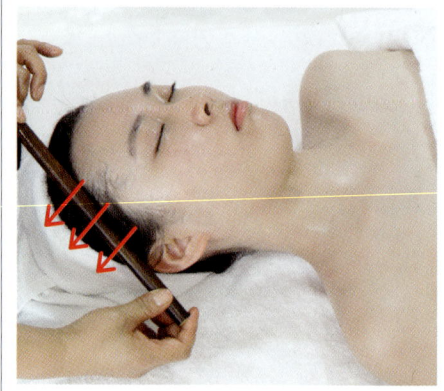

② 헤어라인 부위에서 백회 방향으로 부드럽게 슬라이딩 기법을 적용하여 긴장을 완화하고 순환을 유도한다.

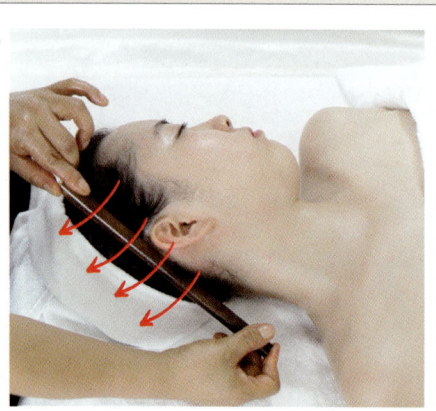

③ 측면 헤어라인에서 뒤통수 방향으로 일정한 압을 유지하며 전체적으로 슬라이딩하여 긴장을 이완시킨다.

chapter 03

에너지 리바이브(Energy Revive) 힐링테라피

힐빙(Heal-being)은 힐링(Healing)과 웰빙(Well-being)의 합성어로, 신체와 마음의 전반적인 건강을 회복하고 유지하며, 조화롭고 균형 잡힌 삶을 추구하는 통합적 개념이다. 단순한 질병의 치유를 넘어, 몸과 마음, 에너지의 흐름까지 아우르는 전체적 웰니스(Holistic wellness)를 지향하는 새로운 라이프스타일로 볼 수 있다.

힐링(Healing)은 '치유하다', '회복하다'는 의미를 가지며, 특히 정신적·감정적 안정을 회복하는 과정에 초점이 맞춰진다. 현대인은 빠르게 변화하는 환경 속에서 스트레스와 피로로 인해 심신의 균형이 무너지기 쉽고, 이에 따라 정서적 회복을 위한 힐링 활동이 중요해지고 있다. 명상, 아로마 테라피, 자연과의 접촉, 마사지 등은 대표적인 힐링 방법이다.

웰빙(Well-being)은 신체적·정신적·사회적으로 건강하고 질 높은 삶을 의미하며, 2000년대 이후 복지, 행복, 안녕을 아우르는 개념으로 확산되었다. 웰빙은 단순히 병이 없는 상태를 넘어서, 식습관, 운동, 가족 간의 유대, 심리적 안정 등 삶 전반의 조화로운 상태를 중시한다.

이러한 힐빙 개념을 실천에 적용한 예로 대나무 스틱을 이용한 힐빙 테라피가 있다. 이는 뭉친 근육을 부드럽게 눌러주고 당겨주는 스트레칭 동작을 통해 림프 순환과 혈액 순환을 촉진하며, 신체의 기(氣) 에너지 흐름을 회복시킨다. 동시에 심리적 안정과 마음의 치유를 유도해 정서적 회복에도 도움을 준다. 특히 에너지 리바이브(Energy Revive) 테라피는 자연에서 유래한 재료를 활용해 신체 활력과 내면의 평안을 되찾는 데 효과적이며, 현대인의 스트레스 해소와 체형 개선, 재활 치료 등에도 응용될 수 있는 융합적 치유법이다.

이를 통해 림프 순환이 촉진되고, 신체 내부 에너지의 흐름이 정상화되어 혈액 순환과 신진대사가 활발해지며, 비만 예방에도 긍정적인 효과를 기대할 수 있다.

또한 심리적 안정과 정서적 치유는 물론, 깊은 내면의 회복까지 가능하여, 신체 특정 부위의 재활 치료에도 효과적이다.

대나무를 활용한 에너지 리바이브(Energy Revive) 테라피는 자연이 준 순수한 에너지를 활용해 현대인의 지친 몸과 마음을 회복시키는 데 탁월한 도움을 주는 치유 기법이라 할 수 있다.

1) 관리 방법

(1) 후면관리

① 발바닥 이완시켜 주기
② 발뒤꿈치 힘줄(아킬레스근육) 이완시켜 주기
③ 장딴지근육(비복근) 이완시켜 주기
④ 오금근(슬와근) 이완시켜 주기
⑤ 넙다리 두갈래근(대퇴이두근) 이완시켜 주기
⑥ 큰볼기근(대둔근) 이완시켜 주기
⑦ 등근육 이완시켜 주기
⑧ 목&어깨근육 이완시켜 주기
⑨ 팔근육 이완시켜 주기
⑩ 팔&어깨관절 전체 이완시켜 주기
⑪ 스트레칭시켜 주기

(2) 전면관리

① 발바닥&발바닥속안 자극하기
② 사타구니(서혜부), 넙다리 모음근(대퇴 내전근) 이완시켜 주기
③ 허리빗근(복사근) 배속가로근(복횡근) 이완시켜 주기
④ 팔&큰가슴근(대흉근) 이완시켜 주기
⑤ 목 이완시켜 주기
⑥ 전면 스트레칭시켜 주기
⑦ 에너지 리바이버 힐링 터치

1 후면관리

1. 발바닥 이완시켜 주기

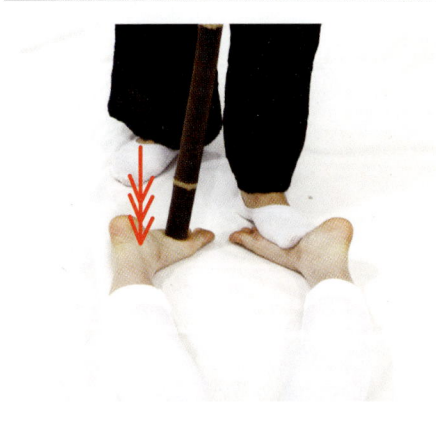

① 뱀부 끝 원기둥을 이용해 압통을 조절하며 발바닥 용천혈 트리거 포인트를 압박한다.

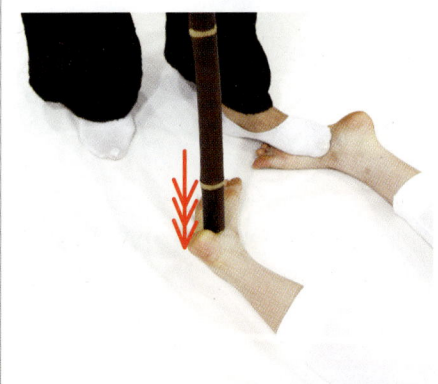

② 뱀부 끝 원기둥을 이용해 압통을 조절하며 발바닥 트리거 포인트를 압박한다.

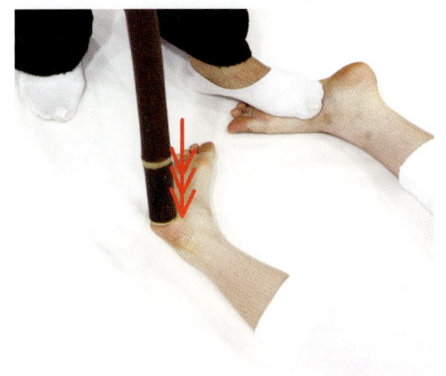

③ 뱀부 끝 원기둥을 이용해 압통을 조절하며 발바닥 트리거 포인트를 압박한다.

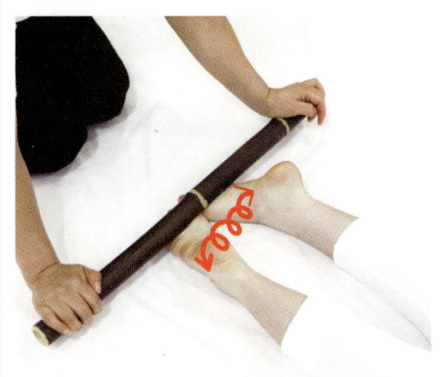

④ 발가락에서 발뒤꿈치까지 압박하며 롤링 기법으로 발바닥 근육을 이완시킨다.

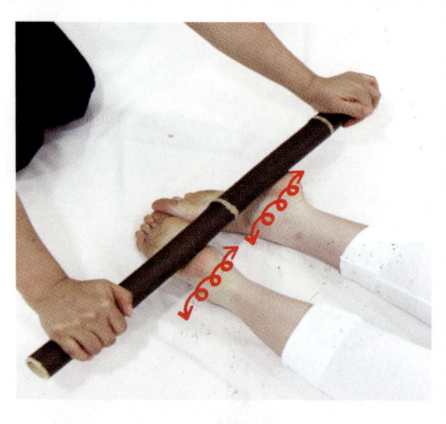

⑤ 발뒤꿈치를 압박하며 롤링 기법으로 발뒤꿈치 근육을 이완시킨다.

2. 발뒤꿈치 힘줄 이완시켜 주기

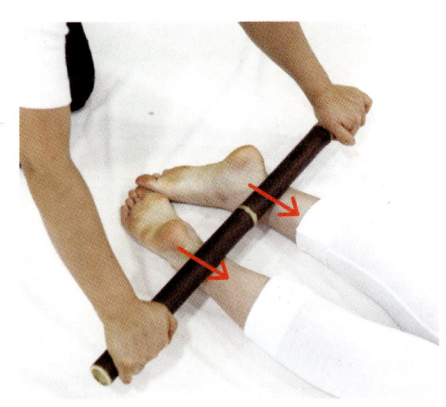
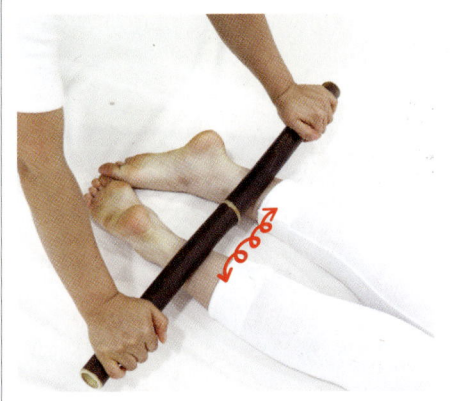

① 발목을 신전시킨 상태로 유지하며, 발꿈치근 (아킬레스건) 주변 근육을 압박하여 제자리 롤링 기법을 적용한다.

② 발꿈치근(아킬레스건) 주변 근육을 압통을 유지하며 롤링 기법으로 자극한다.

3. 장딴지근육(비복근) 이완시켜 주기

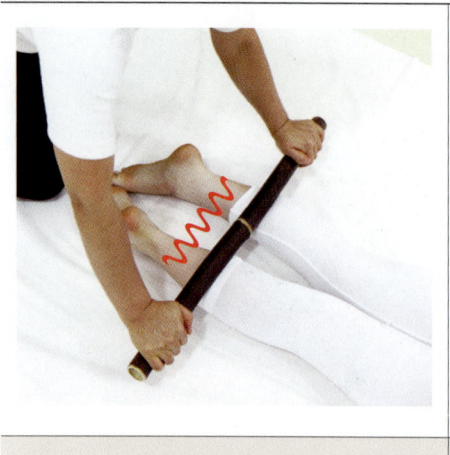

① 장딴지근(비복근)을 파동 기법으로 자극하여 오금근(슬와근) 방향으로 근육을 이완시킨다.

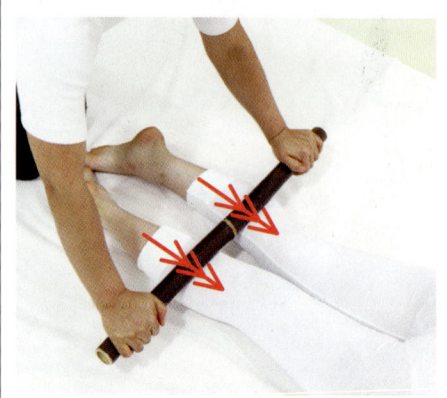

② 장딴지근(비복근)에 압력을 조절하며 제자리 기법으로 자극한 후, 무릎뒤 근육(슬와근) 방향으로 슬라이딩 기법을 적용한다.

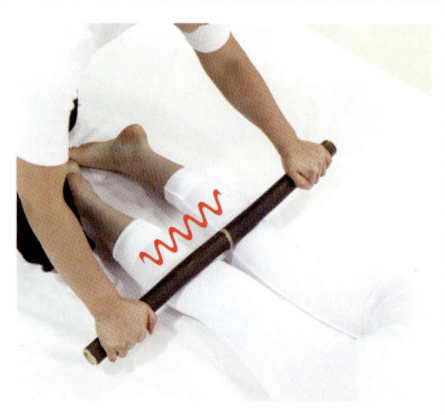

③ 장딴지근(비복근)에 압력을 조절하며 파동 기법을 적용한다.

4. 오금근(슬와근) 이완시켜 주기

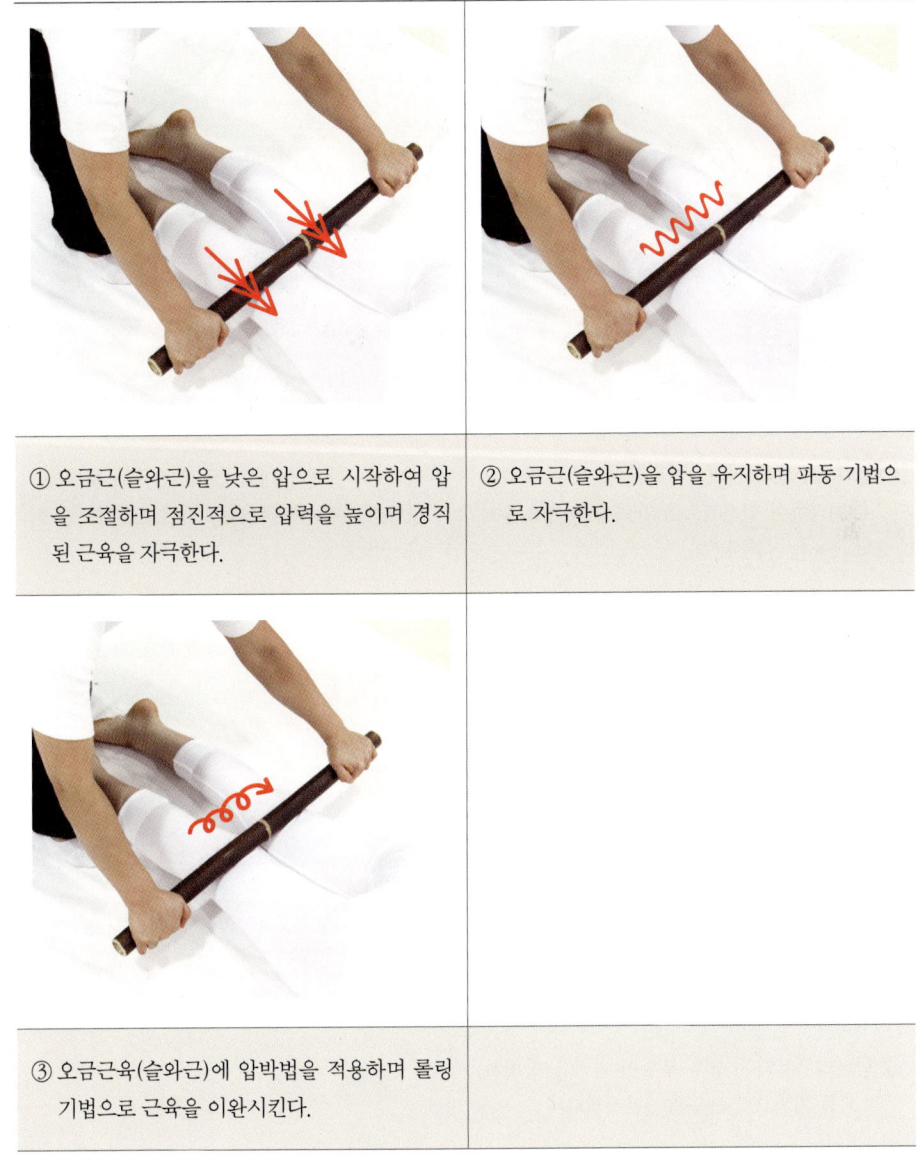

① 오금근(슬와근)을 낮은 압으로 시작하여 압을 조절하며 점진적으로 압력을 높이며 경직된 근육을 자극한다.

② 오금근(슬와근)을 압을 유지하며 파동 기법으로 자극한다.

③ 오금근육(슬와근)에 압박법을 적용하며 롤링 기법으로 근육을 이완시킨다.

5. 넙다리 두갈래근(대퇴이두근) 이완시켜 주기

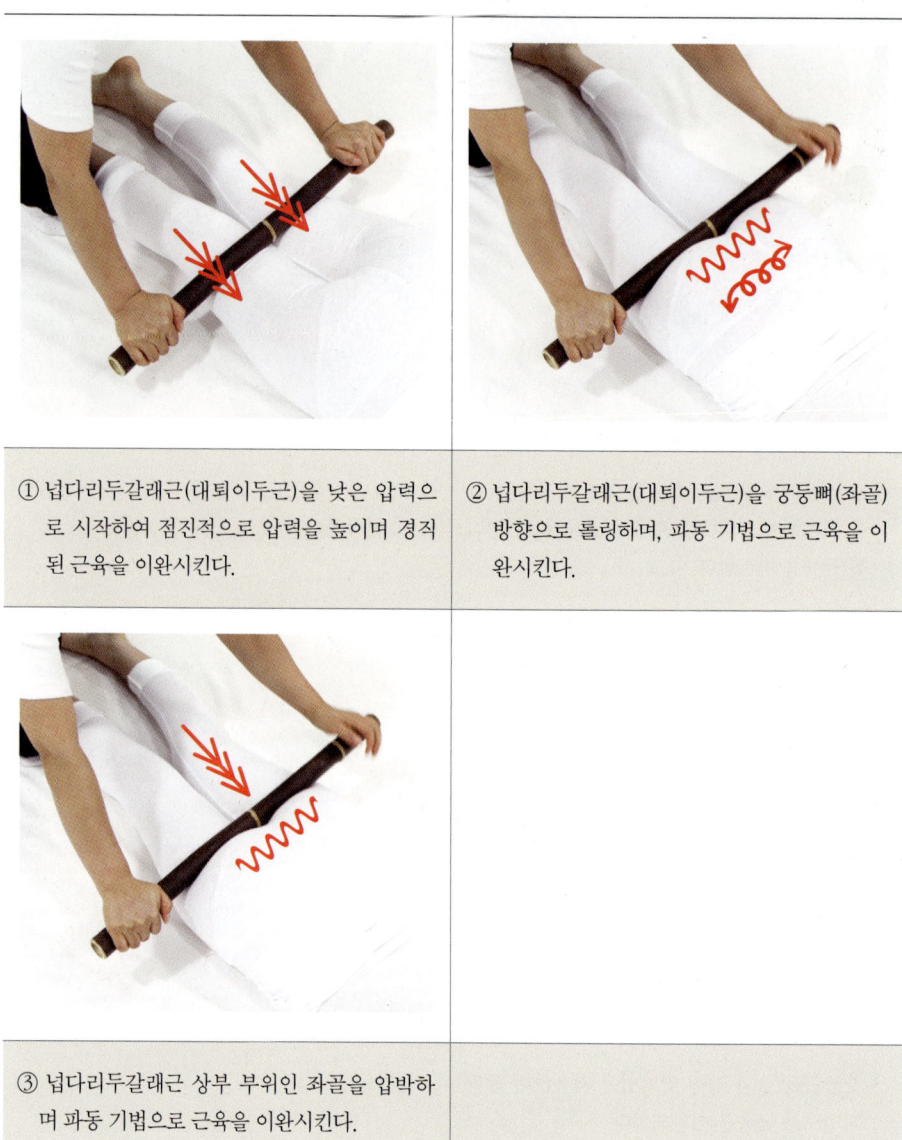

① 넙다리두갈래근(대퇴이두근)을 낮은 압력으로 시작하여 점진적으로 압력을 높이며 경직된 근육을 이완시킨다.

② 넙다리두갈래근(대퇴이두근)을 궁둥뼈(좌골) 방향으로 롤링하며, 파동 기법으로 근육을 이완시킨다.

③ 넙다리두갈래근 상부 부위인 좌골을 압박하며 파동 기법으로 근육을 이완시킨다.

6. 큰볼기근(대둔근) 이완시켜 주기

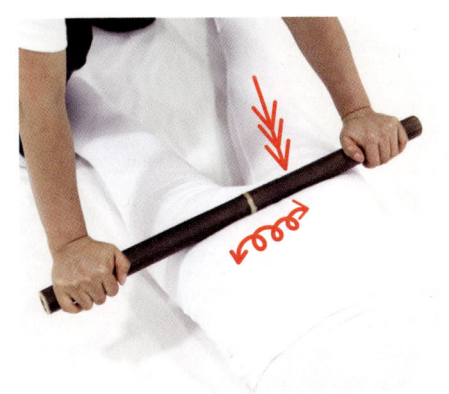

① 큰볼기근(대둔근)을 압박하며 롤링 기법으로 엉덩이 근육을 이완시킨다.

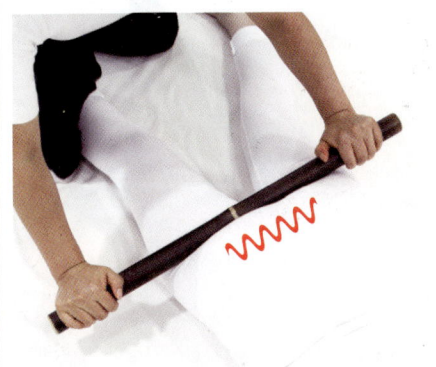

② 큰볼기근(대둔근)을 압통을 유지하며 파동 기법으로 엉덩이 근육을 이완시킨다.

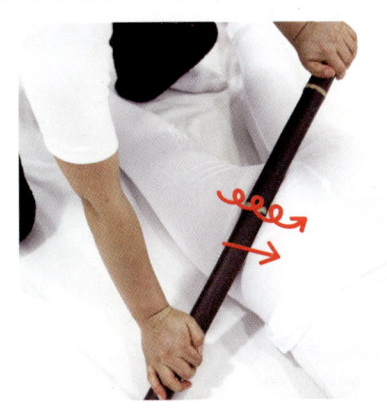

③ 뱀부를 바닥에 45도 각도로 고정하고, 지렛대 원리를 이용해 큰볼기근(대둔근) 바깥쪽 부위를 슬라이딩하듯 제자리 롤링 기법으로 자극한다.

④ 뱀부를 바닥에 45도 각도로 고정하고, 지렛대 원리를 이용해 가운데볼기근(중둔근)을 슬라이딩하듯 롤링 기법으로 자극한다.

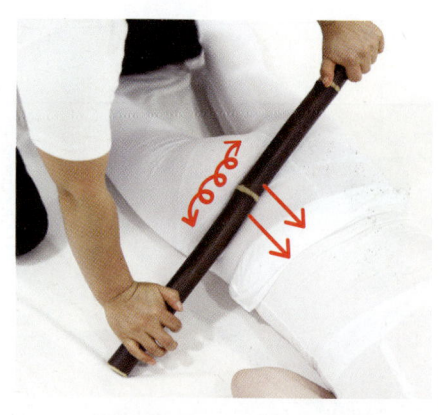

⑤ 뱀부를 바닥에 45도 각도로 고정하고, 지렛대 원리를 활용해 작은볼기근(소둔근)을 깊은 압으로 자극하며 엉덩허리근(장요근)까지 연결하여 슬라이딩하듯 롤링 기법을 적용한다.

7. 등근육 이완시켜 주기

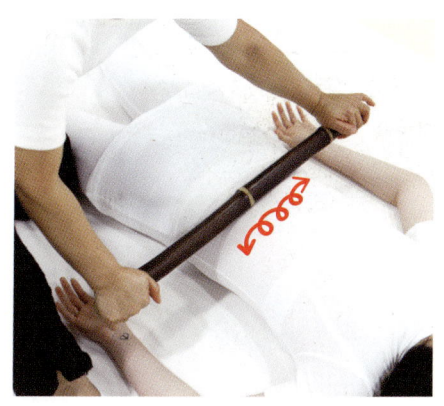

① 엉치뼈(천골) 주변의 긴장된 근육을 압박하면서 부드럽게 롤링 기법을 적용한다.

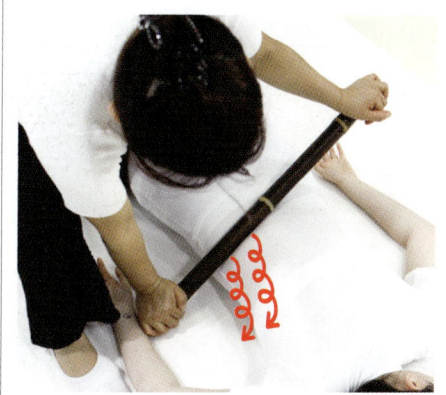

② 뱀부를 바닥에 45도 각도로 고정한 뒤, 지렛대 원리를 활용하여 허리네모근(요방형근)을 압박하며 슬라이딩하듯 롤링 기법을 적용한다.

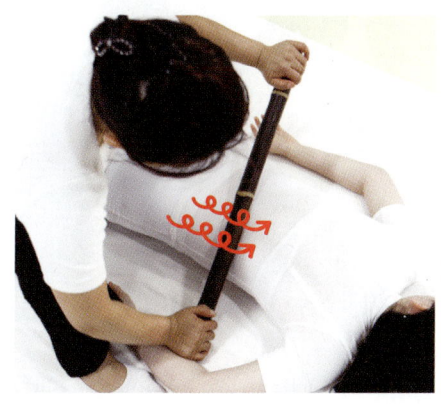

③ 뱀부를 바닥에 45도 각도로 고정하고, 지렛대 원리를 이용해 넓은등근(광배근)을 압박하며 슬라이딩하듯 롤링 기법을 적용한다.

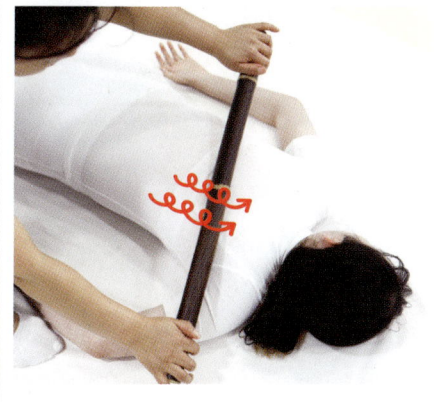

④ 어깨밑(견갑하근) 주변 근육에 슬라이딩을 응용한 롤링 기법을 적용한다.

8. 목&어깨근육 이완시켜 주기

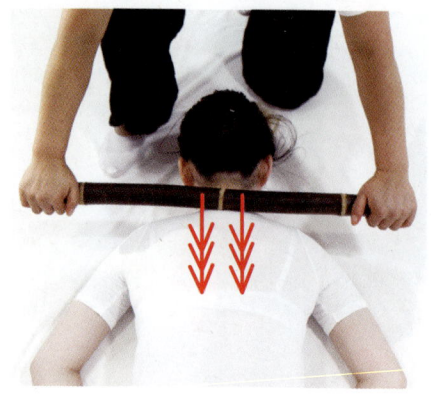

① 대추혈 주변 근육을 압통 정도에 맞춰 조절하며 압박한다.

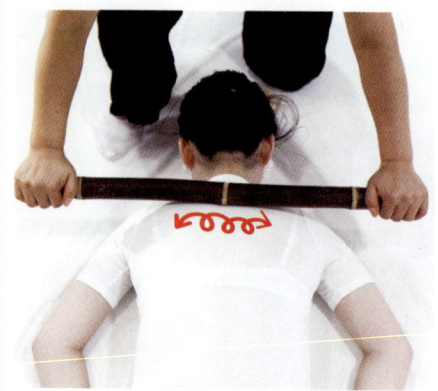

② 대추혈 주변의 근육에 압통 정도를 조절하며 제자리에서 부드럽게 롤링 기법을 적용한다.

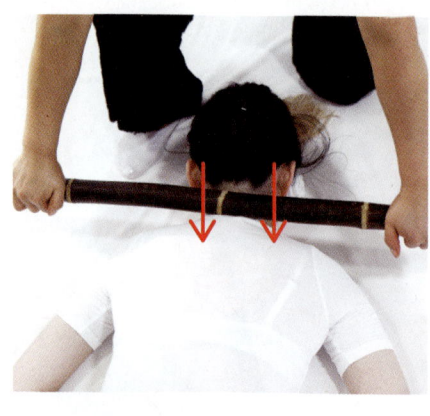

③ 목등마디뼈(경추) 1번부터 7번 사이를 따라 수직 압박을 가해, 목관절과 근육의 긴장을 완화시킨다.

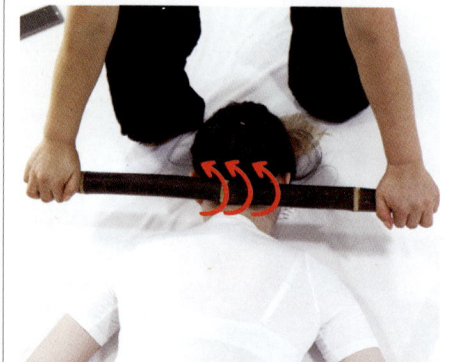

④ 뒤통수뼈(후두골) 라인을 따라 천천히 슬라이딩 기법을 적용한다.

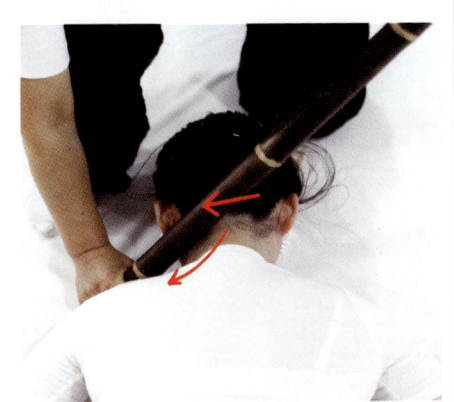	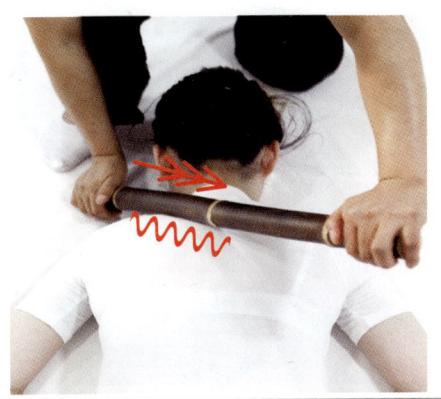
⑤ 목옆부위(목측면)의 주변 어깨 근육을 제자리 롤링과 압박 기법을 적용 근육을 자극한다.	⑥ 뱀부를 바닥에 45도 각도로 고정하고, 지렛대 원리를 활용하여 승모근 압박하면서 파동 기법을 적용하며 깊은 근육을 자극한다.

9. 팔근육 이완시켜 주기

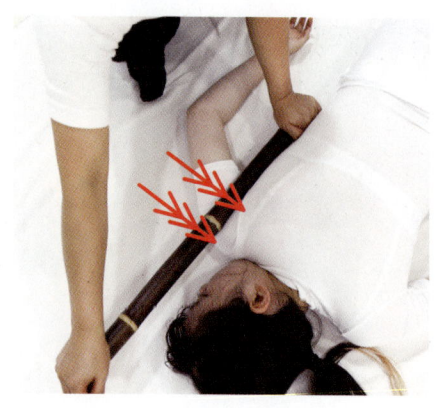

① 가시아래근(극하근)을 압통을 조절하여 압박하며 압박 기법을 적용한다.

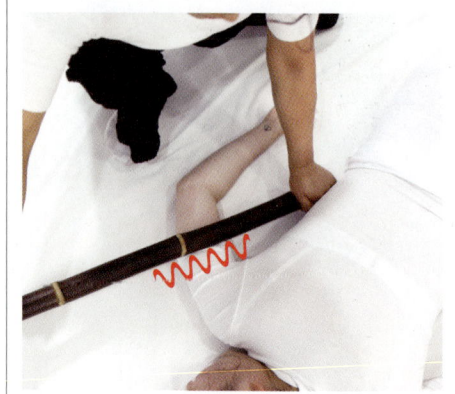

② 윗팔세길래근(상완삼두근)과 윗팔두갈래근(상완이두근)의 압통을 조절하며 파동 기법을 적용한다.

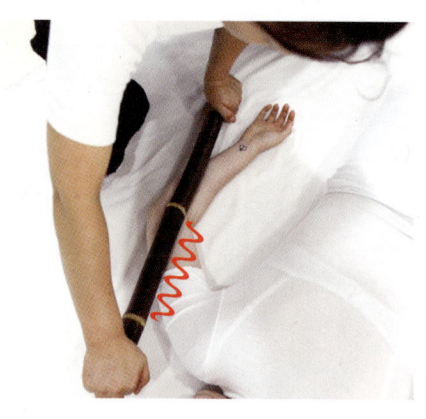

③ 팔을 45도 각도로 접은 상태에서 팔꿈치 부위를 압박하며 파동 기법을 적용한다.

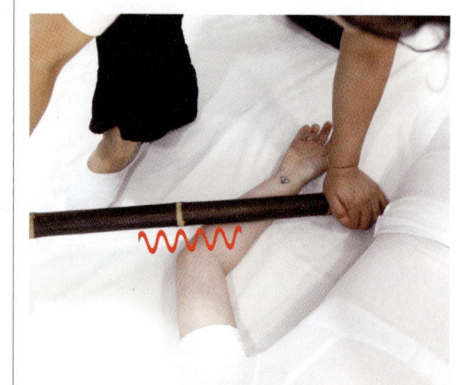

④ 윗팔노근(요골근)의 압통을 조절하면서 ③번 팔을 45도 각도로 접은 상태에서 팔꿈치 부위를 압박하며 파동 기법을 적용한다.

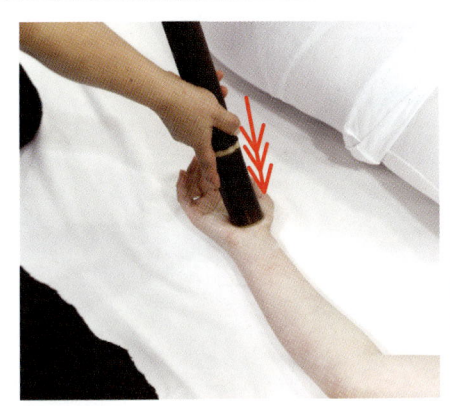

⑤ 뱀부를 세워 손바닥을 압박한다.

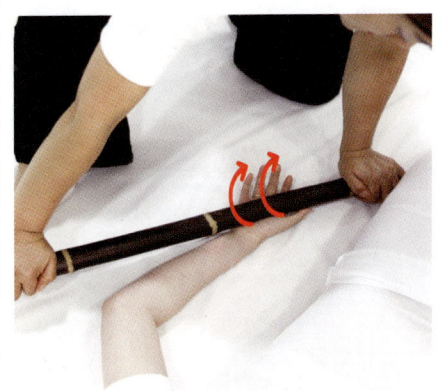

⑥ 손바닥을 자극하여 배농시켜 준다.

10. 팔&어깨관절 전체 이완시켜 주기

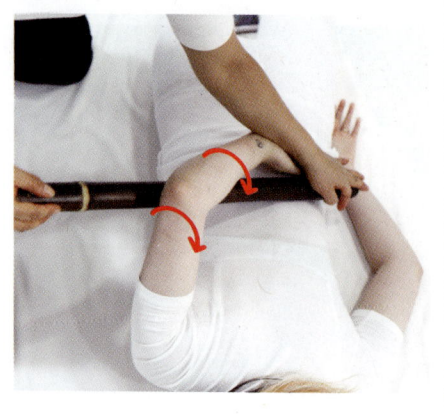

① 피시술자는 팔을 허리에 올려놓고 뱀부를 끼워 허리에 고정한 뒤, 천천히 들어 올려 어깨 근육을 15초 이상 정지 상태로 이완시켜 준다.

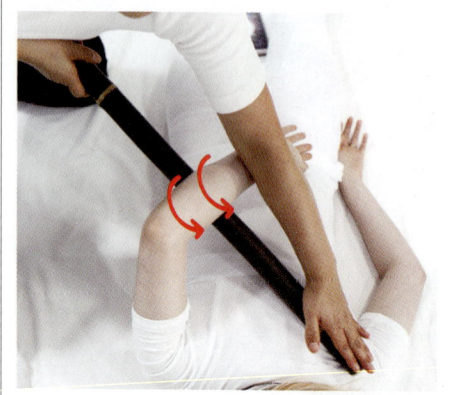

② 피시술자는 팔을 허리에 올려놓고 뱀부를 끼운 후 허리, 겨드랑이, 어깨 순서로 천천히 들어 올려 등 근육과 어깨 근육을 15초 이상 정지 상태로 이완시켜 준다.

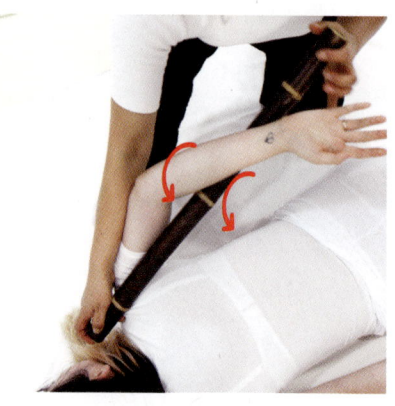

③ 팔과 뱀부가 일직선이 되도록 같은 방향 어깨에 뱀부를 고정하고, 팔이 뱀부에 지지되게 한 뒤 팔근육을 15초 이상 정지 상태로 최대한 이완시켜 준다.

11. 스트레칭시켜 주기

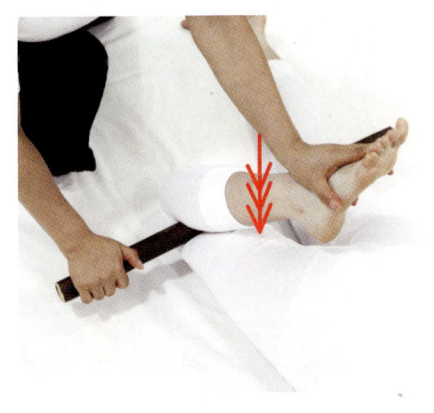

① 뱀부를 오금근(슬와근) 사이에 끼우고 다리를 뒤로 접어 발등이 위로 향하게 하여 스트레칭한다.

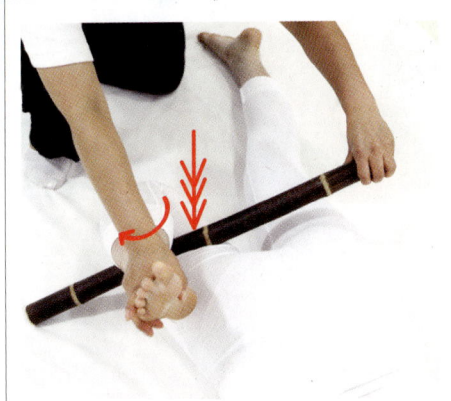

② 뱀부를 장딴지근(비복근) 사이에 끼우고 다리를 뒤로 접어 장딴지근에 자극이 오도록 한 뒤, 다리 외측 방향으로 3단계로 틀어 스트레칭한다.

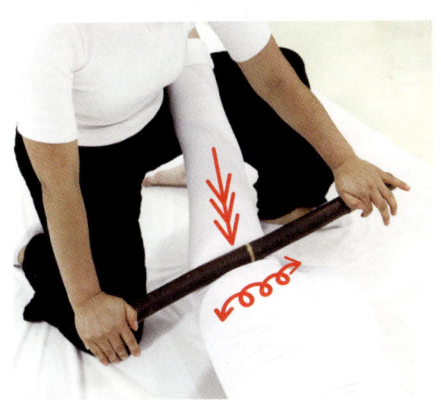

③ 시술자는 반선 자세에서 90도 각도로 다리를 접고, 피시술자의 다리를 자신의 접은 다리 위에 올려놓아 스트레칭한다.

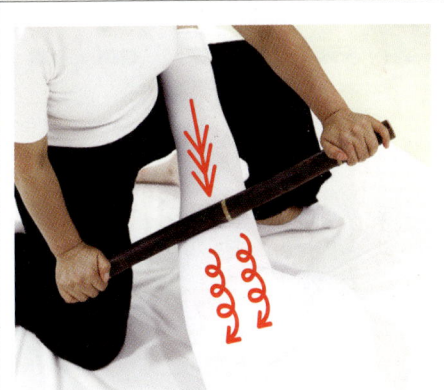

④ 동작을 유지하며 넙다리두갈래근(대퇴이두근)을 압박하고, 제자리 롤링으로 두갈래근과 넙다리곧은근(대퇴직근)을 이완시켜 준다.

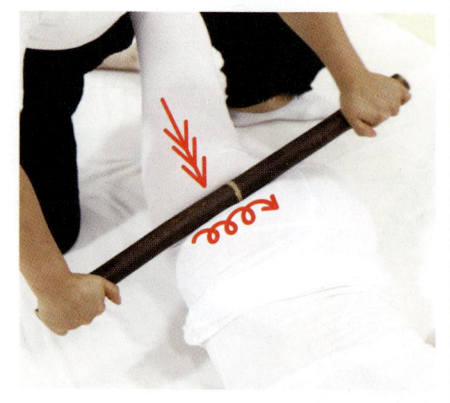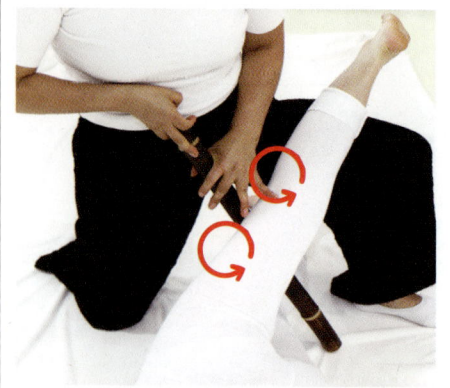

⑤ 넙다리빗근(봉공근)과 넙다리곧은근(대퇴직근)이 깊이 이완될 수 있도록, 뱀부를 이용해 큰볼기근(대둔근)과 중간볼기근(중둔근)을 압박하며 제자리에서 롤링한다.

⑥ 피시술자의 두 다리 사이에 뱀부를 세워 끼운 후, 뱀부를 위로 밀어올려 하체와 골반 부위를 이완시켜 준다.

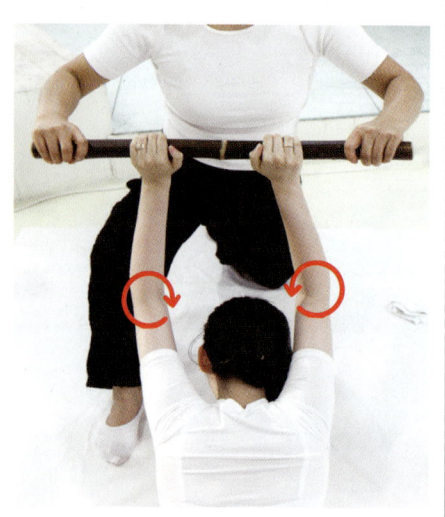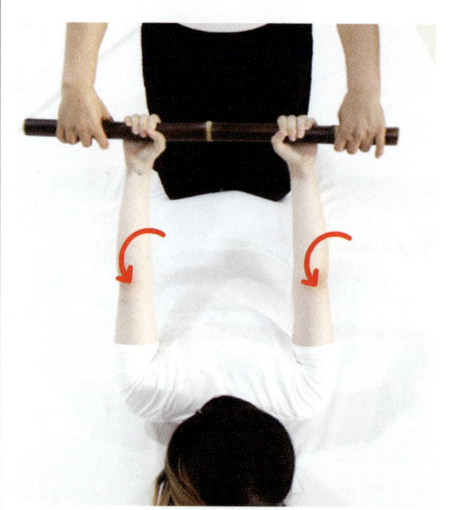

⑦ 시술자는 피시술자의 머리 위에서 반선 자세를 취한 뒤, 피시술자가 팔을 위로 뻗어 뱀부를 잡게 유도한다. 이후 피시술자의 팔 안쪽과 상체 전면이 이완될 수 있도록 각도를 조절하며 뱀부를 들어 올려 스트레칭을 진행한다.

⑧ 시술자는 피시술자의 큰볼기근(대둔근) 중앙 위치에 무릎으로 압박하며, 반선 자세를 취한 뒤, 피시술자는 팔을 뒤로 뻗어 뱀부 스틱을 잡게 한다.

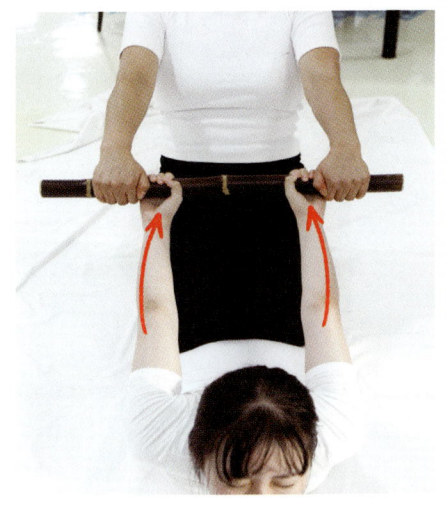

⑨ ②번 동작에 이어 시술자는 피시술자의 어깨와 상체가 충분히 이완될 수 있도록 시간을 유지하며 당겨 스트레칭해 준다.

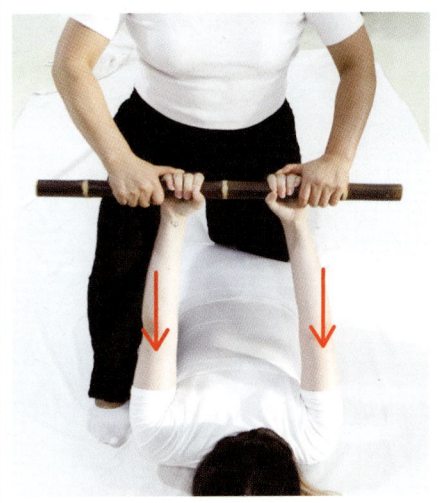

⑩ 시술자는 피시술자의 팔을 뒤로 뻗어 뱀부스틱을 잡도록 한 뒤, 그 자세를 유지하게 하고 피시술자의 머리 방향으로 밀어 스트레칭시켜 준다.

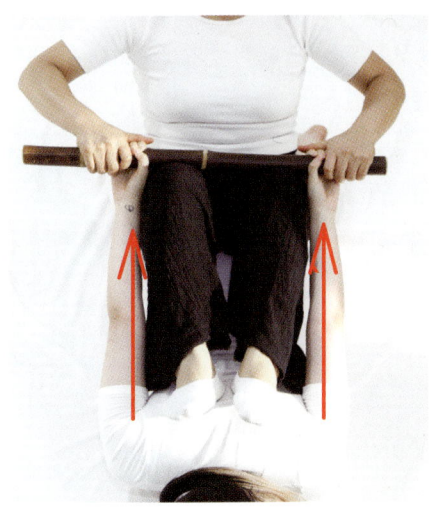

⑪ 시술자는 피시술자의 아래쪽 승모근(하부승모근)과 어깨뼈(견갑골) 위치에 발을 올려 놓고, 엉덩이 위에 올라앉는다.

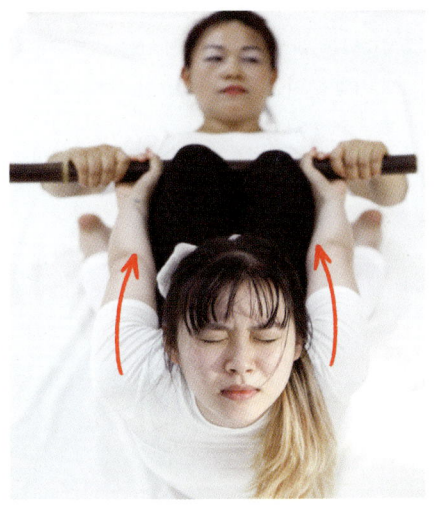

⑫ 피시술자가 활 모양이 될 수 있도록 당겨 스트레칭시켜 준다.

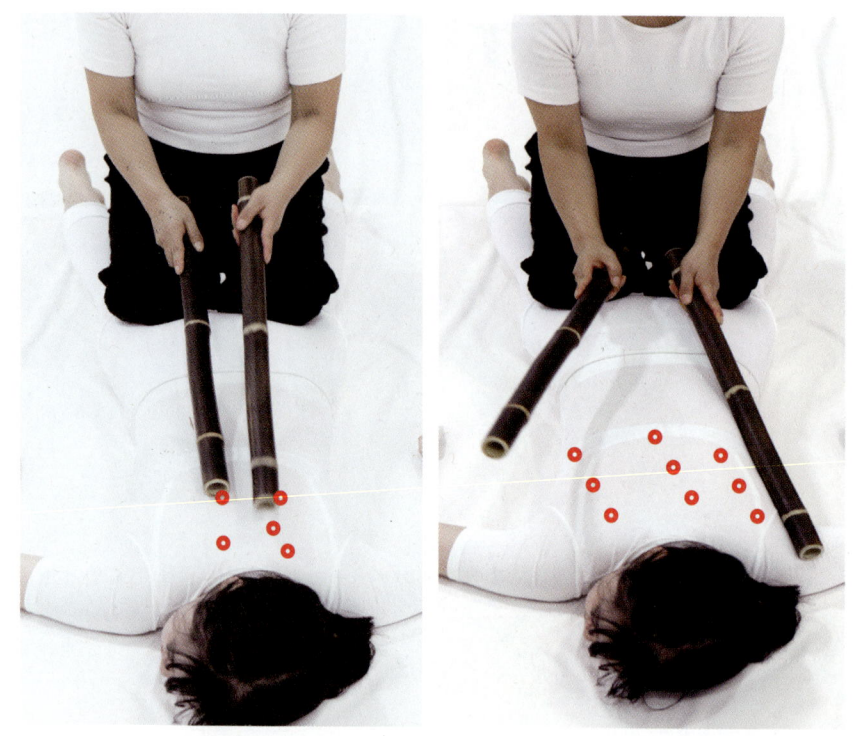

⑬ 시술자는 피시술자의 큰볼기근(대둔근) 중앙에 무릎을 올려놓고 좌상 자세를 취한 후, 두드림 기법을 이용해 전신을 이완시켜 준다.

2 전면관리

1. 발바닥&발바닥 안 자극하기

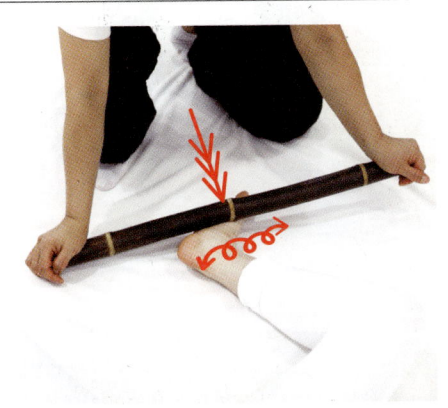

① 발 안쪽 바닥과 안쪽 라인의 압통을 조절하며 제자리에서 롤링하며 압박한다.

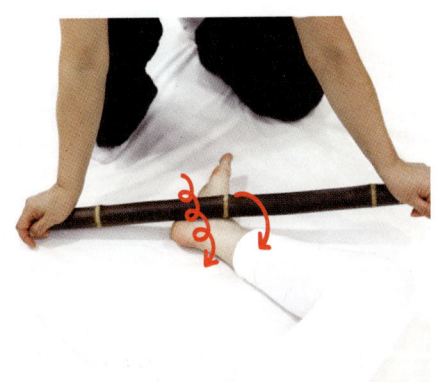

② 발 안쪽 뒤꿈치 부위의 압통을 조절하며 제자리에서 롤링하며 압박한다.

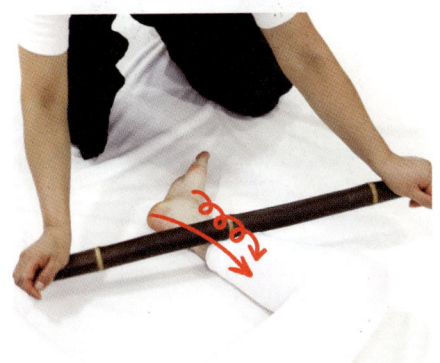

③ ①번 발목을 최대한 젖힌 상태를 유지하며, 종아리힘줄(아킬레스건)과 가자미근을 압박하여 제자리에서 롤링한다.

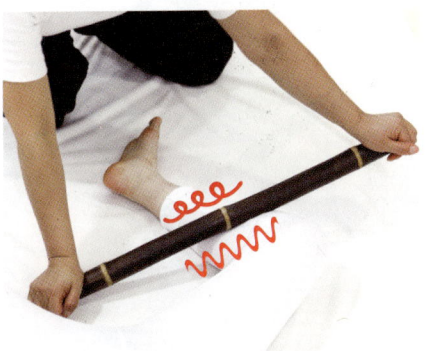

④ 뱀부를 바닥에 고정하고 45도 각도로 가자미근(비복근 일부)을 제자리에서 롤링하며 압박한다.

2. 사타구니(서혜부), 넙다리 모음근(대퇴 내전근) 이완시켜 주기

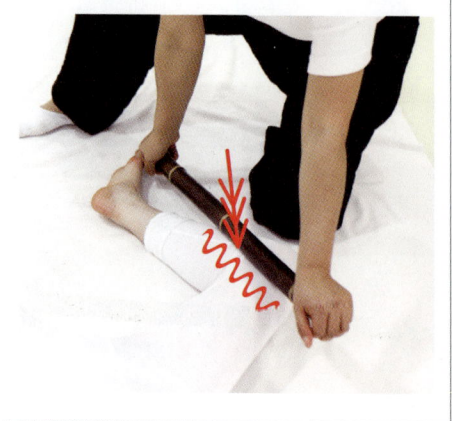

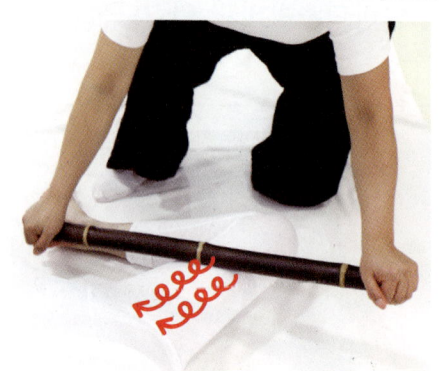

① 다리를 45도 각도로 접은 상태를 유지하며 넙다리 빗근(봉공근)과 그 아래 위치한 넙다리 삼각근(대퇴삼각근)을 압박하며 파동한다.

② 넙다리곧은근(대퇴직근)과 넙다리모음근(대퇴내전근)에 롤링 기법을 적용하여 서혜부 방향으로 파동을 주며 이동한다.

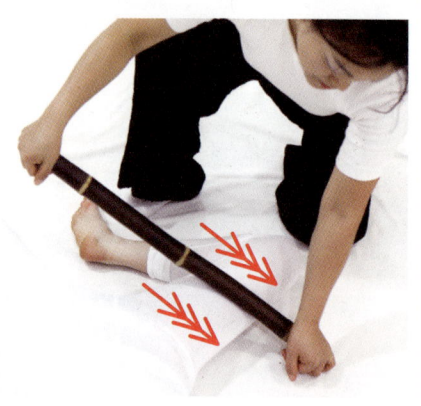

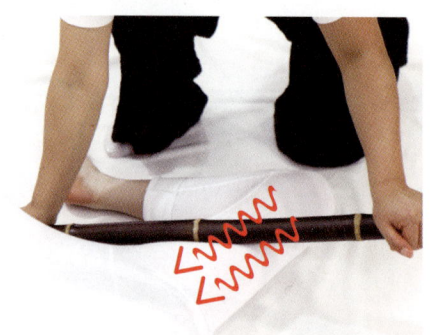

③ 넙다리곧은근(대퇴직근)과 넙다리모음근(대퇴내전근)을 압박 기법으로 압을 조절하며 서혜부 방향으로 이동한다.

④ 넙다리곧은근(대퇴직근)과 넙다리모음근(대퇴내전근)에 파동 기법을 적용하여 서혜부 방향으로 이동하며 자극을 준다.

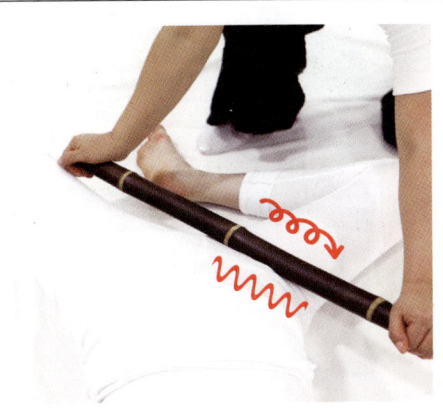

⑤ 서혜부를 아주 부드럽고 깊은 압으로 제자리 롤링과 파동 기법을 이용해 림프 순환을 촉진한다.

3. 허리빗근(복사근)과 배속가로근(복횡근) 이완시켜 주기

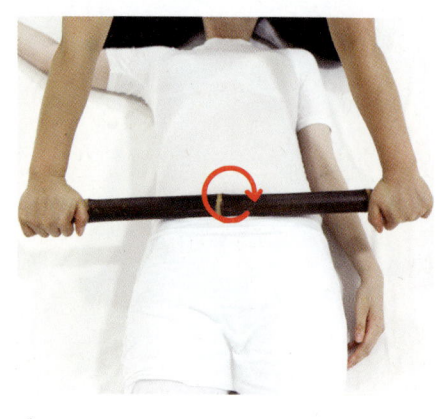

① 복부 전체를 상행결장, 횡결장, 하행결장, S결장을 따라 시계방향으로 부드럽게 애플라지 해준다.

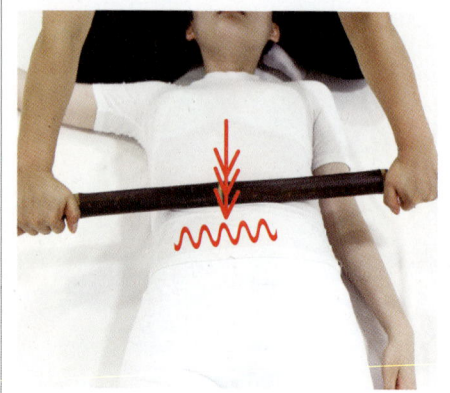

② ①번 동작에 이어 부드럽게 시작하여, 복부 깊은 림프관 자극을 위해 피시술자에게 호흡을 유도하며, 조금 더 강한 압으로 파동을 준다. 이후 압을 조절하며 슬라이딩한다.

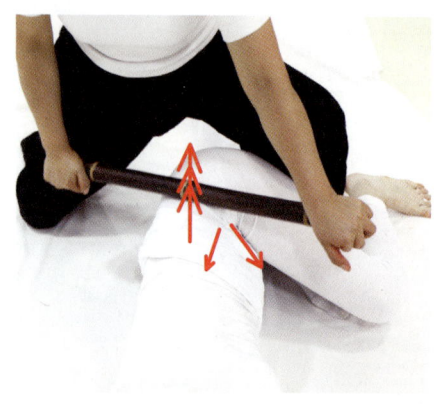

③ 피시술자는 옆으로 누운 자세를 취하고, 시술자는 허리엉덩근(장요근)을 압박하며 슬라이딩한다.

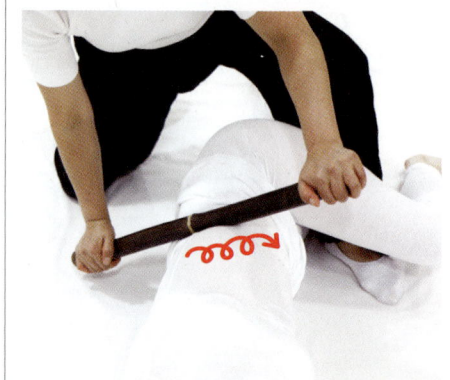

④ 배속가로근(복횡근) 외측을 압박하며 제자리에서 롤링한다.

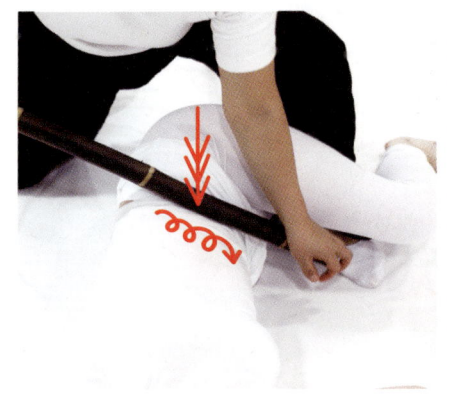

⑤ 배속가로근(복횡근) 내측을 압박하며 제자리에서 롤링한다.

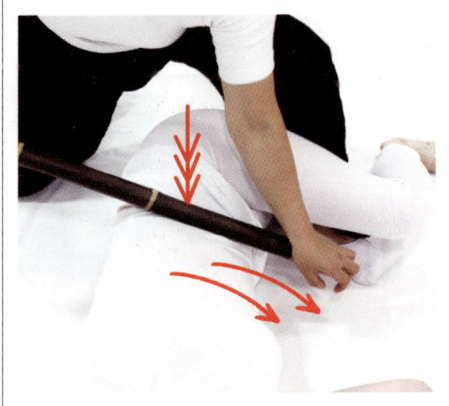

⑥ 배속가로근(복횡근)과 허리빗근(복사근)의 깊은 자극을 위해 외측에서 내측 방향으로 밀 듯이 압박하며 슬라이딩한다.

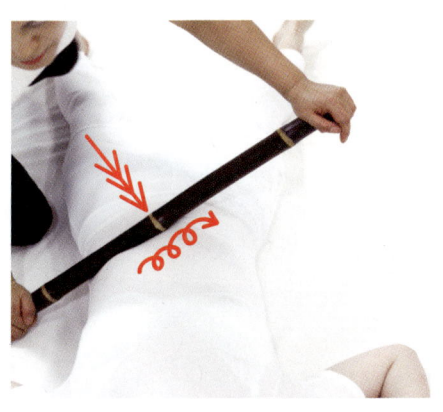

⑦ 허리빗근(복사근)을 압박하며 롤링한다.

⑧ 배곧은근(복직근)을 단전에서 명치 방향으로 압박하며 슬라이딩한다.

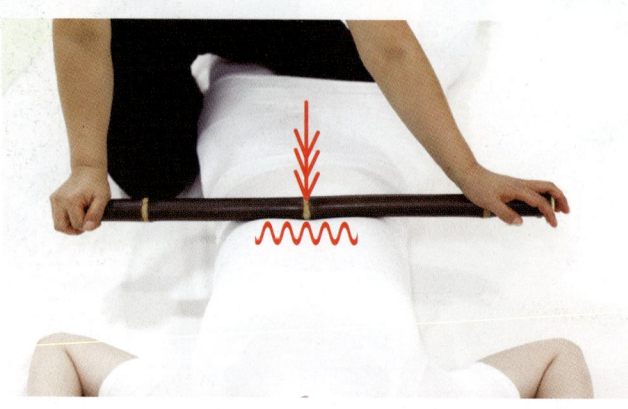

⑨ 뱀부를 배곧은근(복직근) 중앙, 배꼽 위치에 놓고 압박하며 파동 기법을 적용한다.

4. 팔&큰가슴근(대흉근) 이완시켜 주기

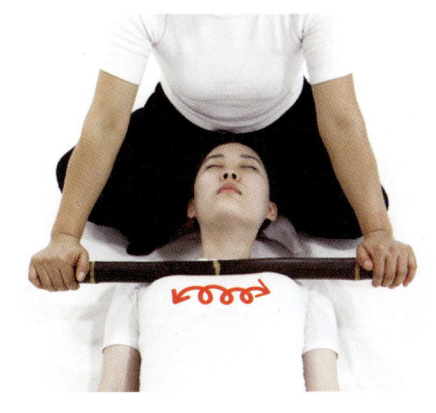

① 뱀부로 빗장뼈(쇄골) 밑(큰가슴근(대흉극)) 등 데콜테 근육을 제자리에서 롤링한다.

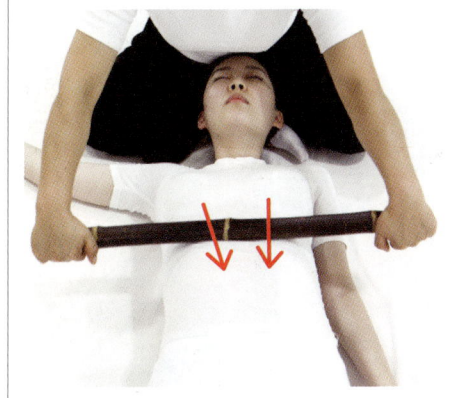

② 압통을 조절하며 빗장뼈(쇄골) 중앙 부위에서 명치까지 슬라이딩한다.

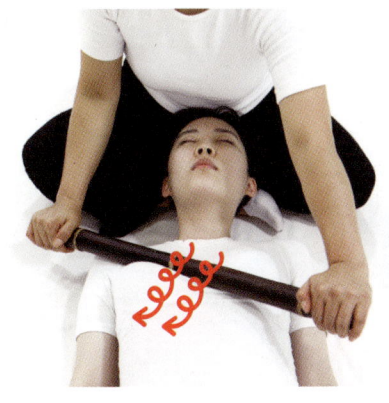

③ 대흉근(큰가슴근)을 좌우로 나누어 가슴 유두 방향으로 롤링하며 슬라이딩한다.

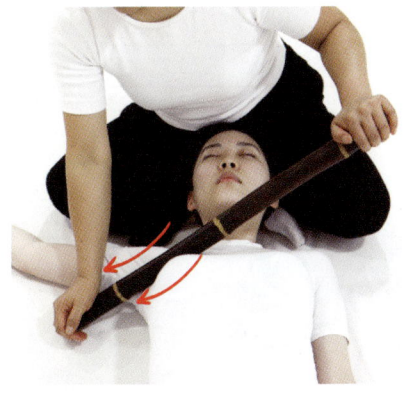

④ 팔을 위로 뻗고 작은가슴근(소흉근)을 액와 방향으로 밀듯이 슬라이딩한다.

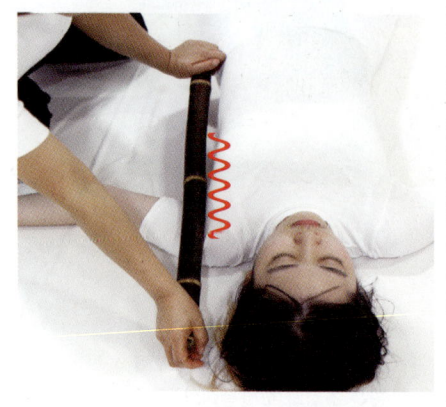

⑤ ④번 동작의 작은가슴근(소흉근)을 압통을 유지하며 파동 기법을 한다.

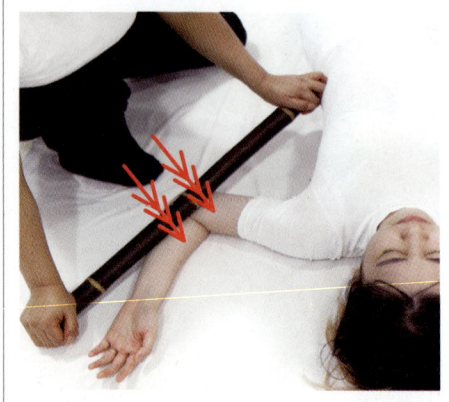

⑥ 팔을 위로 향하게 하고 팔꿈난절(주관절) 부위를 압박한다.

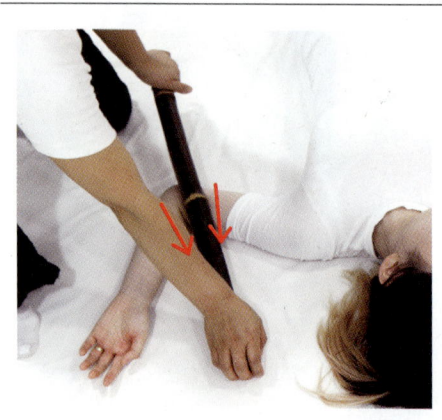

⑦ ⑥번 동작을 유지하고 팔꿈난절(주관절) 내측을 밀듯이 슬라이딩한다.

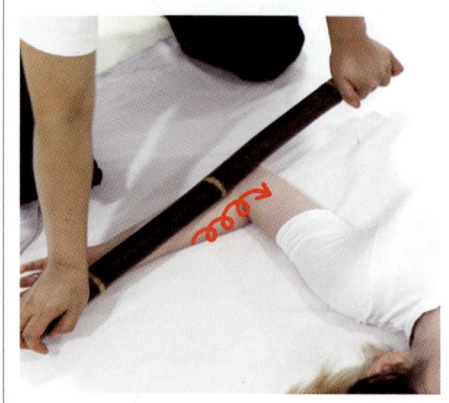

⑧ 위팔노근(요골근)을 제자리에서 롤링(회전) 동작을 적용한다.

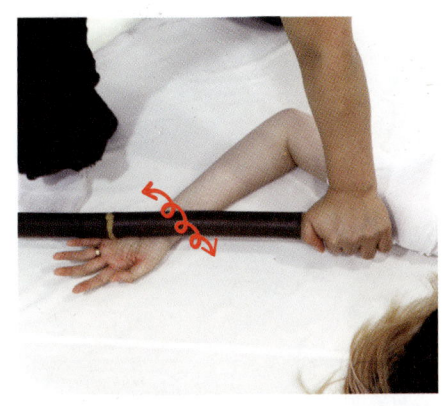 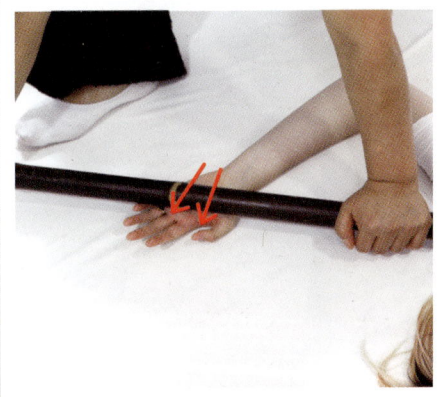

⑨ 손목관절을 제자리에서 롤링(회전) 동작을 시행한다.

⑩ 손바닥을 이용해 부드럽게 슬라이딩하며 배농시켜 준다.

5. 목 이완시켜 주기

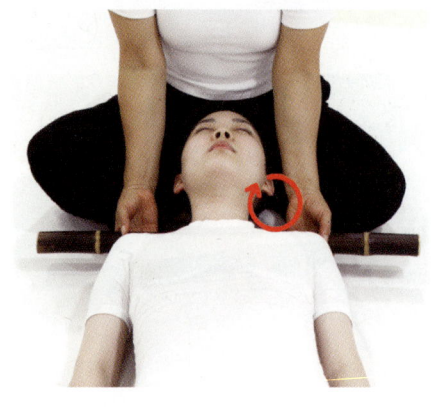

① 경추 7번 대추혈에서부터 경추 1번까지, 뼈와 뼈 사이를 따라 천천히 경추 근막을 들어 올리며 이완시켜 준다.

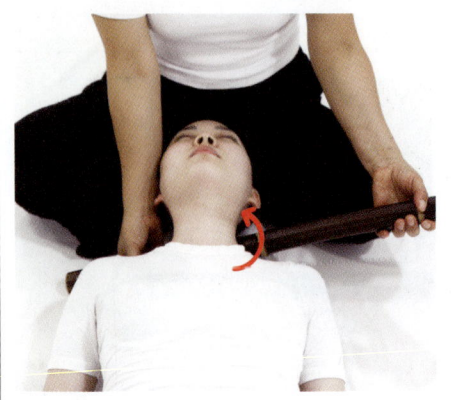

② 한쪽 뱀부를 바닥에 고정점으로 고정시키고, 반대편 손으로 뱀부를 45도 각도로 세워 지렛대 원리를 이용한다. 경추 7번 옆 경부 근육 부위에서 압통을 조절하며 1번 방향으로 슬라이딩 기법을 시행하여 후두근 라인까지 슬라이딩한다(반대쪽도 동일하게 실시한다).

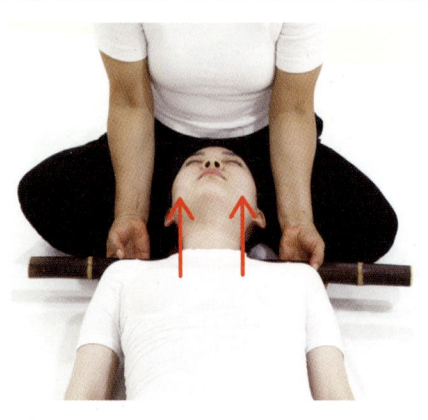

③ 후두부의 아문혈에서 천주혈, 풍지혈, 완골혈까지 뒤통수 라인을 따라 뱀부 스틱으로 자극을 주며, 서서히 깊은 압통을 조절하여 끌어당겨준다.

6. 전면부 스트레칭시켜 주기

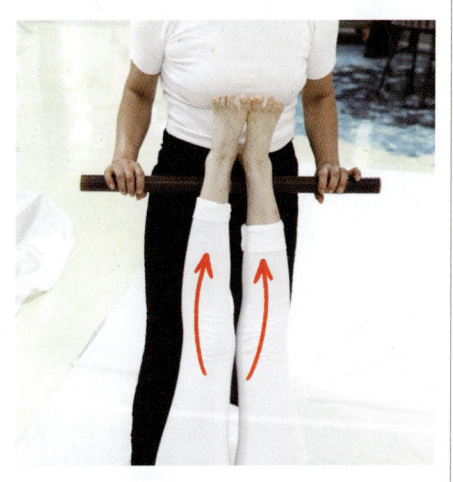

① 피시술자의 다리를 들어 올려 상체와 하체가 90도 각도를 유지하도록 하고, 시술자는 뱀부를 피시술자의 발꿈치힘줄(아킬레스건) 위치에 고정한다.

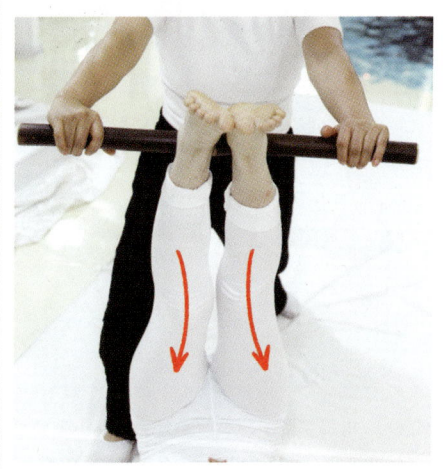

② 시술자는 ①번 동작 유지 상태에서 척추가 최대한 이완될 수 있도록 하체를 상체(가슴)방향으로 밀어준다. 이때 피시술자는 다리가 접히지 않도록 주의한다.

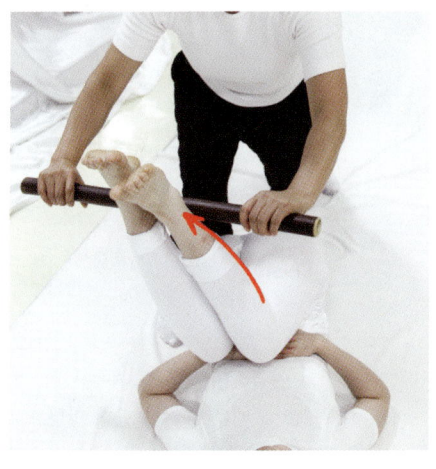

③ 피시술자의 한쪽 다리를 접어 가슴에 닿게 한 후, 시술자는 척추를 이완시키고 골반을 왼쪽으로 틀어 스트레칭을 유도한다.

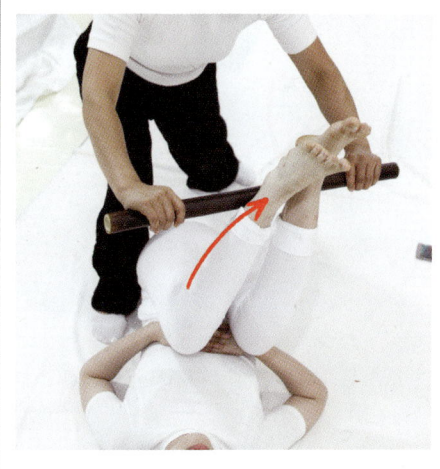

④ ③번 동작과 연결하여 골반을 오른쪽으로 틀어 스트레칭한다.

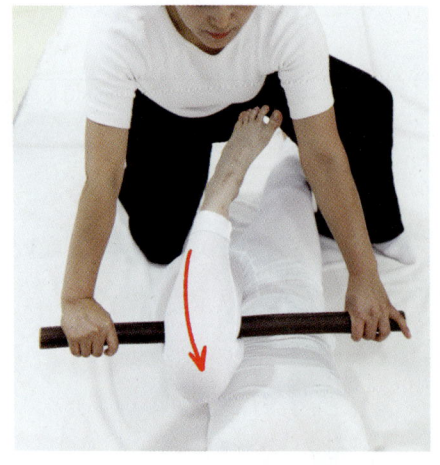 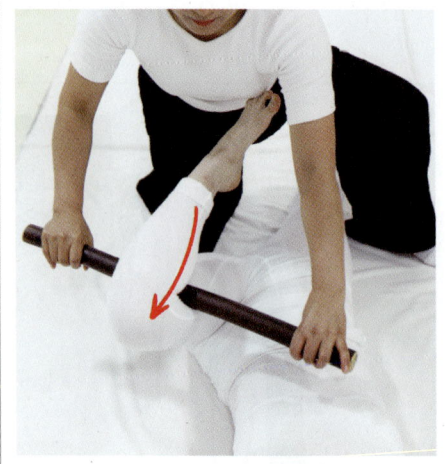

⑤ 한쪽 다리 뒤쪽 오금근(슬와근) 사이에 뱀부를 끼우고, 피시술자의 가슴 쪽으로 밀어 대둔근 근육을 스트레칭한다.

⑥ ⑤번 동작과 연결하여 외측으로 45도 각도로 스트레칭한다.

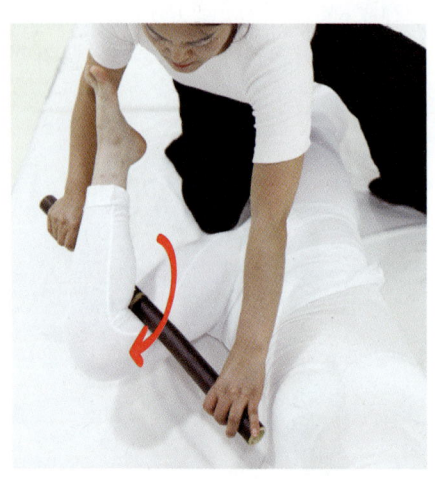 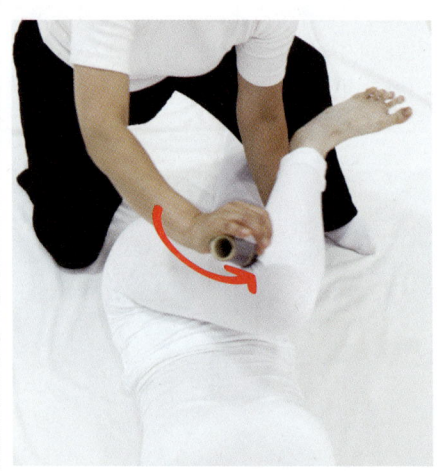

⑦ ⑥번 동작과 연결하여 서혜부를 최대한 스트레칭한다.

⑧ ⑦번 동작과 연결하여, 피시술자는 상체를 똑바로 고정하고 고개는 다리와 반대 방향으로 돌린다. 다리는 서혜부 내측으로 15도 각도로 스트레칭한다.

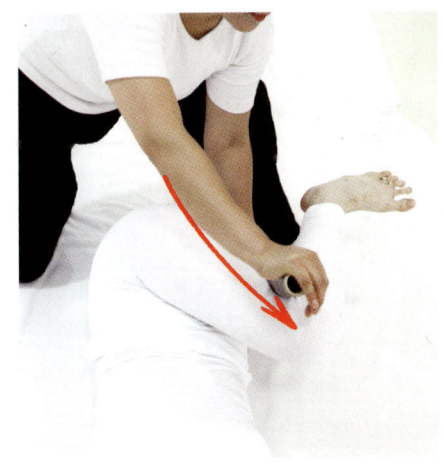 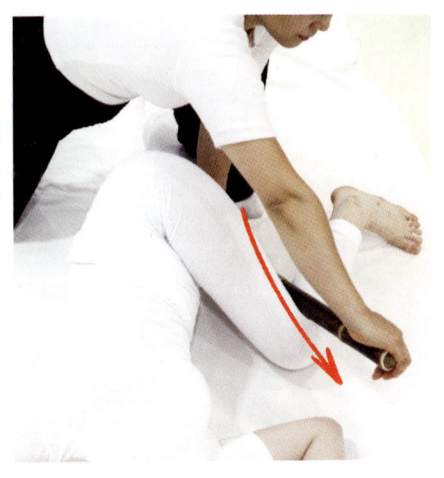

⑨ ⑧번 동작과 연결하여, 피시술자는 상체를 반듯하게 고정하고 고개는 다리와 반대 방향으로 돌린다. 이어서 다리는 서혜부 내측 방향으로 45도 각도로 스트레칭한다.

⑩ ⑨번 동작과 연결하여, 피시술자는 상체를 반듯하게 고정하고, 고개는 다리와 반대 방향으로 돌린다. 이어서 다리는 서혜부 내측 방향으로 90도 각도로 스트레칭하며, 발의 안쪽이 바닥에 닿도록 한다.

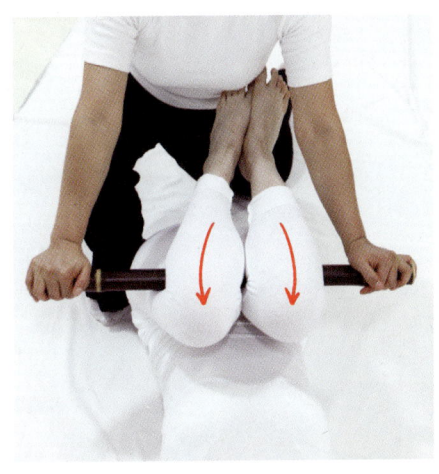 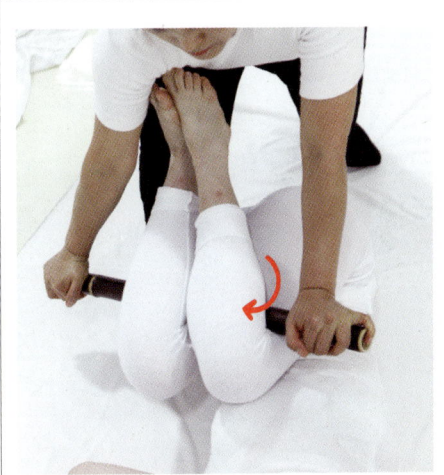

⑪ 시술자는 피시술자의 두 다리 뒤쪽 오금근(슬아근) 사이에 뱀부를 끼우고, 척추가 최대한 이완될 수 있도록 가슴 쪽으로 밀어 스트레칭한다.

⑫ 시술자는 ⑪번 동작을 유지한 상태에서 좌우 골반을 교차로 틀어주며 스트레칭을 유도한다.

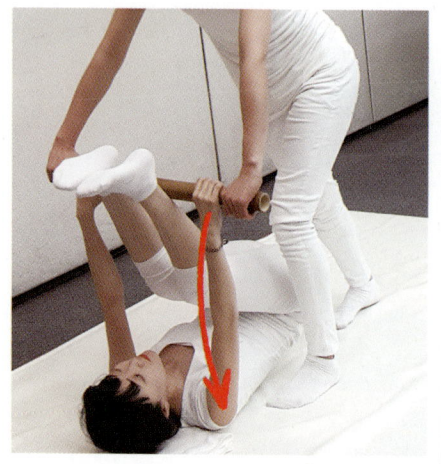 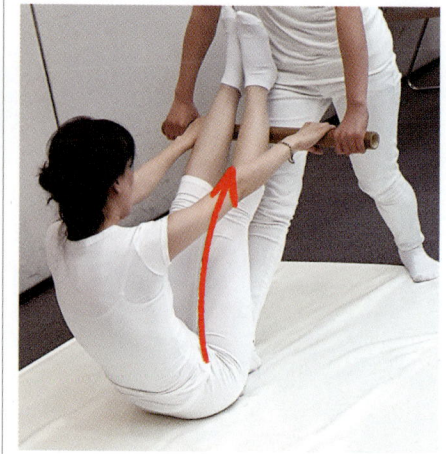

⑬ 시술자는 대나무를 피시술자의 발목에 받친 뒤, 상반신 쪽으로 밀어 스트레칭한다.

⑭ ⑬번 동작을 유지한 채, 시술자는 피시술자의 둔근 부위에 발을 밀착시키고, 하체와 상체가 일직선이 되도록 몸을 세워 전신 스트레칭한다.

7. 에너지 리바이버 힐링 터치

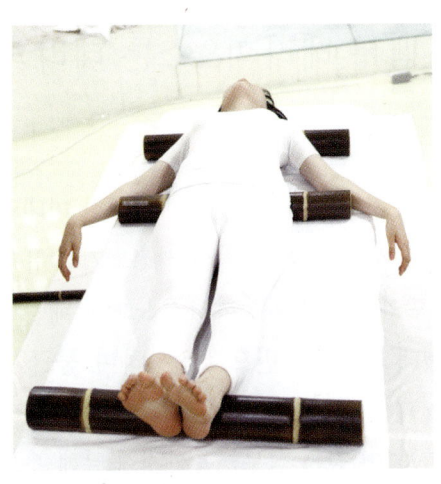

① 스트레칭용 대나무를 사용하여 피시술자의 종아리, 허리, 목을 받쳐준다.

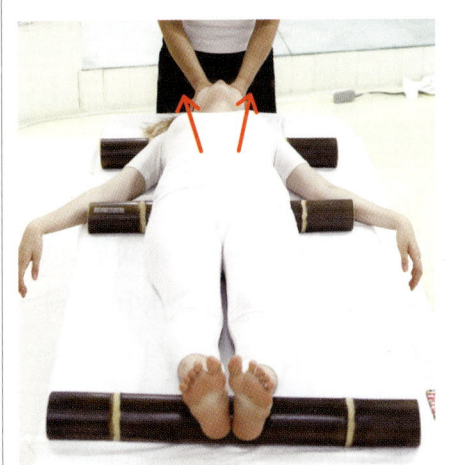

② 시술자는 피시술자의 얼굴 혈점인 찬죽혈에 양 엄지를 올려놓고, 나머지 손가락으로 머리를 감싸며 찬죽혈을 위로 당기듯 눌러 자극을 준다.

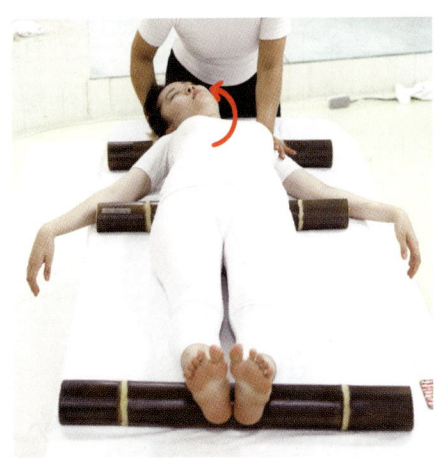

③ ②번 동작을 유지한 채, 한 손은 피시술자의 어깨 위에 고정하고 반대 손은 머리를 감싸 옆으로 밀어 스트레칭한다.

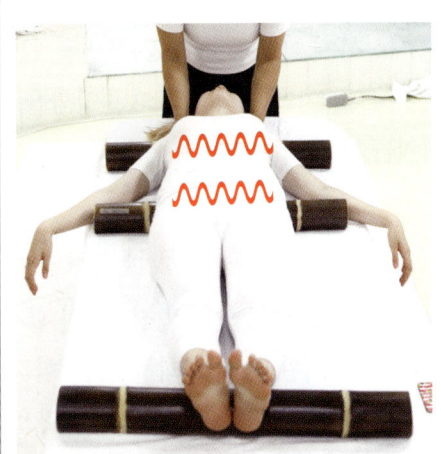

④ 시술자는 피시술자의 어깨 위에 양손을 부드럽게 올린 뒤, 위아래로 흔들어 전신 이완을 한다.

Chapter 04

뱀부 테라피&스톤 테라피

　핫스톤으로 신체의 주요 부위를 깊숙이 따뜻하게 데워 돌이 지닌 다양한 미네랄과 원적외선의 방출을 통해 피부 온도를 상승시키고, 이로 인해 경직되거나 유착된 근육을 부드럽게 이완시키며 혈액과 림프의 순환을 활성화시켜 노폐물 배출을 촉진시켜 준다. 대나무 스틱 마사지는 지렛대 원리를 기반으로 작용하며, 둥근 대나무와 인체의 곡선이 마찰할 때 발생하는 피에조 전기와 파이로 전기를 통해 전기 에너지가 생성되고, 이 에너지는 피부를 넘어 깊은 심부근육까지 도달해 부드럽지만 강한 자극을 전달한다. 이처럼 따뜻한 돌과 대나무를 활용한 융합 테라피는 각 도구의 고유한 특성이 상호작용하여 강력한 에너지를 형성하고, 부기와 셀룰라이트가 집중된 부위를 리드미컬하게 자극함으로써 군살을 정돈하고 탄력 있는 바디 라인을 만들어주는 통합 케어 방식이다.
　이 테라피는 단순한 체형 관리에 그치지 않고, 근육 이완, 에너지 순환, 피부 활력 개선까지 아우르며, 피부 표면을 넘어 심부 근육의 통증까지 효과적으로 완화시켜 준다. 이를 통해 심신의 편안함을 유도하며, 건강과 아름다움을 동시에 향상시키는 자연 치유 기반의 복합 테라피 기법이다.

1) 뱀부 테라피&스톤 테라피의 효과

　　① 혈액 및 림프 순환 촉진 - 순환 활성화로 전신 대사 기능 향상
　　② 근육 이완 및 피로 회복 - 따뜻한 자극으로 긴장된 근육을 이완
　　③ 심신 안정 및 스트레스 해소 - 온열과 리듬감 있는 자극으로 심리적 진정
　　④ 면역력 및 자연치유력 증진 - 미네랄, 원적외선 자극으로 면역 반응 강화
　　⑤ 노폐물 배출 및 디톡스 효과 - 독소 제거로 체내 정화 및 미용 효과
　　⑥ 세포 재생 및 피부 활력 개선 - 조직 활성화로 건강한 피부 유지
　　⑦ 체온 유지 및 전신 밸런스 강화 - 체온 상승을 통한 신체 균형 회복

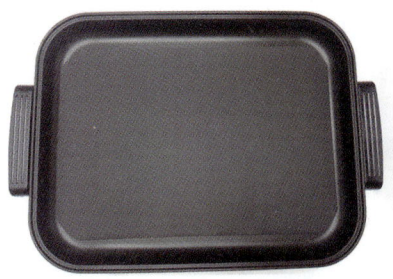
전기 매직팬

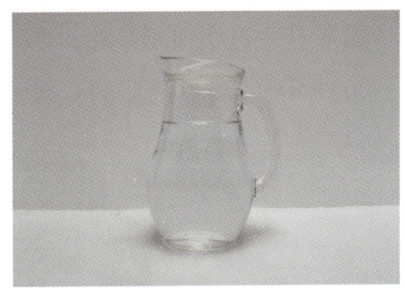
물

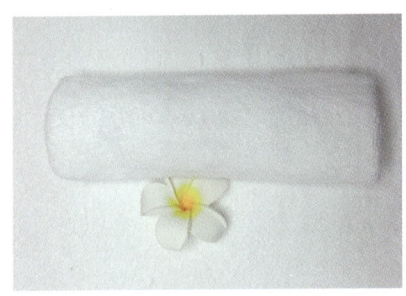
수건

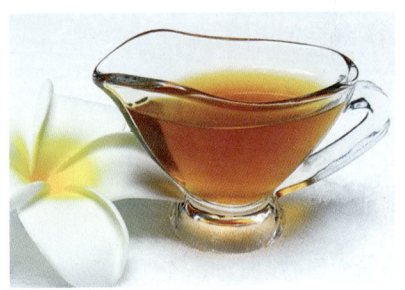
오일

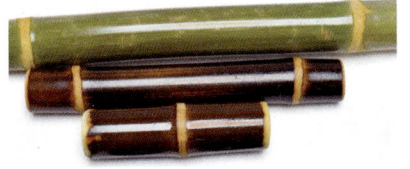
대나무 스틱

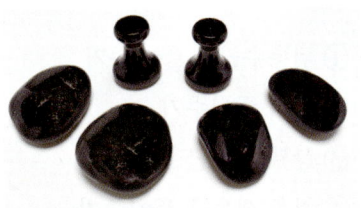
스톤

3) 따뜻한 뱀부와 따뜻한 스톤 만드는 방법

① 전기 매직팬에 깨끗하게 소독한 수건을 깔아준다.
② 깔아 둔 수건이 잠길 정도 물을 부어준다.
③ 잠긴 수건 위에 뱀부와 스톤을 오일과 함께 정리해 준다.
④ 매직팬에 물의 온도 50℃ 정도에 맞춰 준다.

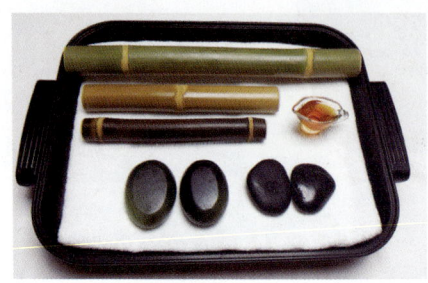

4) 스톤 테라피

① 오일 도포하기
② 등세모근 풀어주기
③ 척추 세움근 풀어주기
④ 등 넓은근 풀어주기
⑤ 허리네모근 풀어주기
⑥ 엉치뼈 · 엉덩근육 풀어주기

5) 뱀부 테라피

① 뒤통수근육 풀어주기
② 목뼈 풀어주기
③ 상부 승모근 풀어주기
④ 척추 세움근 풀어주기
⑤ 등 넓은근 풀어주기

1. 스톤 테라피

1) 오일 도포하기

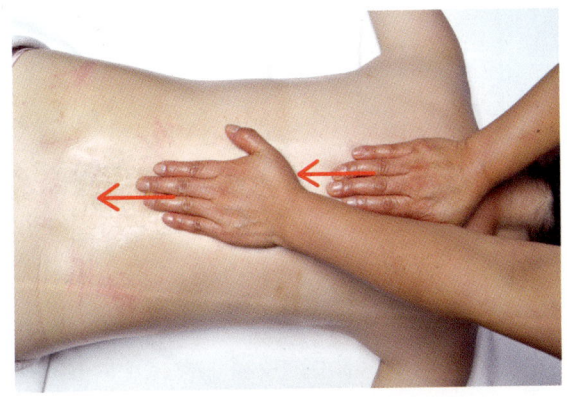

따뜻하게 데운 오일을 적당량 손에 덜어내어 등 전체에 림프 흐름 방향에 맞게 도포하며 에플라주 기법을 실시한다.

2) 윗등세모근(상부 승모근) 풀어주기

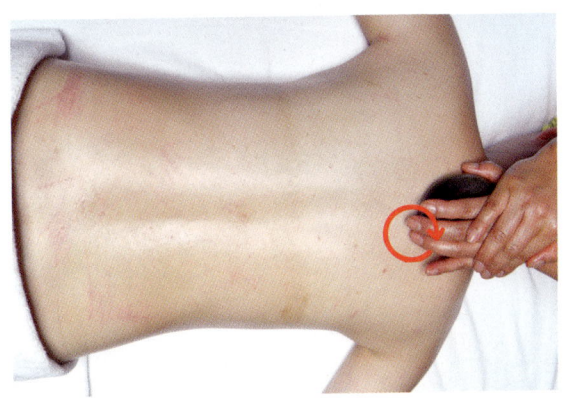

따뜻한 스톤을 한 손에 쥐고, 다른 손을 포개어 대추혈 주변 근육과 윗등세모근을 시계방향으로 문지른다.

3) 척추세움근(척추기립근) 풀어주기

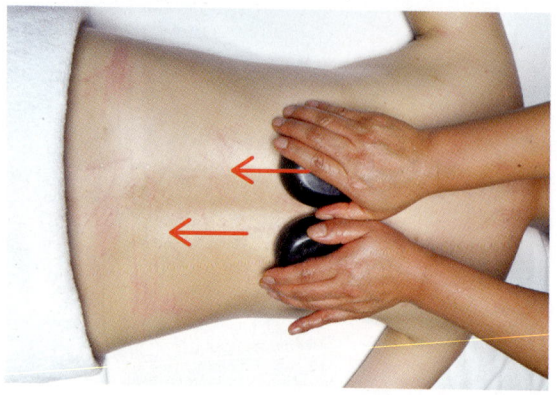

따뜻한 스톤을 양손에 쥐고 척추세움근(척추기립근)을 따라 부드럽게 문지른다.

4) 등넓은근 풀어주기

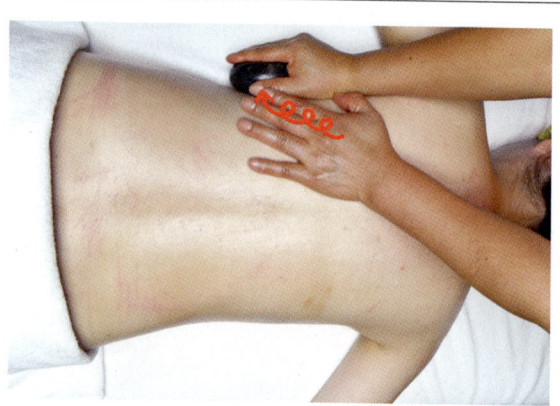

따뜻한 스톤을 넓은등근육(광배근) 부위를 원을 그리며 부드럽게 문지른다.

5) 허리네모근(요방형근) 풀어주기

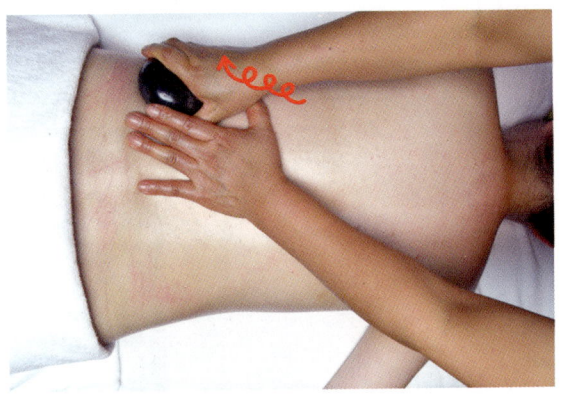

따뜻한 스톤을 허리네모근(요방형근) 근육 부위를 원을 그리며 부드럽게 문지른다.

6) 엉치뼈 • 엉덩이근육 풀어주기

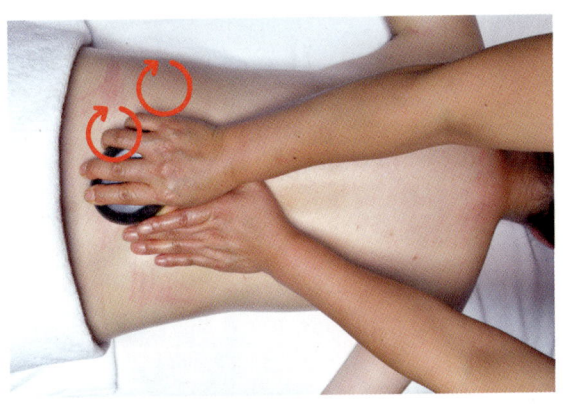

따뜻한 스톤을 엉치뼈(천골)와 중간볼기근(중둔근), 작은볼기근(소둔근) 근육 부위를 원을 그리며 부드럽게 문지른다.

2. 뱀부 테라피

1) 뒷통수근육 풀어주기

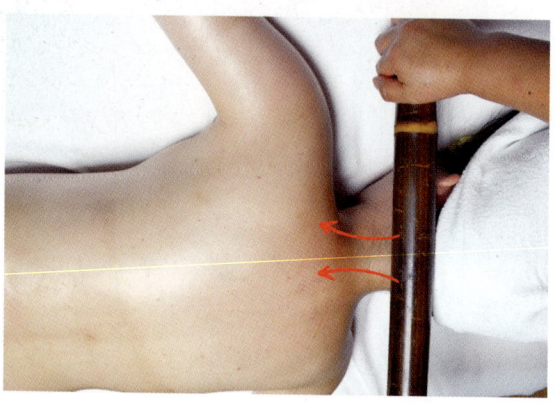

따뜻한 뱀부를 사용하여 뒷머리근육(후두근) 부위에서 등세모근(승모근) 방향으로 부드럽게 슬라이딩한다.

2) 목뼈(경추) 풀어주기

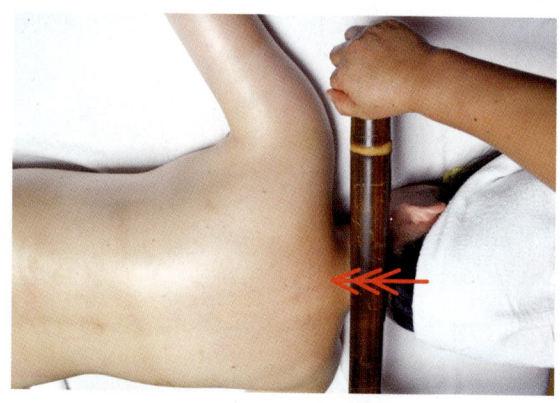

목뼈(경추) C1~C7 사이의 마디를 따라 천천히 이동하며, 수직으로 지그시 눌러주는 압박 기법을 시행한다.

3) 상부 승모근 풀어주기

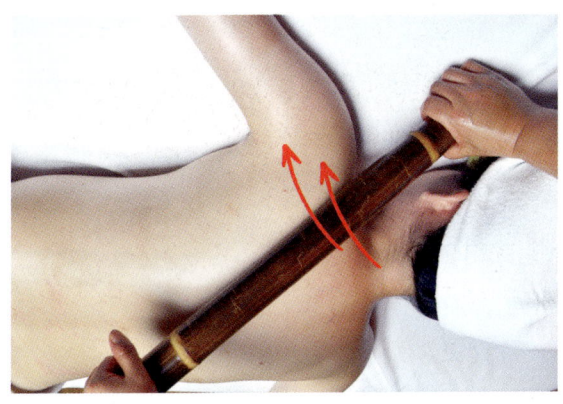

경추후부근육인 (두반극근)과 목널판근(판상근) 밑에 있는 머리가장긴근(두최장근) → 목가장긴근(경최장근) → 어깨올림근(견갑거근) → 가시위근(극상근) 순서에 맞게 근육층을 따라 천천히 슬라이딩하여 이완을 유도한다.

4) 척추 세움근(기립근) 풀어주기

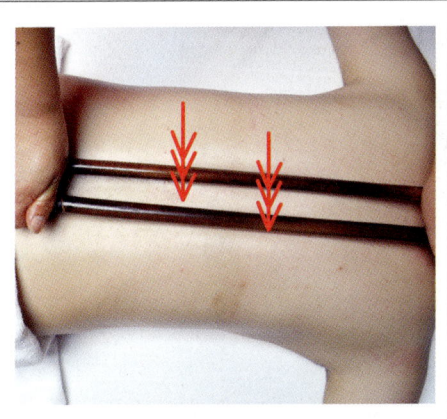 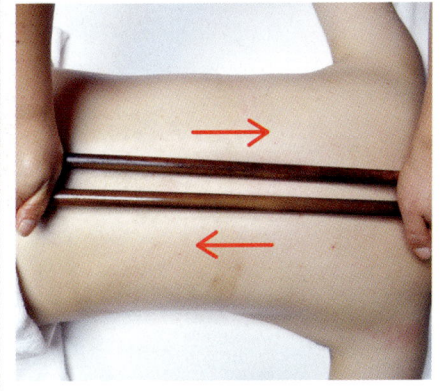

① 척추 중심선을 기준으로 양쪽 방광경에 뱀부를 고정 후, 동시에 지그시 눌러 압박한다.

② 압박 부위와 연결된 상태로, 뱀부를 이용해 리듬감 있게 파동을 준다.

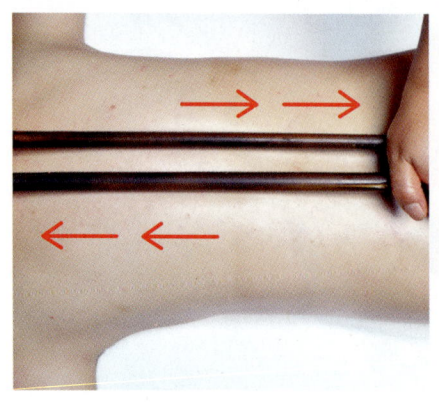

③ ②번의 파동 자극과 연결하여, ③번에서는 동일한 부위에 위아래 방향으로 뱀부를 슬라이딩 하여 근육층을 이완시킨다.

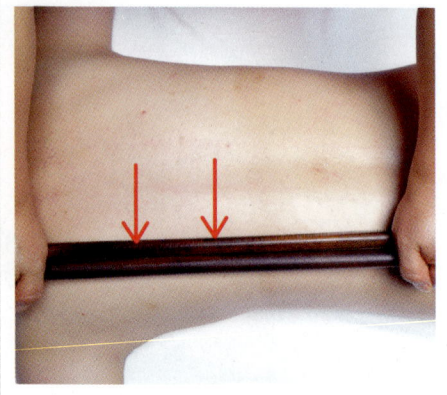

④ 뱀부 두 개를 나란히 잡고 방광선에 밀착한 후, 좌우(사이드) 방향으로 부드럽게 슬라이딩하여 근막층과 경락을 자극하고 이완을 유도한다.

5) 등 넓은근 풀어주기

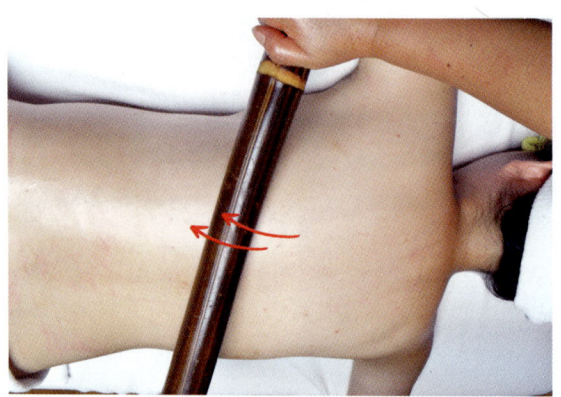

따뜻한 뱀부로 넓은등근(광배근)을 압 조절을 하며 천천히 슬라이딩함으로써, 깊은 근막 이완과 혈류 개선을 유도한다.

6) 허리네모근(요방형근) 풀어주기

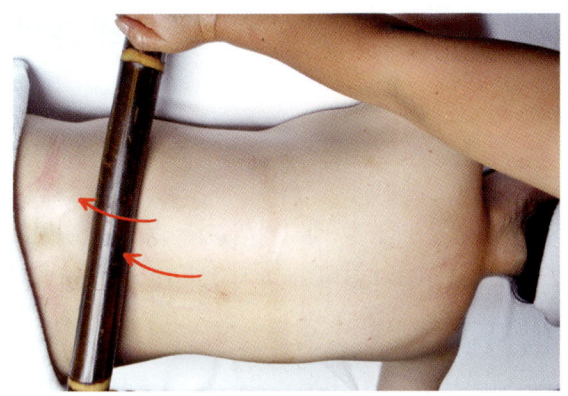

온열 상태의 뱀부를 이용하여 허리네모근(요방형근)을 따라 압력을 조절하며 슬라이딩함으로써, 허리부분의 긴장을 완화하고 깊은 근막층을 이완시킨다.

7) 엉치뼈 • 엉덩근육 풀어주기

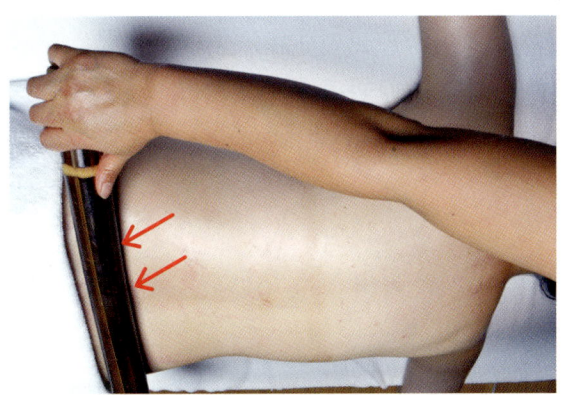

따뜻한 뱀부를 사용하여 엉치뼈(천골)와 중간볼기근(중둔근), 작은볼기 근(소둔근) 근육 부위를 원을 그리듯 부드럽게 슬라이딩한다.

Chapter 05

뱀부 테라피의 응용 기법

　뱀부 테라피의 응용 기법은 매뉴얼 테크닉의 기본 동작을 기반으로 하여 변화되고 응용된 형태로, 실무 현장에서 다양한 방식으로 발전 및 파생되어 활용되고 있다. 이들 기법은 압력의 강도, 방향성, 리듬, 그리고 적용 부위에 따라 세분화되며, 관리 목적에 따라 선택적으로 적용된다.
　특히 대나무 스틱을 활용한 테크닉은 선형, 곡선, 방사형 압력, 타진, 진동 등 다양한 패턴으로 구성되어 있으며, 적용 부위와 목적에 따라 적절하게 변형·응용될 수 있다. 이러한 응용 기법은 테라피 효과의 극대화를 목표로 하며, 대상자의 신체 조건과 요구에 맞추어 맞춤형으로 적용된다.

　뱀부 테라피의 기술적 특성을 반영하여, 관련 용어를 순수 우리말인 기법으로 통일하였다. 이에 따라 다양한 응용 기법을 기본 원리에 기반하여 체계적으로 정리하였으며, 실제 현장 적용성을 고려하여 구성하였다.
　각 기법은 고객의 신체 조건과 관리 목적에 따라 맞춤형 적용이 가능하도록 설계되었으며, 이는 뱀부 테라피의 전문성과 차별성을 보여주는 핵심 요소이다.

1. 쓸어주기(effleurage) 기법 · 쓸어서 펴바르기

　밀어주기(Effleurage) 기법은 테라피의 시작과 마무리를 알리는 기본 테크닉으로, 대나무 스틱을 피부 표층에 가볍게 밀착시켜 부드럽게 쓸어주는 기법이다. 이 기법은 다양한 응용 테크닉을 연결하는 데 활용되며, 전신에 적용이 가능하다. 시술 부위에 따라 적절한 길이와 굵기의 뱀부 스틱을 선택하여 일정한 압력과 속도로 자극함으로써 효과적인 테라피를 구현할 수 있다.

1) 작은 원 쓸어주기 기법(Small Circular)

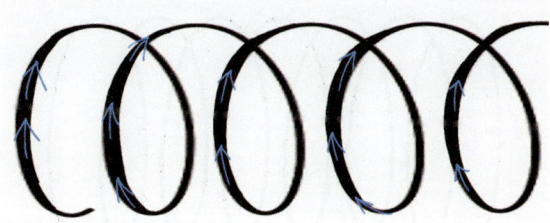

원 그리기 기법은 대나무(뱀부) 스틱의 중앙 또는 2/3 지점을 활용하여 피부에 밀착시킨 후, 가볍고 반복적으로 작은 원을 그리며 압력을 전달하는 기법으로 준비·마무리 단계에 적합한 기법이다.

(1) 방법
　① 대나무(뱀부) 스틱을 피부 표층에 가볍게 밀착시킨다.
　② 손목을 부드럽게 회전시켜 반시계 방향으로 작은 원을 그리듯 연속적으로 쓸어준다.
　③ 피부 표면에 가벼운 마찰감과 함께 일정한 압력을 유지한다.
　④ 관리 목적에 따라 가벼운 압, 중간 압을 조절하여 병행할 수 있다.

(2) 적용 부위: 얼굴, 팔, 목, 등, 허벅지, 종아리 등 신체 모든 부위

(3) 효과: 전신 혈액순환 촉진, 림프 순환 촉진 심신 안정화, 피부 진정작용 등

(4) 대나무(뱀부) 스틱 : 긴 스틱 굵은 것

2) 긴 타원형 쓸어주기 기법(Long Oval)

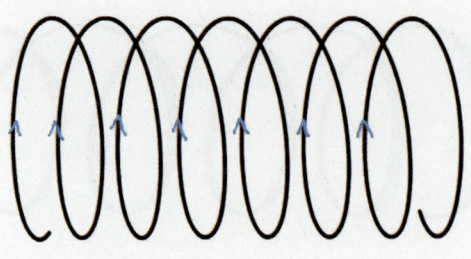

타원 쓸어주기 기법은 신체의 곡선을 따라 부드러운 압을 적용하여 긴 타원의 궤적을 그리듯 쓸어주는 기법이나. 작은 원 쓸어주기 기법보다 더 부드럽고 이완 효과가 크며 주로 테크닉 간의 연결 동작에서 활용되며, 리듬감 있는 흐름을 형성하는 데 적합하다.

(1) 방법
   ① 대나무(뱀부) 스틱을 피부 표면에 부드럽게 밀착시킨다.
   ② 적용 부위의 근육을 따라 부드러운 타원형 궤적을 그리며 쓸어주기한다.
   ③ 피부 표면에 가벼운 마찰감과 함께 일정한 압력을 유지한다.

(2) 적용 부위: 등, 허벅지, 종아리 등 큰 근육 부위

(3) 효과: 대근육 이완, 림프 흐름 촉진, 전신 긴장 완화

(4) 대나무(뱀부) 스틱 : 긴 스틱, 굵은 것, 가는 것

(5) 병행테크닉 : 8자 곡선 쓸어주기 기법

3) 대각선(사선) 쓸어주기 기법(Diagonal Effleurage)

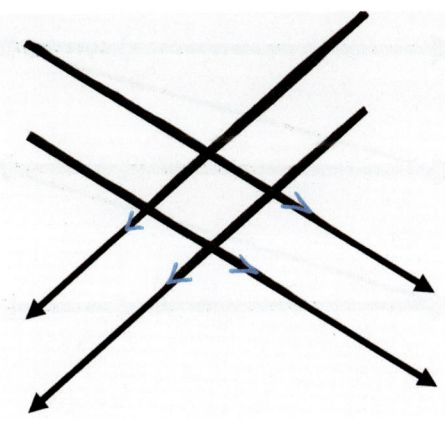

　사선 밀어주기 기법은 신체의 해부학적 구조와 근육 섬유 배열에 따라, 대나무(뱀부) 스틱을 피부표층 또는 근육층에 밀착시킨 후 대각선(사선) 방향으로 압을 적용하여 쓸어주는 기법이다.

　이 기법은 신체의 세로·가로축이 아닌 비스듬한 방향으로 압력을 전달하여, 피부 표층부터 근막층까지 비직선적 자극을 주어 조직 유착을 완화하고 근육의 긴장을 풀어준다. 특히 근육이 교차하거나 비스듬히 배열된 부위에 효과적이며, 근막 긴장 해소와 체형 정렬 개선에 도움을 준다.

(1) 방법
① 대나무(뱀부) 스틱을 피부 표층 및 근육 결에 따라 밀착시킨다.
② 근육결 방향에 따라 위→아래 또는 안쪽→바깥쪽 사선 모양으로 쓸어주기 한다.
③ 관리 목적에 따라 강한 압과 부드러운 압을 병행하여 쓸어주기한다.

(2) 적용 부위: 등 측면, 복부늑골 부위, 옆꾸리 엉덩이, 사타구니, 관절 부위 외 근육이 강하게 경직된 부위 등

(3) 효과: 근막의 유연성 향상, 체형 균형 개선, 혈액 및 림프 순환 촉진

(4) 대나무(뱀부) 스틱 : 모든 스틱, 긴 스틱, 가는 것 선택 시 더 효과적

4) 가로 쓸어주기 기법(Horizontal)

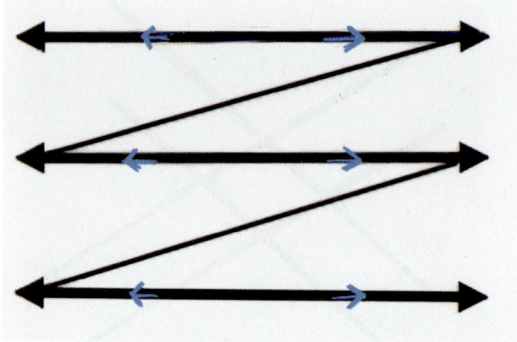

　가로 쓸어주기 기법은 신체의 해부학적 구조의 횡축을 따라 대나무(뱀부) 스틱을 피부 또는 근육 부위에 밀착시킨 후 신체의 횡축(좌↔우) 방향으로 쓸어주는 기법이다.
　이 기법은 가로(횡) 방향 자극을 통해 피부 표층과 근막층의 유착을 완화하고, 모세혈관 순환 및 림프 흐름을 활성화한다. 적당한 압을 적용할 수 있어 심부 기법 롤핑 기법, 압박 기법과 병행하여 적용하기에 효과적인 기본 응용 기법이다.

(1) 방법
　① 대나무(뱀부) 스틱을 피부 표층 및 근육 결에 따라 밀착시킨다.
　② 팔과 손목의 유연성을 활용하여 좌우 방향으로 왕복 쓸어주기한다.
　③ 강약과 속도를 조절하며 압력이 고르게 확산되도록 쓸어주기한다.
　④ 관리 목적에 따라 강한 압과 부드러운 압을 병행하여 쓸어주기한다.

(2) 적용 부위: 복부, 허벅지 전·후면, 척추세움근 주변, 엉덩이, 사타구니(서혜부), 등 또는 근육이 강하게 경직된 부위 등

(3) 효과: 근막의 유연성 향상, 체형 균형 개선, 혈액 및 림프 순환 촉진

(4) 대나무(뱀부) 스틱: 긴 스틱, 짧은 스틱 가는 것

5) 무한대(∞) 곡선 쓸어주기 기법

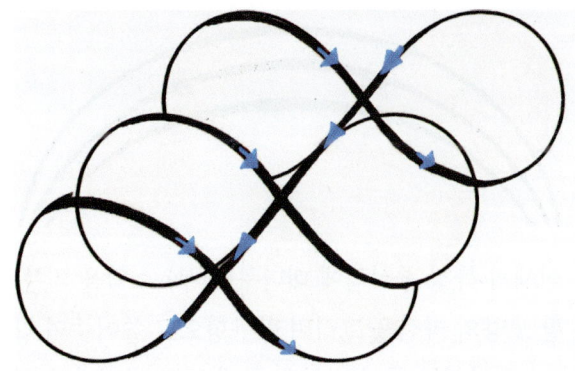

　무한대(∞) 형태의 곡선을 쓸어주기 기법은 대나무(뱀부) 스틱을 피부 또는 근육 부위에 밀착시킨 후, 무한대(infinity) 또는 숫자 8(eight) 모양의 곡선을 그리듯이 부드럽고 연속적인 리듬 자극을 주며 쓸어주는 기법이다. 이 기법은 약-강-약의 리듬으로 압력을 조절하여 좌우 균형을 자극하고, 표층에서 심부까지 점진적인 자극을 전달한다. 혈액과 림프 순환을 촉진하며, 심신 안정과 전신 이완에 효과적이어서 준비 및 마무리 단계에 적합하다. 또한 심부 기법, 롤핑 기법, 압박 기법과 병행 시 상호 보완적 효과를 높일 수 있는 기본 응용 기법이다.

(1) 방법
　① 대나무(뱀부) 스틱을 피부 표층 및 근육 결에 따라 밀착시킨다.
　② 팔과 손목의 유연성을 활용하여 좌우 방향으로 ∞ 곡선을 약 → 강 → 약 압을 조절하여 쓸어주기한다.
　③ 속도와 압력을 일정하게 유지하며 연속적인 곡선을 반복한다.
　④ 관리 목적에 압력을 조절하여 표층 또는 심부까지 쓸어주기한다.

(2) 적용 부위: 등, 복부, 허벅지, 엉덩이 등 넓은 면적의 신체 부위, 또는 좁은 부위(관절 사이)

(3) 효과: 림프 흐름 촉진 및 순환 개선, 심리적 안정과 스트레스 완화

(4) 대나무(뱀부) 스틱: 긴 스틱 굵은 것, 가는 것

6) 부채꼴 쓸어주기 기법(방사형 아크 Radial Arc)

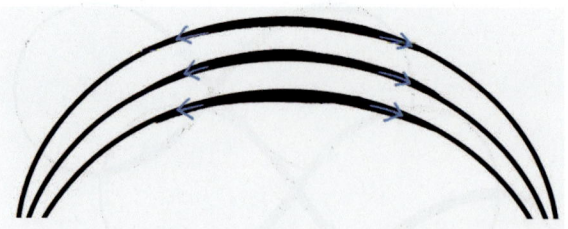

부채꼴 기법은 신체의 특정 중심점에 대나무(뱀부) 스틱을 피부 표층 또는 근육에 밀착시킨 뒤, 활 모양의 곡선을 그리며 방사형으로 쓸어주며 압을 적용하는 기법이다. 방사형으로 펼쳐지는 곡선의 압을 통해 근막의 이완과 혈류 순환을 유도하는 방식으로, 주로 광범위한 부위에 부드럽고 연속적인 자극을 줄 때 활용된다.

방사형 아크 쓸어주기 기법은 중심에서 바깥으로 부채꼴(반원) 형태로 확산되며 자극을 통해 혈류와 림프의 흐름을 원활히 하고, 국소 부위의 긴장과 경직을 해소하는 데 효과적이다. 관리 목적과 적용 부위의 특성에 따라 강약의 압력을 조절하여 적용할 수 있다.

(1) 방법
① 대나무(뱀부) 스틱의 한쪽 끝을 축(A)을 만들고, 스틱의 중앙 부분을 피부 표층 및 근육의 특정 중심점(B)에 밀착시킨 후 한쪽 끝을 힘점(C)으로 한다.
② 부채꼴 또는 반원 아크를 그리며 압력을 한쪽 또는 방향으로 쓸어주기한다.
③ 강약과 속도를 조절하며 압력이 고르게 확산되도록 쓸어주기한다.
④ 관리 목적에 따라 강한 압과 부드러운 압을 병행하여 쓸어주기한다.

(2) 적용 부위: 주로 측면 위치에 사용 시 많이 사용된다. 복부 측면, 허벅지(내측, 외측), 골반, 어깨, 목, 등

(3) 효과: 근막의 유연성 향상, 국소 근육 경직 해소, 근막 확장 및 조직 유착 완화

(4) 대나무(뱀부) 스틱: 긴 스틱, 굵은 것, 가는 것

Tip —부채꼴 기법의 지렛대 원리
① 받침(축 A): 뱀부 스틱의 한쪽 끝을 바닥 또는 베드에 고정해 안정적인 받침점을 만든다.
② 작용점(중심 B): 스틱의 중앙을 피부 표층 또는 근육의 특정 중심점에 부드럽게 밀착한다.
③ 힘점(점 C): 스틱의 반대쪽 끝을 힘점으로 삼아 상체의 체중을 실어 쓸어주기한다.
④ 받침점(축)의 설정 위치에 따라 압력 전달의 강약과 깊이가 달라진다.

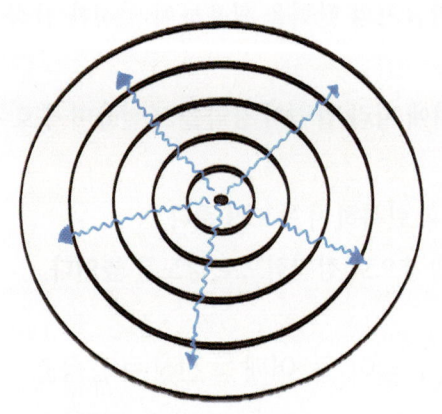

2. 두드리기(Tapping) 기법

 두드리기 기법은 선택한 대나무(뱀부) 스틱을 피부에 밀착한 상태에서 손목의 스냅과 팔꿈치의 탄력을 활용하여 강도·속도·간격을 조절하며 리듬감 있게 두드리는 관리 기법이다.
 이 기법은 Percussion → Tapotement → Tapping 순으로 강도가 점차 약해지는 특성을 가지며, 뱀부 테라피에서는 도구 특성상 주로 부드러운 Tapping 테크닉이 적용된다. 또한 관리 목적과 적용 부위에 따라 스틱의 형태와 압력을 달리하여 활용하는 것이 중요하다. 특히 이 기법은 건식 마사지에 효과적으로 활용될 수 있어, 근육 긴장 완화와 활력 회복에 유용하다.

1) 퍼커션(Percussion)

퍼커션 기법은 대나무(뱀부) 스틱을 이용해 리드미컬하고 탄력적인 두드림 동작을 반복적으로 가하여, 심부 근육층을 자극하고 긴장을 해소하는 강력한 뱀부 테라피 기법이다.

이 기법은 뱀부 테라피에서 가장 강력한 자극을 주는 두드리기 기법으로 분류되며, 심부 근육층을 강하게 자극하여 근막 이완·혈액순환 촉진·심부 근육 자극에 특히 효과적이다.

(1) 방법
① 대나무(뱀부) 스틱을 손에 가볍게 쥐고 관리 부위에 부드럽게 밀착한다.
② 손목의 스냅과 팔꿈치의 탄력을 활용하여 일정한 간격을 유지하며 리드미컬하게 두드린다.
③ 관리 목적과 부위에 따라 압력의 강약을 조절하며 주로 강한 테크닉을 적용한다.
④ 한 지점에서 3~5회 반복하여 두드려 준다.
⑤ 표층 → 심부층 방향으로 점진적으로 강도를 높인다.

(2) 적용 부위: 허벅지, 엉덩이, 등, 어깨 등 전신 큰 근육군

(3) 효과: 혈액·림프 순환 촉진, 심부 근육 자극 및 긴장 완화, 신경계 활성화

(4) 대나무(뱀부): 브러쉬 형태 스틱 또는 긴 스틱 2개의 1쌍으로 선택한다.

2) 타포트망(tapotement)

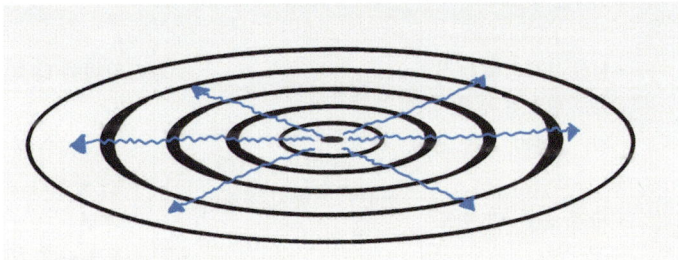

타포트망은 기법은 대나무(뱀부) 스틱을 이용하여 리드미컬하고 가볍게 반복적으로 두드리는 기법으로, 퍼커션(Percussion)보다 강도가 약하고, 두드리기의 테크닉의 중간 단계에 해당하는 기법으로, 강약의 균형을 유지하며 적용된다.

(1) 방법
① 대나무(뱀부) 스틱을 양손에 가볍게 쥐고 관리 부위에 부드럽게 밀착한다.
② 손목의 스냅과 팔꿈치의 탄력을 활용하여 가볍고 일정한 리듬으로 두드린다.
③ 피부 표층에서 근육층까지 적절히 자극이 전달되도록 강약을 조절한다.
④ 한 지점에서 3~5회 반복하여 두드려 준다.

(2) 적용 부위: 허벅지, 엉덩이, 등, 어깨 등 전신 넓은 근육군, 근육이 단단히 뭉친 부위

(3) 효과: 혈액·림프 순환 촉진, 활력 근육 피로 회복 및 긴장 완화

(4) 대나무(뱀부): 브러쉬 형태 스틱 또는 긴 스틱 2개의 1쌍으로 선택한다.

(5) 주의
① 과도한 강도로 적용 시 멍·피부 손상 위험이 있으므로 주의.
② 심혈관계 질환, 피부 질환, 임산부 적용 금지.
③ 관리 시간은 짧게(2~3분 내외) 유지하며.
④ 건식 마사지에 특히 적합.

Tip — 두드리기(Tapping) 응용 기법의 대나무(뱀부) 스틱 선택

구분	가는 것(Slim)	중간 굵기(Medium)	굵은 것(Thick)
긴 스틱 (Long Stick)	- 전신 부드러운 타격 - 좁고 민감한 부위 - 팔, 종아리, 승모근 등 - 혈액 순환 및 림프 순환 촉진 - 말초 신경 자극 완	- 안정적인 타격감 - 전신 넓은 부위 - 등, 종아리, 어깨, 팔, 발바닥, 허벅지 전후면 - 균형 잡힌 자극, 근육 이완 및 에너지 활성화	- 강력한 타격, 깊은 압력 전달 - 전신 넓은 부위 - 등, 종아리, 복부 허벅지 전후면 - 심부 근육 긴장 완화, 결합 조직 이완
짧은 스틱 (Short Stick)	- 손목, 발목, 어깨 등 민감 부위 - 세밀한 조절, - 말초 신경 자극 완화 - 근육 피로 회복 - 심신 안정	- 신체 측면, 어깨, 복부, 종아리 허벅지 전면 - 안정적인 타격감 - 혈액 및 림프순환 개선 - 근육 이완 - 에너지 활성화	- 신체 측면, 어깨, 복부, 종아리 허벅지 전면 - 안정적인 타격감 - 혈액및림프 순환 개선 - 근육 이완, 신경자극 - 에너지 활성화

3. 롤핑(Rolfing) 기법의 응용 테크닉

롤핑(Rolfing) 기법은 미국 생화학자 아이더 P. 롤프 박사(Ida P. Rolf)가 창안한 구조통합요법(Structural Integration)의 핵심 기법으로, 근막과 심부 근육층을 체계적으로 재조정하여 신체의 정렬과 균형을 회복하는 심부 조직(Deep Tissue) 관리 기법이다.

이 기법은 단순한 근육 이완을 넘어, 신체의 중력선(Body Alignment in Gravity)을 기준으로 구조적 불균형을 바로잡고, 움직임의 효율성과 신체 전체의 통합성을 증진하는 데 목적이 있다.

롤핑 기법은 뱀부테라피에서 가장 강력한 자극을 전달하는 핵심 테크닉으로, 근막과 근육층의 심부까지 압력을 도달시켜 전신 균형 회복·순환 촉진·심부 근육 이완에 효과적이다. 또한 원그리기·스프링 기법·롤링 기법·스크롤 기법 등과 같은 동일 계열의 변형 기법으로 다양하게 응용될 수 있다.

1) 원그리기 기법(Rolling & Rotating)

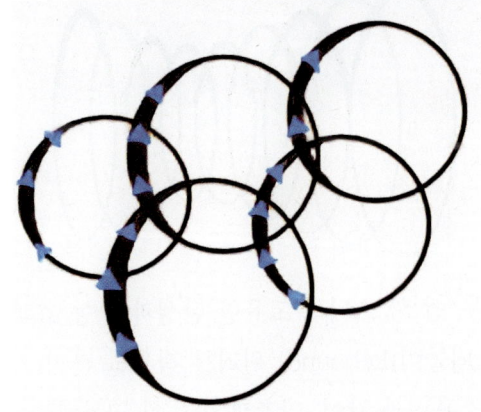

　원그리기 기법은 대나무(뱀부) 스틱을 피부 표층 밀착하여 원형 또는 회전 동작으로 굴리며 피부와 근육을 리드미컬하게 자극하는 관리 기법이다.
　이 기법은 단순히 직선적 압력을 가하는 방식이 아니라, 원 운동을 통해 다양한 각도의 자극을 전달함으로써 근육 섬유와 근막층의 긴장을 완화하고, 에너지와 혈액의 흐름을 원활하게 돕는다.

(1) 방법
　① 대나무(뱀부) 스틱을 피부 표피층에 밀착시킨다.
　② 손목과 팔의 회전을 활용하여 작은 원에서 큰 원으로 관리 부위에 맞게 굴린다.
　③ 일정한 리듬으로 반복하며 압력 강도를 상황에 맞게 조절한다.
　④ 직선-곡선-원형 동작을 병행해 다양한 자극을 준다.

(2) 적용 부위: 어깨, 등, 허벅지 등 넓은 근육 부위

(3) 효과: 근육 긴장 완화 및 유연성 증가. 관절 가동범위 향상, 체형 밸런스 개선

(4) 대나무(뱀부) 스틱: 중간 굵기·긴 스틱, 짧고 가는 스틱

2) 스프링(spring) 기법

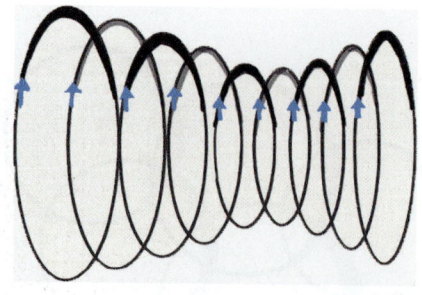

스프링 기법은 대나무(뱀부) 스틱의 고유한 탄성과 반동 효과를 이용하여, 압박과 해제를 반복하는 되돌이(Rebound) 원리를 적용한 관리 기법이다. 스틱이 눌렸다가 되돌아오는 스프링과 같이, 압축과 반동이 교차하는 리드미컬한 자극을 통해 근육과 근막을 깊이 이완시키면서도 섬세한 조절이 가능하다. 이 기법은 단순한 직선 압박이 아닌, 반복적 압축-이완 작용으로 에너지의 순환을 자극하는 점에서 뱀부 테라피의 고유성을 보여준다.

(1) 방법
① 선택한 부위에 대나무 스틱을 안정적으로 밀착시킨다.
② 손목과 체중을 활용하여 목표 부위를 눌러 압력을 전달한다.
③ 순간적으로 힘을 풀어 스틱의 탄성에 의한 반동을 활용한다.
④ 압축-반동을 반복하며 일정한 리듬을 유지한다.
⑤ 근육 상태와 관리 목적에 따라 압력과 속도를 조절한다.

(2) 적용 부위: 신체 모든 부위, 긴장된 부위

(3) 효과: 근육의 신축성과 탄력을 강화, 관절 가동범위 향상, 체형 밸런스 개선

(4) 대나무(뱀부) 스틱: 긴 스틱, 짧은 스틱 모두 사용, 세밀한 압박이 필요한 부위나 민감 부위 짧은 스틱 사용

(5) 주의: 뼈 돌출 부위, 얇은 피부층은 압력을 약하게 하거나 피해야 함

3) 스크롤(Scroll) 기법

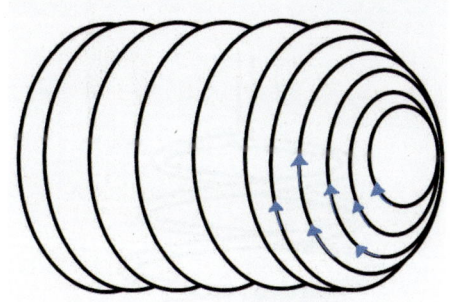

 스크롤 기법은 대나무(뱀부) 스틱을 피부 표층 부위에 밀착되어 고정된 상태에서 연속적으로 말듯 뱀부 스틱을 굴리는 기법이다. 단순히 직선적 압력을 주는 것이 아니라, 말아 올리는 회전 압박을 통해 조직을 부드럽게 풀어내는 특징을 가진다.
 스크롤 기법은 주로 말아 올리거나 말아 내리는 굴림 동작을 통해 피부표층 근육층에 점진적 압박과 이완을 동시에 주는 관리 기법으로 순환과 이완 효과가 뛰어난 뱀부(대나무) 테라피의 응용 기법으로 섬세한 부위에 적용된다.

(1) 방법
 ① 대나무(뱀부) 스틱을 피부 표층 또는 근육 위에 밀착한다.
 ② 손목과 손가락 스냅을 이용하여 대나무(뱀부) 스틱에 말듯이 롤링한다.
 ③ 근육 상태와 관리 목적에 따라 압력의 강약과 속도를 조절한다.
 ④ 동일한 동작을 반복하거나 다른 기법과 병행하여 적용한다.

(2) 적용 부위: 얼굴, 목, 관절 부위

(3) 효과: 근육층의 점진적 이완, 혈액 및 림프 순환 촉진, 노폐물 배출 도움

(4) 대나무(뱀부) 스틱: 가는 스틱

(5) 주의: 피부가 꼬이지 않도록 주의한다.
 ① 정확한 위치에 대나무(뱀부) 스틱이 밀착되어야 한다.
 ② 건조 시 마찰이 심해질 수 있으므로 적절한 오일 도포한다.

4) 스핀 기법

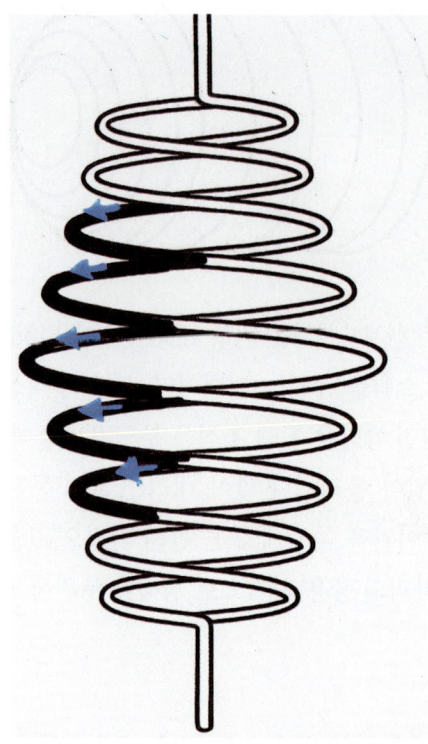

　스핀 기법은 대나무(뱀부) 스틱을 축(Axis) 중심으로 회전(Spin)시키며 피부와 근육에 원심력·압박력을 동시에 전달하는 기법이다.
　스핀 기법은 뱀부 스틱의 회전력을 활용하여 근막과 근육층에 집중적이고 리드미컬한 자극을 주는 기법으로, 긴장 완화와 활력 회복에 효과적이지만 숙련도와 안전한 압력 조절이 필수적인 고급 응용 테크닉이다.

(1) 방법

　① 대나무(뱀부) 스틱을 한쪽은 바닥 또는 한 손을 이용하여 중심축을 만든다.
　② 반대편 한쪽은 피부 표층 또는 근육 위에 밀착한다.
　③ 손목과 어깨 체중을 이용하여 대나무(뱀부) 스틱에 말 듯이 롤링한다.
　④ 근육 상태와 관리 목적에 따라 압력의 강약과 속도를 조절한다.
　⑤ 한 위치에서 동작을 반복하거나 다른 기법과 병행하여 적용한다.

(2) 적용 부위: 얼굴 제외, 목 포함, 신체 모든 부위 측면, 근육이 단단하게 뭉친 부위, 원심 회전 자극이 효과적인 부위(옆구리, 복부 주변)

(3) 효과: 근막 확장 및 조직 유착 완화, 근육의 신축성과 탄력을 강화, 관절 가동 범위 향상

(4) 대나무(뱀부) 스틱: 긴 스틱의 가는 것, 굵은 것 모두 사용

(5) 주의: 뼈 돌출 부위(척추, 어깨뼈, 정강이) 주의
 ① 정확한 위치에 대나무(뱀부) 스틱이 밀착되어야 한다.
 ② 관리 목적과 신체 부위에 따라 속도 조절 주의
 ③ 과도한 회전 압박 금지

Tip ― Axis : 회전이나 원운동의 중심이 되는 축
 ① Pivot : 지렛대나 받침점처럼 무게나 힘이 걸리는 중심점
 ② 뱀부 테라피 적용 시 axis(축) 또는 pivot(받침점, 중심축) 두 단어 사용 가능
 ③ 트리거 포인트(Trigger Point): 압통 유발점 자극
 ④ 프레셔 포인트(Pressure Point): 압력 포인트 혈자리 등 특정 압박 지점

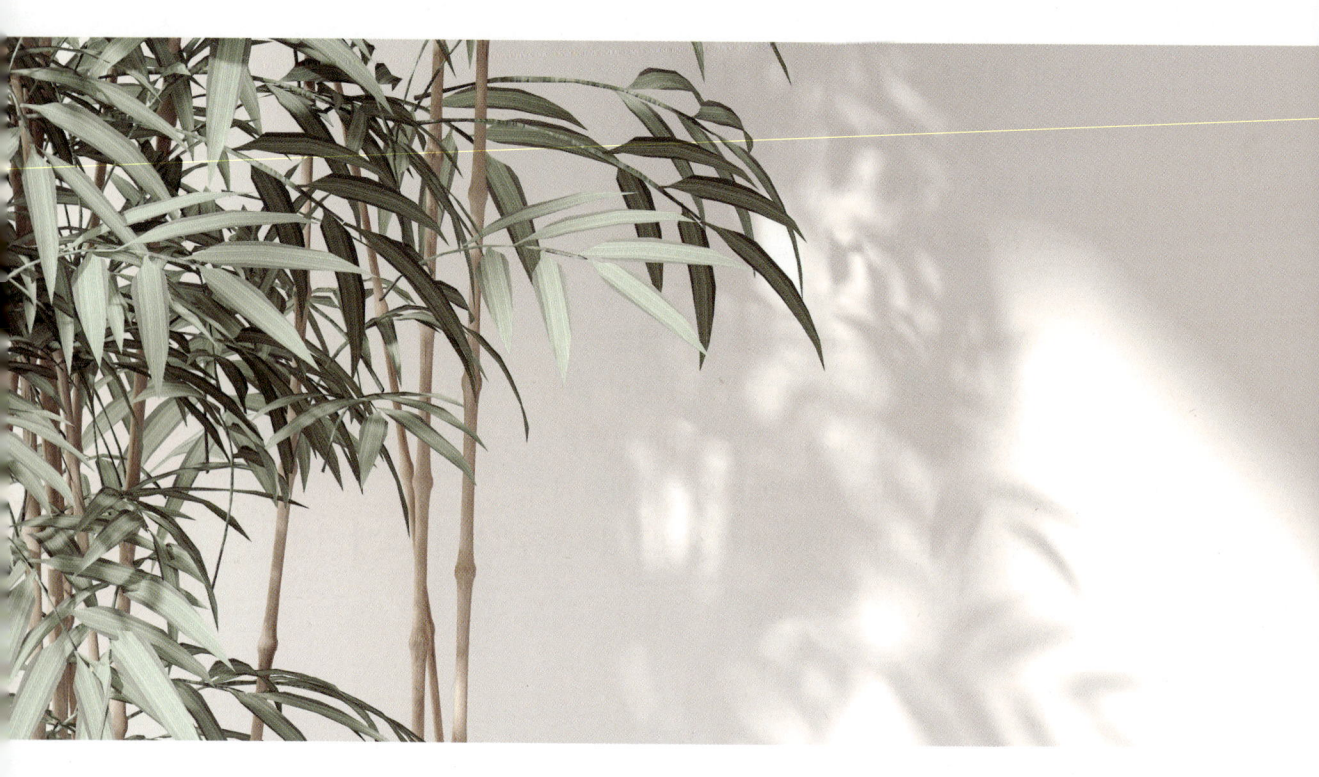

부록

※ 해당란에 체크해 주세요.

		상담 내용 – 건강
1	과거 병력 또는 현재 의사의 치료를 받고 계십니까?	☐ 예 ☐ 아니오 있다면(치료명 및 수술부위):
2	현재 신체 중 불편하신 곳 또는 통증을 느끼는 부위가 있습니까?	☐ 예 ☐ 아니오
3	금속 수술 장치나 박동기를 했습니까?	☐ 예 ☐ 아니오
4	당뇨, 간 또는 신장 질환이 있습니까?	☐ 예 ☐ 아니오
5	심장 질환(협심증, 부정맥 등)이 있습니까?	☐ 예 ☐ 아니오 있다면(복용약):
6	정기적으로 복용하는 약이 있습니까?	☐ 예 ☐ 아니오
7	규칙적인 운동을 하십니까?	☐ 예 ☐ 아니오
8	알레르기 반응이 있습니까?	☐ 예 ☐ 아니오 있다면: ☐ 화장품 ☐ 약물 ☐ 광선(자외선) ☐ 음식 ☐ 동물 ☐ 꽃가루 ☐ 기타:
9	관절염 또는 척추 질환이 있습니까?	☐ 예 ☐ 아니오
10	임신 중이거나 계획하고 계십니까?	☐ 예 ☐ 아니오
11	현재 복용 중인 약물이 있습니까?	☐ 예 ☐ 아니오 ☐ 있다면(예: 고혈압약, 항생제, 피임약 등):
12	고혈압&저혈압 또는 심장질환 진단을 받은 적이 있습니까?	☐ 예 ☐ 아니오
13	혈액순환 문제(정맥류, 혈전 등)가 있습니까?	☐ 예 ☐ 아니오
14	피부과 질환(습진, 건선, 아토피 등)이 있습니까?	☐ 예 ☐ 아니오 있다면:
15	전염성 질환(감염, 결핵, B형/C형 간염 등)이 있습니까?	☐ 예 ☐ 아니오
16	마사지나 미용 시술 후 이상 반응을 경험한 적이 있습니까?	☐ 예 ☐ 아니오 있다면:
17	심한 스트레스 및 수면장애 (불면, 수면무호흡 등)가 있습니까?	☐ 예 ☐ 아니오
18	음주 또는 흡연 습관이 있습니까?	☐ 예 ☐ 아니오
19	기타 주의가 필요한 건강 문제가 있다면 기재해 주세요.	

※ 해당란에 체크해 주세요.

		상담 내용 – 얼굴
1	본인의 피부 타입을 어떻게 생각하십니까?	☐ 건성 ☐ 지성 ☐ 복합성 ☐ 민감성 ☐ 여드름 ☐ 중성
2	얼굴에 트러블이 자주 생기나요?	있다면(예: 여드름, 뾰루지 등, 생기는 부위):
3	화학 필링, 레이저, 박피 등 필링 시술을 받은 적이 있습니까?	☐ 예 ☐ 아니오 있다면:
4	다음과 같은 피부 증상을 경험하셨습니까?	☐ 심한당김 ☐ 각질 ☐ 붉음증
5	현재 피부질환이 있습니까? (여드름, 홍조 포함)	☐ 예 ☐ 아니오 있다면:
6	피부가 자주 붉어지거나 따갑습니까?	☐ 예 ☐ 아니오
7	화장품에 민감하게 반응한 적이 있습니까?	☐ 예 ☐ 아니오
8	최근 받은 피부 시술이나 치료가 있다면 기재해 주세요.	
9	피부알르레기가 있습니까?	☐ 예 ☐ 아니오 있다면: ☐ 화장품 ☐ 빛(자외선) ☐ 꽃가루 ☐ 화상 ☐ 기타:
10	피부 또는 얼굴에 고민 이십니까?	있다면(주름. 탄력. 각질. 건조함. 잡티, 기미, 주근깨 등):
11	화장품 또는 마사지 오일에 특정 성분 알레르기가 있으신가요?	☐ 예 ☐ 아니오 있다면:
12	향에 민감하십니까? (무향 제품 선호 여부)	☐ 예 ☐ 아니오
13	얼굴 비대칭이나 고민 부위가 있습니까?	
14	최근 피부 상태 변화(예: 갱년기, 임신 등) 관련 사항이 있습니까?	☐ 예 ☐ 아니오
15	현재 사용하고 있는 화장품을 모두 기록하세요.	

※ 해당란에 체크해 주세요.

		상담 내용 – 몸
1	바디 피부 타입은 어떤가요?	☐ 건조 ☐ 지성 ☐ 민감 ☐ 정상
2	몸이 자주 붓거나 무거움을 느끼십니까?	☐ 예 ☐ 아니오 있다면(부위 작성):
3	셀룰라이트 및 군살이 고민인 부위가 있습니까?	☐ 예 ☐ 아니오 있다면(복부, 허벅지, 팔뚝 등):
4	통증을 자주 느끼는 부위가 있습니까?	☐ 예 ☐ 아니오 있다면(부위 작성):
5	손발이 자주 차갑거나 저린가요?	☐ 예 ☐ 아니오
6	평소 자세나 체형에 대해 고민이 있습니까?	☐ 예 ☐ 아니오
7	마사지 경험이 있습니까?	☐ 예 ☐ 아니오 있다면: ☐ 경락 ☐ 림프 ☐ 스웨디시&아로마 ☐ 스포츠 ☐ 타이 ☐ 체형관리 ☐ 기타:
8	특정 향이나 에센셜 오일을 선호하거나 기피하십니까?	☐ 예 ☐ 아니오
9	마사지 시 민감한 부위(피해줬으면 하는 부위)가 있습니까?	☐ 예 ☐ 아니오
10	바디 각질, 트러블(등드름 등)이 고민이십니까?	☐ 예 ☐ 아니오
11	특별히 집중 관리가 필요한 부위가 있습니까?	☐ 예 ☐ 아니오
12	몸에 특별한 피부 문제를 가지고 있습니까?	☐ 예 ☐ 아니오
13	자주 뭉치는 부위가 있습니까?	☐ 목 ☐ 어깨 ☐ 허리 ☐ 종아리 ☐ 기타:
14	민감한 바디 부위	
15	선호하시는 마사지 강도는 어느 정도이신가요?	☐ 약한 강도 – 부드럽고 편안하게, 릴렉싱이 목적 ☐ 보통 강도 – 피로 해소 및 순환 개선의 목적 ☐ 강한 강도 – 근육 뭉침, 긴장 완화를 위한 목적

※ 해당란에 체크해 주세요.

상담 내용		
매 방문시 반복 질문하기		
1	현재 생리 중이십니까?	☐ 예 ☐ 아니오
2	새롭게 복용 중인 약이 있습니까?	☐ 예 ☐ 아니오 있다면(복용 약명):
3	최근 몸에 불편하거나 특이한 증상이 있습니까?	☐ 예 ☐ 아니오 있다면(증상 및 부위):
4	오늘 관리받으시는 목적 또는 기대하시는 효과는 무엇입니까?	☒ Face ☐ 미백 ☐ 재생 ☐ 수분 ☐ 탄력 ☐ 진정 ☐ 기타: ☒ Body ☐ 릴렉스(피로회복) ☐ 슬리밍(라인관리) ☐ 심신 안정 및 스트레스 해소 ☐ 근육뭉침 완화 ☐ 기타:
5	피부 상태에 변화가 있었습니까? (예: 트러블, 예민, 햇볕 노출 등)	☐ 예 ☐ 아니오 있다면(변화 내용):
6	마사지 강도는 어떻게 원하시나요?	☐ 약하게 ☐ 보통 ☐ 강하게
7	관리 시 피했으면 하는 부위나 주의사항이 있습니까?	☐ 예 ☐ 아니오 있다면:

Bamboo Therapy Chart

NO.

상담 관리사 :   20   년   월   일

고객 성명		성 별	☐남 ☐여	혈액형	☐A ☐B ☐AB ☐O
생년 월일		결 혼	☐유 ☐무	직 업	
전화번호		H.P			
주 소			E-mail		
방문동기	☐광고 ☐지인소개 ☐신체통증 ☐기타			방문목적	

■ 고객의 체형 및 피부 상태 ■

피부타입	☐지성 ☐중성 ☐건성 ☐예민 ☐여드름	여 드 름	☐많다 ☐보통 ☐적다
		피 지	☐많다 ☐보통 ☐적다
피 부 결	☐보통 ☐곱다 ☐거칠다	모 공	☐많다 ☐보통 ☐적다
탄 력	☐좋음 ☐보통 ☐나쁘다	색소침착	☐많다 ☐보통 ☐적다
각 질	☐많다 ☐보통 ☐적다	잔 주 름	☐많다 ☐보통 ☐적다
체형상태	☐척추측만 ☐O자 다리 ☐하지정맥 ☐거북목	☐염증, 통증 (강함 보통 약함)	

■ 상담내용 ■

_____
_____
_____
_____
_____
_____

Bamboo Therapy Chart

NO.

상담 관리사 :   20   년   월   일

고객 성명		성 별	☐남 ☐여	혈액형	☐A ☐B ☐AB ☐O
생년 월일		결 혼	☐유 ☐무	직 업	
전화번호		H.P			
주 소			E-mail		
방문동기	☐광고 ☐지인소개 ☐신체통증 ☐기타			방문목적	

■ 고객의 체형 및 피부 상태 ■

피부타입	☐지성 ☐중성 ☐건성 ☐예민 ☐여드름	여 드 름	☐많다 ☐보통 ☐적다
		피 지	☐많다 ☐보통 ☐적다
피 부 결	☐보통 ☐곱다 ☐거칠다	모 공	☐많다 ☐보통 ☐적다
탄 력	☐좋음 ☐보통 ☐나쁘다	색소침착	☐많다 ☐보통 ☐적다
각 질	☐많다 ☐보통 ☐적다	잔 주 름	☐많다 ☐보통 ☐적다
체형상태	☐척추측만 ☐O자 다리 ☐하지정맥 ☐거북목		☐염증, 통증 (강함 보통 약함)

■ 상담내용 ■

_____

_____

_____

_____

_____

_____

체형 및 피부관리 처방

Face : ☐ 미백 ☐ 재생 ☐ 수분 ☐ 탄력 ☐ 아크네 ☐ 홍조 ☐ 기타
Body : ☐ 릴렉스 ☐ 슬리밍 ☐ 심신안정 ☐ 스트레스 해소 ☐ 기타

횟수	날짜	관리내용	관리자
1			
2			
3			
4			
5			
6			
7			
8			
9			
10			
11			
12			
13			
14			
15			
16			
17			
18			
19			
20			
21			
22			
23			
24			
25			
26			
27			
28			

체형 및 피부관리 처방

Face : ☐ 미백   ☐ 재생   ☐ 수분   ☐ 탄력   ☐ 아크네   ☐ 홍조   ☐ 기타
Body : ☐ 릴렉스   ☐ 슬리밍   ☐ 심신안정   ☐ 스트레스 해소   ☐ 기타

횟수	날짜	관리내용	관리자
1			
2			
3			
4			
5			
6			
7			
8			
9			
10			
11			
12			
13			
14			
15			
16			
17			
18			
19			
20			
21			
22			
23			
24			
25			
26			
27			
28			

뱀부 테라피 관리 노트

face :	body :	

테라피 관리 내용

날짜	횟수	트리트먼트 사용제품 및 관리내용	관리시주의사항	관리사	고객확인
	1				
	2				
	3				
	4				
	5				
	6				
	7				
	8				
	9				
	10				
	11				
	12				
	13				
	14				
	15				
	16				
	17				
	18				
	19				
	20				

임상 관리 차트

상담 내용&임상 전후 이미지

상담 내용 및 처방				
임상전 :	임상전 :	임상전 :	임상전 :

1차   년   월   일

상담 내용 및 처방				
1차 임상 후 :	1차 임상 후 :	1차 임상 후 :	1차 임상 후 :
관리순서 :			

2차   년   월   일

상담 내용 및 처방				
2차 임상 후 :	2차 임상 후 :	2차 임상 후 :	2차 임상 후 :
관리순서 :			

임상 관리 차트

상담 내용&임상 전후 이미지

상담 내용 및 처방			
임상전 :	임상전 :	임상전 :	임상전 :

1차   년   월   일

상담 내용 및 처방			
1차 임상 후 :	1차 임상 후 :	1차 임상 후 :	1차 임상 후 :
관리순서 :			

2차   년   월   일

상담 내용 및 처방			
2차 임상 후 :	2차 임상 후 :	2차 임상 후 :	2차 임상 후 :
관리순서 :			

임상 관리 차트

상담 내용&임상 전후 이미지

상담 내용 및 처방			
임상전 :	임상전 :	임상전 :	임상전 :

1차   년   월   일

상담 내용 및 처방			
1차 임상 후 :	1차 임상 후 :	1차 임상 후 :	1차 임상 후 :
관리순서 :			

2차   년   월   일

상담 내용 및 처방			
2차 임상 후 :	2차 임상 후 :	2차 임상 후 :	2차 임상 후 :
관리순서 :			

임상 관리 차트

상담 내용&임상 전후 이미지

상담 내용 및 처방			
임상전 :	임상전 :	임상전 :	임상전 :

1차   년   월   일

상담 내용 및 처방			
1차 임상 후 :	1차 임상 후 :	1차 임상 후 :	1차 임상 후 :
관리순서 :			

2차   년   월   일

상담 내용 및 처방			
2차 임상 후 :	2차 임상 후 :	2차 임상 후 :	2차 임상 후 :
관리순서 :			

참고문헌

김구환 외(2011), 인체해부학, 정문각.
김낙구(2001), 대나무 줄기와 잎 추출물의 化學成分 및 機能性, 경상대학교 대학원 석사학위 논문.
김명준 외(2015), 허리와 골반을 위한 도수치료, 영문출판사.
김복현 외(2010), 해부학 엑서사이즈(근 골격 신경계), 대경북스.
김선희 외(2014), 스킨 딥티슈 테라피, 훈민사.
김소현(2008), 대나무의 활성 성분 연구, 전남대학교 대학원 석사학위 논문.
김숙희 외(2016), 마사지 테라피, 구민사.
김종덕(2008), 대나무의 품성과 효능에 대한 문헌연구, 농업사연구, 7(2).
김창원(2014), 당뇨병 치료의 대체의학적 고찰, 남부대학교 보건경영대학원 석사학위 논문.
김현숙(2014), 통합의학에 대한 의료인들의 인식과 적용 연구 : 심신의학에 대한 인식을 중심으로. 경기대학교 대학원 석사학위 논문.
박경희, 정소명(2011), 피부미용사(필기), 에듀윌.
박동호(2008), Massage&Bodywork(마사지&보디워크), 일진사.
박동호(2011), Myo Therapy(마요테라피), 일진사.
박시현(2008), 그림으로 보는 근육학, 박시현근육학연구소.
안희경(2000), 인체해부학, 고문사.
양기석(2009), 대나무 表層處理 浚渫埋立地盤의 支持力 特性, 서울시립대학교 대학원 박사학위 논문.
엄기매 외(2009), 전문가를 위한 실전 마사지 테라피(2nd edition), 군자출판.
오수정, 모정희(2009), 아로마 림프 마사지, 두양사.
오지민(2016), NCS기반 교육과정에 따른 바디경락마사지, 구민사.
유홍종(2013), 마사지로 배우는 근육학, 양서각.
윤미영(2001), 대나무 수액의 화학성분 및 항미생물 활성, 전남대학교 대학원 석사학위 논문.
윤소연(2015), 대나무와 현무암 마사지가 하지 부종 완화에 미치는 영향, 건국대학교 대학원 석사학위 논문.
이강의 외(2015), 인체생리학, 현문사.
이애순 외(2003), 아로마 테라피, 현문사.
이우철(1996), 한국기준식물도감, 아카데미서적.
이혜숙(2006), 대나무 추출물의 항고혈압효과, 인제대학교 대학원 석사학위 논문.
장정훈 외(2013), 전문가을 위한 목 연부조직 테크닉, 영문출판사.
정고은(2011), 대나무 줄기 및 잎 추출물의 염색성 및 기능성, 충남대학교 대학원 석사학위 논문.
정인혁 외(2012), 간추린사람해부학, 현문사.
정진우(2012), 그림으로 보는 근골격 해부학, 대학서림.
주인옥 외(2005), 추출방법에 따른 대나무(왕대) 추출물의 화학성분 및 생리활성, 한국식품과학회지, 37(4).
한민경(2014), 한국 류마티스관절염 환자의 대체보완의학 이용 관련 요인, 연세대학교 대학원 석사학위 논문.
노순선 (2017), 자연이 주는치유요법 뱀부테라피 훈민사.
노순선(2019), 인지적 도제학습을 이용한 수업지도안개발, 성결대학교 교육대학원 석사학위논문.
박상화 외(2020), 뱀부학개론, 구민사.

A. Conover(1994), A New World Comes to Life, Discovered in a Stalk of Bamboo, Smithsonian Magazine.

D. Farrelly(1995), The Book of Bamboo: A Comprehensive Guide to This Remarkable Plant, Its Uses, and Its History, Sierra Club Books.

E. J. Judziewicz, et al.(1999), American Bamboos, Smithsonian Books.

E. N. Marieb(1992), 인체 구조와 기능, 계축문화사.

Ernesto Ortiz(2009), The Art of Massage With Bamboo, Massage Today, 9(2).

G. A. Thibodeau, K. T. Patton(2011), 기초해부생리학, 정담미디어.

G. B. Boldberg(2006), Bamboo Style, Gibbs Smith.

J. K. Lundgren(2011), Bamboo: life cycles, Rourke Publishing.

J. Lawless(2002), 아로마 에센셜오일 백과사전, 현문사.

J. Waslaski(2012), Clinical Massasge Therapy: 과학적인 통증관리와 치료, 대경북스.

J. Wayne B(1999), Essentials of Complementary and Alternative Medicine, Wolter Kluwer US.

K. Barn(2015), Massage Therapy: Effects of Massage for Several Health Conditions, Lulu.com.

K. P. Valerius(2009), 그림과 사진으로 배우는 근육학, 한솔의학서적.

K. Schnaubelt(1998), Advanced Aromatherapy : The Science of Essential Oil Therapy, Healing Arts Press.

M. Beck(2006), Theory & practice of therapeutic massage, Thomson Delmar Learning.

N. Brautbar(1986), Myocardial and Skeletal Muscle Bioenergetics, Plenum press.

S. Moulik(1997), The Grasses and Bamboos of India, Scientific Publishers.

S. Osorio(2011), Bamboo Massage A Meeting Of Past And Present, Massage & Bodywork magazine.

T. W. Myers(2014), 근막경선 해부학: 자세 분석 및 치료, 엘스비어코리아.

V. Stone(2010), The World's Best Massage Techniques The Complete Illustrated Guide, Fair Winds Press.

W. Kavanagh(2010), The Complete Massage Tutor, Gaia.

Wu Bin Jiang(2005), Dr. Wu's Head Massage : Anti-Aging and Holistic Healing Therapy, YMAA Publication Center.